비우고 낮추면 반드시 낫는다

누구나 실천할 수 있는 쉽고 단순한 만성질환 자연치료법

비우고 낮추면 반드시 낫는다

|전홍준 지음|

| 머리말 |

인간 전체를 치유하면
모든 병이 낫는다

　내 동료 의사들은 나를 이상한 의사라고 부른다. 수술이나 약은 쓰지 않고 무슨 생채식이나 절식을 하라든가, 병이 다 나았다고 믿고 건강만 바라보라든가 하는 식으로 환자들에게 가르치고 있으니 내가 보기에도 상식적인 의사가 아닌 것만은 분명한 것 같다.

　그런데 내가 왜 이상한 의사 노릇을 하고 있는가 하면, 이런 방법이 효과가 있기 때문이다. 나는 지난 30년 동안 이처럼 쉽고도 단순한 방법을 써서 병도 낫고 삶의 질도 좋아진 사람들을 수없이 많이 보아 왔다. 그러니 계속하지 않을 수 없는 것이다.

　1970년대 말, 나는 의과대학을 졸업한 직후 광주기독병원에서 외과 수련을 받았다. 그 당시 우리를 가르친 스승은 디트릭(R. B. Dietrick)이라는 미국인 선교 의사였다. 이분의 의술, 특히 수술 솜씨는 얼마나 뛰어났던지 모두 감탄을 금치 못했다. 별명이 '신의 손'이었다.

　이처럼 위대한 외과 의사 밑에서 훈련을 받았기 때문에 전문의가 되어 세상에 나왔을 때는 '나는 이제 어떤 어려운 병도 다 고칠 수 있겠구나.' 하는 자만심, 그런 교만한 마음을 갖게 되었다. 종합병원의 외과과장이 되어 많은 환자를 보게 되었는데, 얼마 안 가서 나의 교만한 자신감은 무너지기 시작했다. 내가 수술한 암 환자가 재발하여 다시 찾아와 임종을 지켜보는 괴로움도 겪게 되고, 만성 통증 환자들이 수술이나 약물 치료만으로는 깨끗하게 낫지 않아 마음이 불편한 일도 자주 있었다. 고혈압, 당뇨, 류머티즘, 피부병, 만성간염 환자들이 평생 약을 써도 낫지 않는 경우는 너무나 많았다. 이처럼 현대 의학으로 고칠 수 없는 무력한 경우들을 만나면서 내가 하는 일에 회의가 들기 시작했다.

그러던 중 1984년 독일 하이델베르크대학의 지역사회의학센터를 방문할 기회가 있었는데, 마침 그곳에서 작은 규모의 자연치료센터가 운영되는 것을 보게 되었다. 요즘 말로 대체의학 또는 통합의학 클리닉 같은 진료실이었다. 야채 과일 질식, 수(水)치료, 흡각요법, 마사지, 침술, 명상 등 동양의 전통 의학과 유사한 치료를 하고 있어서 서양의학만 배운 나에게는 신선하게 비쳤다. 이 일이 계기가 되어 자연치료 의학에 대해 관심을 갖고 공부하기 시작하였다.

1986년, 나의 클리닉에서는 현대 의학이 포기한 두 명의 중환자가 좋아지는 극적인 일이 일어났다. 치료 불가능이라는 진단을 받고 절망에 빠져 있던 60대 간암 환자와 40대 심장병 환자가 비슷한 시기에 찾아왔다. 그때 나는 와타나베 쇼(일본 자연의

학연구소 의사)와 마나카 요시오(기타사토대학 동양의학종합연구소 교수)의 저서를 보고 있었다. 그 책들의 요점은 현대 서양의학이 병만 보고 인간 전체를 보지 못하는 편견에 사로잡혀 있기 때문에 병이 잘 낫지 않으며, 삶의 방식을 자연의 질서에 맞추면 병은 저절로 낫는다는 것이었다. 환자들과 나는 책을 보면서 실험을 시작하였다. 약 6개월 후에 두 사람의 병증은 모두 사라져 버렸다. 놀라운 일이었다. 왜 좋아졌는지는 나도 알 수 없었다.

나는 모든 일을 미루고 일본 도쿄에 있던 두 명의 의사를 찾아갔다. 이 방문을 통해서 하나의 큰 가르침을 얻게 되었다. 어려운 난치병은 자연계에서 사람과 사람이 기르는 짐승들에게만 발병한다는 것이다. 이유는 사람만이 자연의 질서에 벗어나 있기 때문이며, 자연의 질서로 돌아가면 병은 저절로 낫는다고 했다.

나는 일본에서 몇 달 동안 머물면서 많은 자연치료 의사들로부터 새로운 의학의 세계를 배우게 되었다. 오사카대학의 고오다 미츠오 교수, 후쿠오카의 안도 의사, 나라의 야나세 의사, 구마모토의 다케구마 의사, 나고야의 가치오 의사, 도쿄의 모리시타 교수, 특히 세계적인 예방의학자이자 일본 대체의학의 대부격인 마루야마 히로시 교수는 나에게 한국의 '동의보감'과 인도의 '아유르베다'를 꼭 공부하라고 당부하였다. 그해 가을 나는 미국을 방문하였는데, 하버드보건대학원의 심장병 전문의 버나드 로운 교수로부터 《자연치료백과사전》,《자연요법의 실제》등 하버드프레스센터의 출판물들을 선물로 받았다.

이 책의 첫 번째 이야기 '자연을 따르면 저절로 낫는다'는 주로 이 의사들로부터 배운 지식을 나의 환자들에게 응용한 임상체험기라 할 수 있다. 이 의사들로부터 배운 바를 한마디로 요약한다면 '치유의 힘은 의사에게서 나오는 것이 아니라 자연으로부터 나온다.', '병을 고치려 하지 말고 병을 가진 인간 전체를 치유하라.'이다.

이때부터 나는 전혀 다른 모습의 의사가 되었다. 기계론적인 외과 의사에서 생기론적인 자연 치유 의사로 바뀐 것이다. '아! 이제 내가 제대로 된 의학을 만났구나.' 나에게는 또 다른 자만심이 생겼다. 그러나 그 생각 또한 하나는 알고 둘을 모르는 좁은 소견이었다. 똑같은 병증을 가진 두 명의 환자에게 똑같은 자연치료법을 썼는데 어떤 환자는 좋아지고, 어떤 환자는 좋아지지 않는 일이 늘 일어났다.

왜 이런 일이 일어날까? 처음에는 이해할 수 없었다. 나는 그 후 '생각을 바꾸지 않으면 병이 낫지 않는다'는 사실을 마음의 의학 전문가들로부터 배우게 되었다. 일본의 심신의학자 도쿠 히사의 '마음과 몸과 운명', 다니구치 마사하루의 '생명의 실상 프로그램', 미국의 방사선과 의사 칼 사이먼튼의 '긴장 이완과 상상법' 프로그램을 통해서 '생각을 바꾸면 낫는다'는 것을 확실히 알게 되었다.

이 책의 두 번째 이야기 '생각을 바꾸면 낫는다'는 주로 이와 같은 심신의학자들로부터 배운 바를 나의 환자들에게 적용함으로써 얻은 임상 체험담이다. 1991년과 1992년, 연구교수로 미국 위스콘신대학에서 의학사와 의학 철학의 펠로우십 과정을 밟게 되었다. 나는 이 시기에 의사 디팍 초프라로부터 인도의 전통 의학인 아유르베다의 전 과정을 배울 수 있는 행운을 얻었다. 아유르베다의 주요 훈련 과정인 '초월 명상'을 통해 순수의식의 세계를 접하게 되었고, 그 후 정신과 의사 데이비드 호킨스의 '의식 혁명 프로그램'을 통해 자아를 초월한 순수의식의 세계가 명백한 현실로 존재한다는 것을 깨닫게 되었다. 1994년에는 미국의 교육심리학자 해리 팔머가 개발한 '아바타 프로그램'의 전 과정을 이수하게 되었다. 나는 그때부터 지금까지 많은 사람들에게 이 프로그램을 가르치는 교사로도 활동하고 있다. 이런 프로그램을 통해서 내가 배운 바는 '모든 사람은 한정된 육체가 아니며, 무한한 가능성을 가진 영적 존재'라는 것이다.

이 책의 세 번째 이야기 '비우고 낮추면 생명이 보인다'는 바로 이런 프로그램을 통해서 얻게 된 영적 체험과 생명의 실상에 대한 이야기이다.

네 번째 이야기 '자연 치유를 추구하는 세계의 의사들'은 첫 번째부터 세 번째 이야기까지 등장하는 의사들 중에서 대표적인 몇 명을 뽑아 그들의 의학 사상을 소개한 것이다.

자연 치유의 철학적 배경은 전체성 의학(holistic medicine), 곧 인간 전체를 치유하는 의학이다. 그 사람의 몸, 마음, 영성이라는 세 개의 차원에 대한 통합적 치유를 추구하는 것이다. 책의 첫 번째 이야기는 몸의 치유이고, 두 번째는 마음의 치유, 세 번째가 영성의 치유 편이라고 할 수 있다.

옛 가르침에 타성일편(打成一片)이라는 말이 있다. 모든 이론, 모든 진리 체계를 때려 부수어서 간단한 하나의 체계로 만든다는 뜻이다. 이 책의 세 번째 이야기 '비우고 낮추면 생명이 보인다'는 여러 가지 다양한 양생 의학의 체계를 묶어서 타성일편이 되도록, 서투르지만 내 나름대로 시도해 본 것이다.

이 책의 이야기 가운데는 전문가의 눈으로 볼 때 동의하기 어려운 내용이 여기저기 있을 수 있다는 것을 나는 인정한다. 어떤 것들은 너무나 비과학적이어서 말도 안 되는 것처럼 보이는 것도 있을 수 있다. 정통 의료계에서는 의학과 건강법에 대해 이야기할 때 흔히 과학적인 근거가 있어야 한다든지, 객관적인 재현성이 있어야 한다는 점들을 강조한다. 하지만 의학과 과학은 동의어가 아니다. 의학은 과학이면서도 철학, 심리학, 사회학, 종교, 나아가서는 인간 삶의 모든 것이 다 어우러져 있는 종합예술과 같은 것이라고 말할 수 있다. 그래서 의학을 과학의 한계 속에 가두어 버리면 많은 것을 놓치고 만다. 과학이 아니면 의학이 아니라고 고집한다면 이는 마치 대롱으로 하늘을 쳐다볼 때 대롱 속에 비치는 하늘만 하늘이고, 대롱 밖의 하늘은 하늘이 아니라고 주장하는 바와 같다. 수천 년 의학의 역사에서 우리가 배울 수 있는 하나의 교훈은 건강과 질병을 규정하는 단일 이론은 영원히 존재할 수 없다는 것이다. 산 정상에 오르는 길이 여러 갈래가 있듯이 건강과 질병을 설명할 수 있는 길도 여러 가지가 있다는 것을 인정한다면 의학의 여러 가지 모습들도 서로 다른 장르의 예술을 감상하듯이 바라볼 수 있다고 생각한다. 따라서 이 책의 이런저런 이야기들을 예술작품 감상하듯 너그럽게 음미해 주시면 고맙겠다.

어떤 분이 이 책을 읽고 "당신의 이야기는 비약이 심하다. 이것은 비과학적인 사변이며 신비주의가 아닌가?" 하고 묻는다면, 나는 "예, 당신 말씀이 맞습니다."라고 답하겠다. 자연과 생명은 기존의 낡은 과학적 세계관의 틀에서 비약해야만 알 수가 있기 때문이다. 또한 자연과 생명의 본성은 과학 너머에 있으며, 그 핵심은 본래가 신비부사의(神秘不思議)한 것이기 때문이다. "그래도 당신 이야기 가운데는 비상식적인 것이 많다."고 한다면, 나는 또 "맞는 말씀입니다."라고 하겠다. 자연과 생명은 우리가 붙들고 있는 상식 너머로 갈 때만 알 수가 있기 때문이다. 우리가 그동안 가정이나 학교나 사회에서 보고 배운 주입된 상식—병은 나쁜 것이다. 그러니 병은 수술이나 약물로 제거해야만 한다—와 같은 허구의 최면에서 깨어나지 않는 한 자연과 생명에 대해서는 끝끝내 알 수가 없을 것이다. 건강과 질병의 신비는 영원히 풀리지 않는 수수께끼와 같은 것인지도 모른다. 인간의 지성으로는 건강과 질병에 대해서 정확하게 알 수 없다는 것을 의학의 역사는 가르쳐 주고 있다.

많은 사람들이 지금 진실처럼 믿고 있는 정통 의학의 지식 체계 대부분은 인류가 한때 가지고 노는 놀이나 게임 같은 것이지 결코 영구불변의 진리가 될 수 없다. 나는 한때 미국의 의학사도서관에서 약 150년 전에 창간된 외과 계통의 학술지를 살펴볼 기회가 있었는데, 오늘날 우리 외과 의사의 눈으로 볼 때 초창기 외과 의사들의 수술 방법이나 치료법들은 너무도 어처구니없는, 정말 말도 안 되는 것들이 많았다. 오늘날 우리에게 익숙한 치료법들, 이를테면 암에 대한 3대 요법인 수술, 항암 요법, 방사선치료에 대해서 수백 년 후의 의사들은 또 어떤 눈으로 바라보게 될까?

대부분의 의사나 환자들이 지금 진실처럼 믿고 있는 과학적 의학도 다음 시대에는 미신이 될 수 있다. 과학적 의학을 포함한 모든 의학 체계는 그 시대 사람들이 믿고 따르는 하나의 집단적인 신념 체계에 지나지 않는다. 따라서 무엇에 대해 옳다 그르다 말하기보다는 어떠한 관점에서 볼 때만 그것이 옳다 그르다 말해야 한다. 그러므로 나는 이 책에 나온 나의 이야기들도 항상 옳다고 주장할 마음이 없다. 그렇지만 이 우주에서 영원히 변하지 않을 하나의 진실이 있다면 '신념이 경험을 가져온다'는 것이다. 무엇을 현실로 경험하려면 그것을 믿어야만 한다.

이 책 마지막에 실려 있는 '자연 치유 진료실'의 실천법들은 아주 쉽고도 단순하다. 하지만 그것을 믿고 실천한다면 건강 개선과 삶의 변화에 획기적인 대전환이 일어날 것이라고 나는 확신한다.

이 책은 그동안 자연과 생명의 도리를 일깨워 준 많은 스승들의 가르침의 소산이다. 이분들께 감사한다. 나 같은 부족한 의사에게 소중한 몸을 맡겨 주신 많은 환자분들께도 특별히 감사드린다. 이 책은 에디터출판사 김태진 대표의 후원과 격려가 없었다면 나올 수 없었을 것이다. 이 자리를 빌려 깊은 감사를 드린다. 나는 본래 게으르고 자판도 잘 못 치는데 그동안 원고 정리를 위해 수고해 준 나의 딸 성용과 소윤, 그리고 실천법 내용을 독자들이 좀 더 이해하기 쉽게 그림을 그려 준 아들 진우에게 고마운 마음을 전한다. 지금도 우리 모두의 생명을 주관하며 치유해 주고 있는 자연과 하늘에 감사한다.

2013년 11월
전홍준

차례

머리말 | 인간 전체를 치유하면 모든 병이 낫는다 · 4

| 첫 번째 이야기 | 자연을 따르면 저절로 낫는다 — 몸의 치유

:: 난치병을 쉽게 고친 사람들 · 19
:: 모든 병의 원인은 하나, 피의 오염 · 24
:: 증세의 치료만으로는 병이 낫지 않는다 · 32
:: 평생 약을 먹겠는가? 질병을 완치하겠는가? · 37
:: 암도 자연 치유가 된다 · 45
:: 잘못된 생활 습관이 병을 부른다 · 53
:: 좋은 의학이 좋은 세상을 만든다 · 59
[건강 Hot Issue] 아침식사, 안 하면 안 되나? · 64

| 두 번째 이야기 | 생각을 바꾸면 낫는다 — 마음의 치유

:: 마음의 변화가 몸의 변화를 가져온다 · 69
:: 병을 저절로 낫게 하는 믿음의 힘 · 76
:: 마음이 생명을 살린다 · 85
[건강 Hot Issue] 소금, 적게 먹을수록 좋은가? · 94

| 세 번째 이야기 | 비우고 낮추면 생명이 보인다
　　　　　　　　 — 몸·마음·영성의 치유

:: 완전한 몸, 완전한 마음, 완전한 생명 · 99

∷ 사람이 생존하기 위한 4가지 요건 · 104
∷ 피에 독을 만드는 4가지 배경 · 106
∷ 피를 맑게 하는 4가지 원리 - 비우고 낮추기 · 112
[건강 Hot Issue] 효소와 발효액, 인체에 얼마나 좋은가? · 126

| 네 번째 이야기 | 자연 치유를 추구하는 세계의 의사들
∷ 고오다와 자연치료 의학 · 131
∷ 다케구마와 생태주의 의학 · 138
∷ 사이먼튼과 심신의학 · 143
∷ 초프라와 아유르베다 의학 · 148
[건강 Hot Issue] 칼로리 영양학의 진실 · 154

| 전홍준 의사의 자연치료 진료실 |
만성질환과 난치병, 이렇게 하면 쉽게 낫는다

▶ 음식과 식사법 · 158
　소식 | 생채식 | 절식

▶ 운동과 휴식 · 176
　햇볕 쪼이며 걷기 | 저녁 일찍 잠자리에 들고 충분히 휴식하기 | 취침전 반신욕, 수족 온욕, 냉온욕 | 척추 교정과 위장관 연동운동 촉진하는 금붕어 운동 | 말초 혈관의 혈액순환 돕는 모세혈관 운동 | 합장 합척 운동 | 발목 상하 운동 | 전신 좌우 회전운동

▶ 마음과 스트레스 관리 · 190
호흡법 | 손뼉 치며 웃기 | 불쾌한 생각에서 벗어나기 | 긴장 이완과 상상법 | 빛의 명상 | 40분 합장법 | 신념 요법 | 화해와 축복의 산책 | 묶인 주의에서 풀려나기 | 감사의 마음 회복하기 | 자비심 연습

▶ 참고하면 좋은 여러 실천법 · 216
복부 마사지 | 온열요법 | 나체요법(산소요법, 풍욕) | 앞가슴에 쑥뜸하기 | 겨자팩 찜질 | 각탕법 | 소금물 마사지 | 흡각요법 | 손끝 따기 | 오일 요법 | 커피 관장 | 대나무 봉 두드리기

▶ 질환별 자연 치유 실천법 가이드 · 244
고지혈증, 동맥경화 | 고혈압 | 당뇨병 | 비만 | 심장병 | 뇌졸중 | 암 | 만성 통증(두통, 어깨 결림, 요통, 관절통, 통풍 등) | 자가면역질환(관절 류머티즘, 루푸스, 베체트병 등) | 만성 간질환(지방간, 만성간염 등) | 만성 신장질환(신증후군, 사구체신염, 재발성 신우신염 등) | 만성 소화기 질환(만성위염, 위식도 역류 질환, 신경성 소화기 장애, 과민성 대장증후군, 습관성 변비 또는 설사 등) | 만성 피부질환(아토피, 알레르기 피부 반응, 습진, 건선, 무좀 등) | 알레르기비염, 축농증, 중이염 | 어지럼증, 이명, 만성피로 | 수족 냉증, 손발 저림 | 전립샘염, 전립샘비대증 | 갑상선 기능장애, 갑상선 결절 | 하지정맥류, 치핵 | 파킨슨병 | 탈모 | 신경증적 장애(우울증, 조울증, 불면증, 공황장애, 불안신경증, 건강염려증 등) | 생리통, 자궁근종 | 녹내장, 백내장 | 기타 만성질환

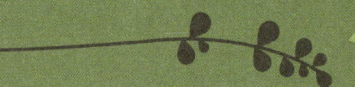

나는 지난 30년 동안 만성질환을 앓는 수만 명의 환자들을
약물을 거의 쓰지 않는 생태주의적인 의료,
곧 자연식이나 곡채식을 위주로 한 소식 등의 방법으로 치료하였고,
자연의 질서에 맞는 생활 습관을 따르도록 가르쳐 주었다.
그리고 그 환자들에게서 약물 위주의 현대 의학에서는
상상할 수 없는 극적인 치유가 많이 일어났다.
이런 결과는 나의 의술과는 아무 상관이 없다.
환자들이 생활 방식과 습관을 바꾸어 스스로 치유하였기 때문이다.

| 첫 번째 이야기 |

자연을 따르면
저절로 낫는다

─ 몸의 치유

난 치 병 을 쉽 게 고 친 사 람 들

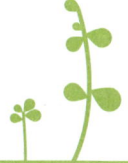

　나는 광주에서 조그마한 클리닉을 개원하고 있다. 우리 병원은 지방 도시에 있는데도 전국 여러 지역에서 뿐만 아니라 가끔은 외국에서 찾아오는 분들도 있다. 병을 고치려고 이처럼 멀리서도 오는 사람들을 보면서 민망할 때가 많다. 나 자신을 돌아볼 때 내가 아는 것이라고는 별로 없기 때문이다.
　이들은 대개 고혈압, 당뇨, 통증, 자가면역질환, 암과 같은 만성질환 환자들로, 좀 더 좋은 치료 효과를 기대하고 온다. 그들 중에는 고혈압이나 당뇨, 류머티즘처럼 평생 약을 먹어야 한다는 것이 너무 지겨워 약을 끊고 싶다고 오는 사람들도 많다. 지금 그들 거의 대부분은 약을 끊고도 병증이 좋아져서 건강하게 지내고 있다. 이런 결과는 나의 의술이 좋아서가 아니라 환자 자신이 현명한 선택을 해서 자기 삶의 방식을 변화시켰기 때문이다. 병을 치료한 것이 아니라 병을 가진 인간 전체를 스스로 치유한 결과이다.

모든 만성질환은 그 근본 원인이 과식이나 과로, 스트레스 등에 의한 피의 오염이므로 혼탁한 피를 전체적으로 맑게 해독하면 어떤 병이라도 곧 좋아진다. 그리고 자연의 질서에 따르는 삶과 생활 습관을 유지하면 병은 재발하지 않는다. 이것은 이처럼 쉽고도 단순하다.

내가 환자들에게 가르치는 치료법은 야생동물들의 섭생법에서 배운 지혜이다. 야생동물들에게는 만성 난치병이 거의 없다. 병 없는 야생동물들과 비교해 볼 때 사람들은 화학물질로 오염된 음식물을 과식하며, 낮에 운동은 하지 않고 심신이 과로하며, 밤에는 충분한 휴식을 취하지 못한다. 늘 지나친 긴장과 스트레스 속에서 살아간다. 이런 무리한 생활이 피를 오염시키고 만병을 일으킨다.

나는 지난 30년 동안 국내외의 많은 환자들에게 피를 해독시켜 병의 원인을 고치는 다양한 자연치료법을 적용해 보았다. 그 결과 가장 짧은 시간 안에 효과를 볼 수 있는 '3단계 요법'이라는 쉽고도 단순한 방법을 발견하였다.

이 치료법의 목표는 혼탁한 피를 맑게 해 주고, 그 맑은 피가 전신에 잘 돌 수 있게 해 주는 것이다. 그렇게 하면 거의 모든 병이 다 좋아진다. 왜 좋아지는가? 병의 원인인 혈액의 오염이 사라지니까 본래 갖추어져 있던 생명력이 드러나는 것이다.

나는 우선 혈액검사, 모발조직 중금속 검사, 자율신경의 균형을 확인하는 검사 등을 통해서 혈액의 오염에 대한 정보와 혈액 순환 상태를 체크한다. 여기서 얻은 정보를 근거로 하여 제1단계 생채식요법(10~15일간), 제2단계 절식요법(7~10일간), 제3단계 소식 요법 및 중금속 해독과 영양요법을 실행한다. 질환별 구체적인 방법은 이 책 뒷부분 '자연치료 진료실'에 소개되어 있다.

3단계 요법은 당뇨나 고혈압, 통증이나 비만을 약 없이 근치시키는 효과만 있는 것이 아니고, 한국인의 3대 사망 원인인 암, 뇌졸중, 심장병을 예방하는 데 뛰어난 효과가 있다. 지금 같은 노령화 시대에 흔히 보는 치매, 우울증, 불면증 등을 예방하고 삶의 질을 향상시키는 데도 큰 효능이 있다.

2009년 11월, KBS-TV '생로병사의 비밀' 프로그램에서 우리 클리닉을 소개한 일이 있었다. 그 방송에서는 고혈압, 당뇨, 심장병, 뇌경색 등 만성 퇴행성 환자들이 약을 한 줌씩 먹다가 3단계 요법을 통해서 약을 다 끊고도 건강하게 사는 모습을 보여 주었다.

이 TV 프로를 본 50대 재미 교포 여성이 그해 겨울 나를 찾아왔다. 고혈압, 당뇨, 고지혈증, 비만, 편두통, 알레르기 피부 질환 등 여러 가지 병증을 가지고 있었다. 그동안 이런 문제들을 고치기 위해서 미국의 여러 병원에서 많은 치료를 받아 왔지만 전혀 개선이 되지 않았다고 했다.

이 환자에게도 3단계 요법을 권했다. 1단계 10일간, 2단계 10일간을 실천하였더니 여러 가지 변화가 있었다. 약을 다 끊고도 고혈압, 당뇨, 두통이 좋아졌을 뿐 아니라 체중도 많이 감량되었다. 특히 피부와 눈빛이 너무 곱고 깨끗해져서 나도 놀랄 정도였다.

본인의 병적인 문제가 사라지자 미국인 남편(비만, 우울증)을 데려오고, 친정 가족, 동창생들, 그 외의 많은 사람에게 3단계 요법을 소개하는 등 우리 병원의 홍보대사 역할을 자임하고 나서기까지 하였다.

그해에 또 다른 50대 여성 환자가 찾아왔다. 이 환자도 고혈압, 두통, 어지럼증, 견비통, 요통, 손발 저림, 가슴 압박감, 소화 장애, 변비, 안구통, 불면증, 불안 장애 등 수많은 증세를 호소하였다. 2년간 미국에 교환교수로 다녀온 뒤부터 이런 증세로 고통받고 있다는 것이다. 미국 생활이 가져다준 스트레스와 서양 음식의 과식이 교감신경을 긴장시키고 혈액을 오염시켜 혈액순환 장애를 가져왔고, 그것이 원인이 되어 여러 가지 병증으로 나타났다고 생각되었다. 이 환자는 그동안 대학병원에서 많은 검사와 약물 치료를 받았고, 한방병원에서는 침구, 한약, 건강식품 등으로 치료하였으나 증세가 개선되지 않자 나를 찾아온 것이다. 종전에도 이런 환자들을 만나면 나는 거의 예외 없이 생채식과 절식 등의 해독법을 권했는데, 이 환자에게도 1단계 10일간의 생채식요법, 이어서 2단계 10일간의 절식요법을 실행하였다. 그 후 이 환자의 모든 증세가 사라져 버렸다.

 이 환자들 말고도 당뇨, 통증, 류머티즘, 만성간염, 아토피, 피부 질환, 신증후군, 알레르기 비염, 비만, 협심증, 뇌경색, 자가면역질환, 각종 암, 기타 만성질환 등의 병증이 개선된 사례들을 여기서 일일이 다 소개할 수 없다. 고질적인 병증들이 왜 이처럼 쉽게 사라져 버릴까? 모든 병의 원인인 오염된 피가 해독되면서 맑은 피가 충분한 산소와 균형 잡힌 영양소를 전신의 세포에 잘 전달하여 신진대사를 원활하게 해 주면 모든 병증이 다 사라진다는 것을 알 수가 있다. 인체 전체가 치유되면 모든 질병이 다 낫는 것이지, 어떤 한두 가지 질병만 낫는 것이 아니다. 인간 전체에 대한 참된 치료가 이루어질 때는 그 인체가 가지고 있는 모든 병증이 동시에 다 사라지게 된다는 말이다.

모든 병의 원인은 하나, 피의 오염

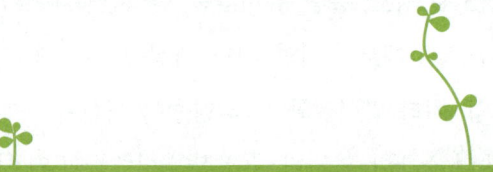

만병일독(萬病一毒)이라는 말이 있다. 만 가지 병이 하나의 독, 곧 피의 오염에서 생긴다는 뜻이다. 지나친 스트레스, 과로, 과식 등 무리한 생활을 하면 교감신경이 긴장되고 스트레스 호르몬이 과다 분비되어 혈관이 수축하게 된다. 또한 이런 생활 습관은 핏속에 콜레스테롤, 중성지방, 적혈구, 혈소판 등을 많이 생성시켜 과잉 영양분, 중간대사 산물과 함께 피를 혼탁하게 만든다. 이런 혼탁한 피가 혈관 속을 흘러가려면 콜레스테롤이나 지방 성분처럼 점액도가 높은 찌꺼기들이 혈관 벽 쪽으로 밀려나야만 하는데, 이런 노폐물들이 혈관 내벽에 달라붙게 되는 것이 고지혈증이고, 이것이 심해져서 혈관의 탄력성이 떨어져 딱딱해지면 동맥경화증이 된다.

　고지혈증, 동맥경화증이란 오염된 혼탁한 피가 좁아진 혈관을 효율적으로 흐르도록 하기 위해 노폐물은 혈관 벽에 달라붙게 하고, 비교적 맑은 피는 혈관 중앙 통로로 흘러가도록 생체 스스로가 자구책을 쓰고 있는 것이다. 이처럼 탄력성이 떨어지고 좁아진 혈관을 통해서 탁한 피를 머리끝부터 발끝까지 전신에 골고루 보내려면 심장과 혈관이 불가피하게 압력을 높일 수밖에 없는데, 이것이 고혈압이다. 그러므로 혈압이 올라간 것이 잘못된 게 아니고 혈관 통로가 좁아지고 피가 탁해진 것이 잘못이다. 심장과 혈관은 이런 악조건 속에서도 온몸 구석구석까지 피를 잘 돌게 하려고 안간힘을 쓰고 있는 것이다. 혈압을 높이지 않으면 전신의 세포에 산소와 영양분, 수분을 공급할 수 없기 때문이다.

　이때 피와 혈관 내벽의 오염된 상태는 그대로 둔 채 혈압만 낮추는 약을 쓰면 전신에 피를 잘 돌리고 있는 자기치료 과정을 방해하는 꼴이 되고 만다. 피를 맑게 정화하는 원인 치료는 하지 않은 채 혈압강하제만 쓰는 환자들에게서 뇌경색이 더 많이 발병하는 이유는, 지금 뻑뻑한 피를 머리끝까지 보내려고 불가피하게 압력을 높이고 있는데 약을 써서 압력을 떨어뜨리니까 뇌혈관에 피가 잘 돌지를 못하고 결국 피 찌꺼기가 쌓여 혈관이 막히게 되는 것이다

혼탁한 핏속의 과잉 영양분이나 중간대사 산물이 분해되고 대사되지 못한 채 축적되면 대사를 맡고 있는 기관들, 특히 인슐린을 분비하는 췌장 같은 기관이 과로로 지쳐 대사 능력이 떨어지게 된다. 이럴 경우 어쩔 수 없이 당분과 같은 과잉 영양분을 밖으로 배설시켜야만 하는데, 이것이 당뇨이다. 생체가 자신의 능력 한계 안에서 대사 작용을 수행하고자 하는 현명한 자구책, 자기치료 과정이라고 볼 수 있다.

이런 끈적끈적한 피 찌꺼기가 심장의 관상동맥 통로에 쌓이게 되면 협심증, 심근경색증이고, 뇌혈관을 막으면 뇌경색이다. 핏속의 기름기가 간에 쌓이면 지방간이고, 요산이 혈관에 쌓이면 통풍, 전립샘의 혈액순환 장애로 부종이 오면 전립샘비대증이다. 오염된 피가 관절 마디의 혈액순환을 방해하면 관절 류머티즘이나 다발성 관절염의 원인이 된다.

대부분의 두통, 어깨 결림, 요통 등 만성 통증은 근 골격계의 구조 이상이 원인이 아니라 피가 오염되어 제대로 흐르지 못한 상태, 곧 혈액순환 장애가 원인이다.

허준은 《동의보감》에서 "통즉불통(通則不痛)이요, 불통즉통(不通則痛)"이라고 했다. 곧 피가 잘 통하면 통증이 없고, 피가 막히면 통증이 생긴다는 뜻이다. 이 말이 통증 원인과 치료법의 가장 정확한 표현이라는 것을 나는 통증 환자를 치료하면서 사무치게 느끼고 있다.

대부분의 만성 통증 원인은 혈액순환이 나빠 세포에 충분한 산소와 영양분이 공급되지 못하고 있는 탓이다. 좁아진 혈관 속으로 점도가 높은 피를 한사코 통과시키기 위해 프로스타글란딘 같은 혈관 확장 호르몬을 분비하며 생체 스스로가 안간힘을 쓰는데, 이것이 통증으로 지각된다. 고무줄로 팔을 묶어 놓으면 처음에는 괜찮다가 시간이 경과하면서 점점 더 묶인 부위의 위쪽에서 압통이 심해지는 것을 경험하게 되는데, 이는 혈류 장애로 혈관이 확장되고 있기 때문이다. 이런 것을 보더라도 대부분의 만성 통증은 혈액순환 장애로 세포에 산소가 부족한 데서 비롯된다는 것을 알 수가 있다.

이런 통증 환자들에게 생채식이나 절식을 시키면 칼로리 공급이 줄어드니까 우리 몸은 부족한 칼로리를 보충하려고 핏속의 노폐물을 연소시켜 필요한 칼로리를 얻게 된다. 따라서 혈관벽에 붙어 있던 지방 성분 등 노폐물이 자연스럽게 청소되어 피가 맑아지고 혈액순환이 원활해진다. 세포에 산소와 영양 공급이 아무 저항 없이 잘 이루어지니까 통증은 곧 사라져 버린다. '통즉불통(通則不痛)'이 되는 것이다.

대부분의 어지럼증은 혈류 장애로 인한 두뇌의 산소 부족과 관련이 있고, 이명(耳鳴)은 좁은 혈관을 통해 혈구가 어렵사리 통과할 때 청신경이 감지하는 마찰음으로 추정된다. 이런 어지럼증과 이명 환자에게 약 10일 정도 절식을 시키면 대부분 극적으로 좋아진다. 피가 맑아지고 혈류가 좋아져 뇌에 산소 공급이 잘 되기 때문이다.

수족 냉증과 손발 저림은 대부분 신경 손상이 원인이라기보다는 혈액순환 장애가 원인이다. 우리 몸의 어느 부분이라도 냉증이 있는 곳은 거의 틀림없이 혈액순환이 잘 안 되고 있기 때문이고, 손발 저림이란 좁은 혈관의 틈새로 탁한 피를 보내려고 안간힘을 쓸 때 느껴지는 증세이다. 이런 증세들도 생채식과 절식 후에 거의 다 극적으로 개선된다.

아토피, 알레르기 피부 반응, 습진, 건선, 진균증 등 만성 난치성 피부 질환의 근본 원인은 대부분 피의 오염과 관련이 있다. 조물주가 핏속의 독을 땀구멍을 통해 밖으로 쏟아내고 있는 자기 정화 과정이라고 볼 수 있다. 무슨 근거로 이렇게 말할 수 있는가 하면, 이런 환자들에게 약 10일간의 절식 후 몇 개월간 생채식을 시켜 보면 거의 대부분 깨끗하게 좋아지기 때문이다.

알레르기 비염, 축농증, 중이염도 단순히 코와 귀에 생긴 병이 아니라 피의 오염이 근본 원인이다. 그래서 코와 귀만 치료해서는 잘 낫지를 않는다. 이런 증세는 사실 그 자체가 병이 아니라 핏속의 독이 코와 귀를 통해 배설되고 있는 자기치료 과정인 것이다. 절식과 생채식을 실행하면 대부분 좋아지는데, 이는 피가 정화되어 더 이상 코나 귀를 통해 독을 배설할 필요가 없기 때문이다.

하지 정맥류나 치핵도 겉보기에는 다리나 항문 주변의 정맥 혈관이 확장된 것이다. 그러나 단순히 다리나 항문 주변의 정맥 순환장애만 있는 것이 아니다. 잘 살펴보면 그 배후에 정맥을 확장시키는 원인이 될 만한 전신의 혈액순환 장애가 공존하고 있는 경우가 많다. 이런 환자들이 국소적인 수술만으로 근본적인 치료가 잘 안 되고 자주 재발하는 이유는, 정맥을 확장시키고 있는 혈액의 오염과 순환장애가 여전히 남아 있기 때문이다. 따라서 수술을 하기 전에 먼저 절식과 생채식을 시키고 사지 모세혈관의 미세 진동운동을 실행하면 십중팔구 수술할 필요 없이 거의 다 좋아진다. 피가 잘 순환되므로 확장되었던 정맥 혈관도 따라서 정상으로 회복되기 때문이다. 마치 교통 체증으로 멈춰 서 있던 자동차들이 체증이 풀리자 잘 달릴 수 있는 것과 같은 이치이다.

생리통과 자궁근종도 혈액순환 장애가 근본 원인이다. 생리 때 자궁은 피의 소모가 많아 많은 양의 피를 공급받아야만 하는데, 자궁으로 가는 혈액순환이 나쁠 경우에는 혈관을 확장시켜 피를 보내려고 안간힘을 쓰게 된다. 이런 자구책이 생리통으로 느껴진다. 자궁근종은 만성적으로 자궁의 혈류가 나빠서 생긴 대사장애의 결과이다. 자궁근종 환자들에게 장기간 생채식과 온열요법으로 혈류를 개선시키면 자연스럽게 근종의 크기가 작아지는 것을 볼 수 있다.

대부분의 탈모는 두피에만 국한된 병증이 아니라 전신의 혈액순환 장애와 관련이 있다. 두피의 말초 혈관들이 막혀 있어 혈액순환이 안 되면 머리털의 모근(毛根)이 두피에 뿌리를 박고 살 수 없다. 마치 척박한 땅에는 풀이 나지 않는 것처럼 두피에 산소와 영양 공급이 안 되니까 머리털이 돋아날 수도, 자랄 수도 없게 된다. 탈모 환자가 절식과 생채식, 충분한 휴식과 스트레스 해소법을 실천하면 극적인 효과가 있다. 두피의 혈류가 개선되어 모근이 뿌리를 내려 되살아나기 때문이다. 마치 땅이 비옥해지면 풀이나 식물이 잘 자랄 수 있는 것처럼 말이다.

암세포의 특징은 비정상적인 미숙한 세포가 무차별적으로 분열하는 신생물이다. 피가 맑고 혈액순환이 잘 되는 좋은 환경에서는 모든 세포가 생로병사(生老病死)의 정상적인 과정을 거친다. 하지만 피가 탁해져 저체온, 저산소, 고혈당 환경이 되면 어떤 세포들은 정상적인 과정을 거칠 수 없으므로 불가피하게 미숙한 채로 분열하는 선택을 할 수밖에 없게 된다. 이것이 암세포가 생기는 배경이다. 세포가 어려운 환경 속에서 살아남기 위해서 암이라는 비상수단의 생존 전략을 쓸 수밖에 없는 저체온, 저산소, 고혈당 환경을 만드는 원인이 혈액의 오염이다.

위에서 살펴본 병증 이외의 다른 만성적인 질병들도 그 원인을 잘 살펴보면 혈액의 오염과 피의 독으로 귀결될 것이다. 거의 대부분의 병증들은 그 실체를 바로 보면 억압하고 제거해야 할 나쁜 병이 아니라 사실은 혼탁한 혈액의 악조건 속에서도 혈액 순환을 잘해 보려는 자구책이며, 생체의 자기치료 과정인 것이다. 그러므로 피의 오염이라는 근본 원인이 사라지지 않는 한 이런 병증은 끝끝내 사라지지 않고 계속될 것이다.

증세의 치료만으로는 병이 낫지 않는다

현대 서양의학이 오해하고 있는 것 중의 하나가 증세를 병이라고 생각하는 것이다. 설사나 열, 통증 같은 증세들을 병이라고 생각하니까 이 증세를 없애는 것을 치료라고 보는 것이다. 이를테면 설사에는 지사제를, 열이 나면 해열제를, 통증에는 진통제를 쓰는 것과 같은 처치를 당연한 치료법으로 여기고 있다. 그렇지만 증세라는 것이 참으로 무엇인지 잘 살펴볼 필요가 있다.

우리가 부패한 음식을 먹게 되면 복통이나 구역질, 설사 같은 증세가 나타난다. 설사란 부패한 음식이 위장관으로 들어오면 세균이나 독성으로 우리 몸이 피해를 입기 때문에 그런 부패한 음식물을 빨리 몸 밖으로 배출시켜 우리 몸을 보호하려고 조물주가 만들어 놓은 치료법인 것이다.

　대부분의 증세란 스스로를 치료하고 있는 과정이므로 그것을 바로 알고 그 증세를 존중하고 따라가면 대개는 저절로 좋아지게 되어 있다. 어떤 약이나 음식물도 섭취하지 말고 더운물에 염분이나 설탕을 조금 섞어서 마시면 부패한 음식이 설사를 통해 다 배출될 때쯤이면 저절로 증세가 좋아진다. 그런데 설사라고 하는 자기치료 과정을 병으로 잘못 생각하여 곧바로 지사제를 쓰면 어떻게 될까? 부패한 음식이 배출되지 못하고 장내에 남아 있기 때문에 고통이 장기화하거나 병을 키우는 결과를 초래하는 꼴이 되고 만다.

　감기에 걸리면 흔히 열이 나고 입맛이 떨어진다. 열은 백혈구가 몸에 침입한 감기 균을 잡아먹기 좋도록 조물주가 만들어 놓은 치료법 중의 하나이다. 열이란 세균을 비실비실하게 만들어 힘을 쓰지 못하도록 공격하는 일종의 불(火) 작전이라고 할 수 있다. 전쟁 같으면 화력으로 적을 집중 공격하고 있는 것이다. 지금 세균을 섬멸하기 위해 백혈구들이 집중적으로 불 작전을 진행하고 있는데, 이때 해열제를 써서 열을 꺼 버리면 죽기 직전의 세균을 살려 주는 꼴이 되고 만다. 마치 쓰레기를 태우고 있는데 찬물을 끼얹어서 불을 꺼 버리는 것과 같다고 할 수 있다. 해열제를 쓰면 일시적으로 열이 떨어지는 것 같지만 거의 틀림없이 다시 열이 오르는 이유는, 우리 몸의 면역 체계는 그 세균이 섬멸될 때까지 불 작전을 계속해야만 하기 때문이다.

입맛이 없다면 밥 대신에 과일 야채 주스나 더운물만 마시게 하고, 열이 날 때는 오히려 열을 더 올리기 위해 각탕법 등으로 땀을 흘리게 하는 식으로 증세를 존중하고 도와주면 하루나 이틀 사이에 대부분의 증세는 다 사라지고 활기를 되찾게 된다. 생체의 자기치료 과정을 앞당겨 끝내도록 도와주었기 때문이다. 이런 환자들에게 처음부터 해열제와 항생제 따위로 증세를 억압하는 반생리적인 치료를 함으로써 병을 오래가게 하고 병을 키우는 경우가 얼마나 많은지 모른다.

현대 의학의 많은 의사들이 오해하고 있는 것 중의 하나가 고혈압이라는 증세를 병이라고 생각하는 것이다. 고혈압이란 병이 아니고 생체의 자기치료법이다. 피가 맑고 혈관이 깨끗하여 탄력성이 있으면 혈압을 높일 필요가 없을 텐데 피가 탁해지고 혈관 통로가 좁아지면 어쩔 수 없이 심장과 혈관은 피를 전신에 흐르게 하기 위해 혈압을 높이는 자기치료법을 써야만 한다. 서양의학 교과서에 본태성 고혈압의 원인은 잘 모른다고 되어 있다. 이는 고혈압을 병이라고 생각하고 원인을 찾으니까 원인이 잘 보이지 않는 것이다.

대부분의 만성 통증이라는 증세도 혈액순환이 잘 안 되는 신체 부위에서 피를 통과시켜 세포에 산소와 영양을 공급하고자 최선의 노력을 다하고 있는 자기치료 과정이다. 오늘날 많은 통증 환자들에게서 약물, 수술, 물리치료와 같은 방법으로는 근본적인 치료가 잘 안 되는 이유는 혈액순환 장애라는 원인이 해결되지 않고 있기 때문이다.

이처럼 증세란 인체가 세균이나 독성, 물리적 침해와 같은 악조건에 놓일 때 생체 스스로가 자신을 정상화하기 위해 취하는 자기 치유 과정이다. 따라서 이런 증세들을 무조건 없애려고 하는 것은 자기 치유 과정을 방해하는 것이라고 말할 수 있다. 그렇다고 모든 증세를 그대로 내버려 두는 것이 언제나 옳다는 말은 아니다. 가령 몸에 가벼운 열이 날 때는 이열치열 방법이 좋은 것이 사실이지만, 극심한 고열이 지속될 때는 발작 등을 일으켜 뇌 손상을 가져올 수 있으므로 일시적으로 해열을 하는 요법을 써야만 하는 경우도 있다. 또한 "통증 자체가 자기 치유 과정이다.", "아프면 낫는다."는 말도 맞지만 도저히 참을 수 없는 심각한 통증을 방치하면 쇼크에 빠질 수 있기 때문에 이런 경우에는 진통 치료가 꼭 필요하다.

고혈압의 경우도 그렇다. 피의 오염이라는 원인은 그대로 둔 채 혈압만 낮추는 약을 쓴다면 말초 혈액순환을 방해하는 꼴이 된다. 그렇다고 고혈압을 무조건 방치하는 것이 꼭 옳은 일만은 아니라는 것이다. 심장이나 혈관이 지금 압력을 높이기 위해 애를 쓰고 있는데 그대로 방치하면 심장이나 혈관 벽을 손상시킬 수 있고, 높은 압력을 못 이겨 뇌혈관 파열을 일으킬 위험성이 있다. 피를 맑게 하는 원인 치료를 당장 하지 못할 경우라면 혈압을 낮추는 대증요법을 일시적으로 쓰는 것이 현명한 선택일 수 있다.

그러므로 증세를 없애고 억압하는 방법이 반생리적이라는 이유로 증세를 무조건 방치하는 것이 항상 옳은 것만은 아니라는 것이다. 우리가 유념해야 할 점은 증세를 관리하는 데 있어서 경우를 잘 살펴 유연하고 탄력적으로 대응하는 균형 감각이 필요하다는 것이다.

그러나 증세 자체가 곧 병이 아니라는 것은 확실하다. 증세란 몸의 자연 치유 시스템이 나에게 "원인을 근본적으로 해결해 주세요." 하고 호소하는 신호인 것이다. 그러므로 피를 맑고 깨끗하게 해 주는 것과 같이 근본 원인을 해결해 주면 우리 몸의 증세는 곧 사라지게 된다. 왜냐하면 병의 원인이 해결되니까 우리 몸은 '증세'라는 이름의 비상 치유 대책을 더 이상 쓸 필요가 없기 때문이다.

평생 약을 먹겠는가? 질병을 완치하겠는가?

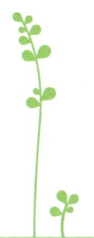

서울대학교 의과대학 교수를 지낸 유태우 박사의 저서《질병 완치》의 표지에는 "평생 약을 먹겠는가? 질병을 완치하겠는가?"라는 부제목이 쓰여 있다. 일평생 약을 먹을 수밖에 없다고 생각하고 있는 많은 환자들, 그리고 평생 동안 약을 끊어서는 안 된다고 가르치고 있는 의사들은 이 물음을 놓고 한 번쯤 잘 생각해 보면 좋겠다. 유 박사는 서울대학교병원에서 몇 십 년 동안 많은 환자들에게 약을 쓰는 치료를 해 오면서 병이 낫지 않는 경우를 너무 많이 보아 왔다. 왜 낫지 않는지 살펴보았더니 약물 치료가 병의 원인을 치료하는 것이 아니라 병의 결과(증상)만 치료하기 때문이었다. 그래서 유 박사는 "건강진단을 믿지 말라. 병원을 믿지 말라. 병의 원인을 치료하라."고 가르치고 있다.

대구의료원 신경외과장을 지낸 황성수 박사의 저서《고혈압, 약을 버리고 밥을 바꿔라》는 언론을 통해서 큰 파장을 일으키고 있다. 많은 의사들은 고혈압 환자들에게 평생 동안 약을 끊으면 안 된다고 하는데 반해서 황 박사는 약을 버리고 현미 채식을 하라고 가르치고 있다.

나는 이 의사들만큼은 용기가 없어서 "건강진단과 병원을 믿지 말라. 약을 버리라."고까지 담대하게 말하지 못하지만 이런 가르침을 접할 때마다 마음속으로 크게 공감하고 있다.

나 또한 지난 30여 년 동안 진료하면서 생채식과 절식, 낮에 걷고 밤에 쉬게 하는 단순한 자연요법만으로 먹던 약을 모두 끊고도 건강해진 사람들을 헤아릴 수 없이 많이 보아 왔다. 지금도 나를 찾는 많은 환자들은 혈압 약이나 당뇨 약, 관절염 약, 항암제 등을 끊고 싶다는 사람들이다.

나는 이들에게 처음부터 바로 약을 끊게 하지 않고 약 2주간이나 4주 동안 지금 먹고 있는 약을 계속 복용하면서 생채식, 곧 생곡식 가루, 생채소, 해초류, 과일, 견과류만을 먹는 섭생법과 자연요법을 실천하도록 하면 대체로 병증이 많이 개선된다. 피가 맑아져서 혈액순환이 좋아지기 때문이다.

그 후 점진적으로 약을 끊고 약 1주간이나 10일 정도 절식, 곧 생야채즙이나 야채 과일 발효액, 더운물, 약간의 염분만을 취하게 하면 거의 예외 없이 혈압이나 당뇨, 고지혈증, 간 기능 등이 정상 상태로 회복된다. 이때부터 대부분의 환자들에게는 더 이상 약이 필요 없게 된다. 그 후 아침 식사로 생야채즙이나 야채 과일 발효액, 생강차 한 잔 정도, 그리고 점심과 저녁 식사로는 현미밥과 생채소를 주식으로 하며, 낮에는 적당한 운동, 밤에는 충분한 휴식, 반신욕이나 냉온욕과 같은 생활 습관을 계속하면 된다. 그 후 혈압이나 혈당이 다시 오르면 약부터 쓸 게 아니라 '아, 내 피가 또 탁해졌구나.' 하고 이 방법을 다시 쓰면 된다. 이 것은 이처럼 쉽고도 단순하다. 몸은 무겁게 오염되어 있으면서 약만 한 줌씩 먹고 있는 환자들을 주변에서 많이 볼 수 있는데, 이런 환자들을 볼 때는 정말 가슴이 답답하다.

이렇게 비유할 수 있겠다. 냇물이 맑아서 잘 흘러가면 어떤 벌레나 세균도 생기지 않는다. 그러나 물이 흐르지 못해 웅덩이에 고여 부패하면, 부패한 물이 원인이 되어 그 결과로 파리나 모기와 같은 여러 가지 벌레나 세균 등이 나타난다. 그렇게 되면 살충제나 항생제와 같은 약물을 쓸 수 있다. 그러나 물이 부패해 있는 동안에는 이 방법이 근본적인 해결책은 되지 못한다. 문제를 근원에서 해결하는 전략은 벌레나 세균이 서식할 수 없도록 물을 맑고 깨끗하게 정화하여 흐르게 하는 것이다. 오염된 물은 그대로 둔 채 파리에는 파리약을, 모기에는 모기약을 뿌리는 방법은 피의 오염은 그대로 둔 채 고혈압에는 혈압 약을, 당뇨에는 당뇨 약을 쓰는 서양의학의 대증요법과 같다. 병의 원인은 그대로 두고 병의 결과만 지우려고 하니까 평생 동안 약을 써도 낫지 않는 것이다. 그런데도 왜 많은 의사들은 고혈압이나 당뇨, 심장병, 류머티즘 같은 만성질환자들에게 평생 약을 쓰는 대증요법에 매달리고 있을까? 의학의 역사를 살펴보면 오늘날 현대 의학의 의사들이 질병의 원인보다 질병의 결과만 지우려 드는 이유를 이해하는 데 도움이 된다.

기원전 500년에서 기원후 500년까지 약 1000년간은 히포크라테스(Hippocrates) 의학, 500년에서 르네상스 시기까지 약 1000년간은 갈레누스(Galenus) 의학으로, 초기 2000년 동안의 의학은 자연과의 조화와 융합, 체질론에 기초한 전체성 의학으로써 동양의학과 아주 유사한 철학적 배경을 가지고 있었다. 르네상스 이후 16세기에 베살리우스(Vesalius)가 〈인체의 구조에 대하여〉라는 연구를 통해서 해부학을, 17세기에 윌리엄 하베이(William Harvey)가 〈혈액순환에 대하여〉라는 연구를 통해서 생리학을, 18세기에 모르가니(Morgagni)가 〈질병의 장소와 원인에 대하여〉라는 연구를 통해서 해부병리학의 기초를 세웠다. 이 무렵부터는 질병을 체질의 문제나 자연과의 부조화로 본 히포크라테스나 갈레누스와는 달리 몸의 구체적 어느 장기에서 염증이나 종양 따위로 나타나는 것이라고 보기 시작하였다. 의학자들의 시야가 자연과 인간 전체를 보는 데서 몸의 한 장기로 이

동하게 된 것이다. 이때부터 기침병, 설사병, 열병 등과 같은 병명 대신에 위염, 담석, 폐암 따위와 같이 병명에 장기의 이름이 붙여지기 시작하였다.

18세기 말 비샤(Bichat)는 해부병리학을 더 세밀하게 분석하여 조직병리학을, 19세기 말 비르효(Vircho)는 세포 단위에서 병의 원인을 규명하는 세포병리학의 체계를 세웠다. 20세기에 들어와서는 분자생물학이나 유전자학 등과 같이 미세한 분야에서 질병의 원인과 해결점을 탐구하는 쪽으로 더 깊이 파고들게 되었다. 왜 이런 표현을 쓰는가 하면, 르네상스 이후 의학자들은 땅속 깊이 한 우물을 파고 들어가는 것처럼 깊게 탐색하는 모습을 보여 왔기 때문이다.

땅속 깊이 파 내려간 사람의 시야에는 땅속만 있고 하늘은 조그마하게 보일 뿐 다른 자연환경은 보이지 않는다. 현대 의학에서 의사들의 시야가 이런 상태라고 할 수 있지 않을까? 인간 전체 그리고 인간과 환경과의 관계는 보이지 않고 몸속의 장기와 세포만 보이는 것이다. 그러니 이제 의사들은 깊게만 보려 하지 말고 넓게 살펴보는 관점의 전환이 필요할 것 같다. 그렇게 할 때 비로소 환자의 몸과 마음 전체를 꿰뚫어볼 수 있게 되고, 환자와 환경과의 관계를 살펴봄으로써 매우 쉽고도 단순하게 질병을 치유할 수 있는 안목과 지혜도 얻을 수 있을 것이다. 곧 장기와 세포에 생긴 병증 하나하나를 일일이 지우려고 애쓰기보다는 병을 가진 인간 전체를 치유하면 모든 병이 쉽게 사라진다는 것을 깨닫게 된다.

　나는 1987년 일본 후쿠오카의 안도병원에서 연수를 받을 기회가 있었다. 내과 의사인 안도 선생은 특히 심장과 간의 치료에 명성이 높아서 외국에서도 환자들이 많이 찾아오고 있었다.
　이 의사가 주로 쓰는 치료법은 절식과 자연식, 쑥뜸, 전신의 흡각요법과 같은 단순한 방법이었다. "이 방법이 이 세상에서 제일 뛰어난 의술이니 한국에 돌아가거든 환자들에게 많이 활용하고 다른 의사들에게도 가르쳐 주라."고 나에게 당부하였다. 당시 그는 80세나 된 어른이고 나는 젊은 의사였으므로 "예, 그렇게 하겠습니다."고 대답은 했지만 한국에 돌아와서는 이 방법을 쓰지 않았다. 절식, 쑥뜸, 흡각요법 따위로 병이 치료된다는 것이 도대체 믿어지지 않았기 때문이다.
　그러다가 1994년 어느 날, 40대 중반의 협심증 환자가 찾아와서 심한 흉통을 호소하였다. 그는 고급장교 출신으로 대기업의 간부사원이었는데, 그동안 스트레스가 많은 삶을 살아왔다. 지난 5년 동안 국내의 이름난 심장병 전문의들로부터 많은 치료를 받았지만 호전되지 않자 절망한 나머지 우울증과 불면증으로 정신과 치료도 받고 있었다.
　이 환자를 보는 순간 안도 의사가 떠올랐다. 환자 자신이 더 이상 정통 서양의학에 대한 기대가 없었으므로 그동안 잊고 있었던 안도 의사의 치료법이라도 해 보면 어떨까 하는 생각이 들었다.

10일간의 절식, 앞가슴의 쑥뜸, 전신에 대한 흡각요법을 실행하였더니 정말 극적인 효과가 나타났다. 안도 의사의 말대로 가히 세상에서 제일 좋은 의술이라고 할 만했다.

이 환자를 치료한 뒤 수많은 고혈압, 당뇨, 심장병, 우울증 환자들이 나를 찾아왔다. 외래를 통해 이 방법을 교육시킨 결과 대부분의 환자들은 더 이상 약을 쓸 필요가 없을 정도로 치료되는 것을 볼 수 있었다.

그 후 나는 하버드대학의 심장병 전문의 허버트 벤슨 교수의 《약 없이 고혈압 이겨내기》와 워싱턴대학의 당뇨병 전문의 닐 버나드 교수의 《약 없이 당뇨병 이겨내기》 등을 통해서 고혈압, 당뇨, 심장병 등이 평생 약을 써야만 하는 것이 아니라 절식, 운동과 휴식, 스트레스 조절과 같은 단순한 생활요법만으로도 완치될 수 있다는 것을 더 확실하게 알 수 있었다.

암 면역학 분야의 권위 있는 학자이자 내과 의사인 일본 니가타대학의 아보 도오루 교수는 위장관의 폐색 때문에 불가피하게 수술을 해야 할 경우를 제외하고는 거의 모든 암 환자에게 수술, 항암 요법, 방사선치료와 같은 공격적 치료보다는 전인적인 면역 증강 요법을 하는 것이 생존율과 삶의 질 향상, 궁극적인 치료 성과가 훨씬 좋다고 주장한다. 지난 몇 십 년 동안 나는 외과 의사로서 많은 암 환자를 수술로도 치료를 해 보았고, 또 전인적인 면역 요법으로도 치료를 해 보았다. 그동안의 여러 경험으로 비추어볼 때 나는 지금 전적으로 아보 도오루 교수의 견해에 공감하고 있다.

아보 도오루 교수의 저서《약을 끊어야 병이 낫는다》,《의약이 병을 만든다》는 의사나 환자 모두가 꼭 읽어 볼 필요가 있다. 환자의 병을 치료한다고 무심코 쓰는 약이나 수술이 도리어 환자의 건강과 생명을 해치고 있지는 않는지 진지하게 살펴볼 일이다. 환자들도 날마다 무심코 먹는 약이 자신의 건강에 어떤 영향을 미치고 있는지 잘 알아보고 먹을 일이다.

병증들은 그 사람의 삶이 어딘가 자연의 질서에 어긋났으니 그것을 바로잡으라는 메시지임을 알아야 한다. 병이 아니라 사람을 치료해야 하는 것이다. 따라서 어떤 증세가 나타나면 그 증세만을 바로 제거하려고 들지 말고 증세의 뒷면에 숨겨져 있는 진짜 원인을 찾아내서 해결할 때 비로소 건강이 회복되고 병이 완치되는 길이 보일 것이다.

암도 자연 치유가 된다

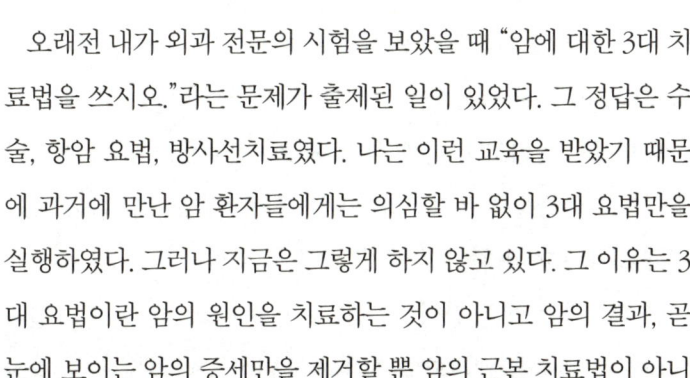

　오래전 내가 외과 전문의 시험을 보았을 때 "암에 대한 3대 치료법을 쓰시오."라는 문제가 출제된 일이 있었다. 그 정답은 수술, 항암 요법, 방사선치료였다. 나는 이런 교육을 받았기 때문에 과거에 만난 암 환자들에게는 의심할 바 없이 3대 요법만을 실행하였다. 그러나 지금은 그렇게 하지 않고 있다. 그 이유는 3대 요법이란 암의 원인을 치료하는 것이 아니고 암의 결과, 곧 눈에 보이는 암의 증세만을 제거할 뿐 암의 근본 치료법이 아니기 때문이다.

　1986년 어느 날 중증 간암 환자가 우리 클리닉에 찾아왔다. 당시 우리나라 최고의 암센터에서 포기한 절망 상태의 환자였는데, 치료를 기대해서가 아니고 진통제나 링거주사를 맞을 요량으로 온 것이었다. 간 부위에 두 주먹 크기의 종양이 만져졌는데 어떤 의사라도 치료가 불가능하다고 여길 만했다.

당시 나는 일본 의사 와타나베가 쓴 《현대병에의 도전》이라는 책을 보고 있었다. 이 책은 내가 그동안 배워 온 정통 의학과는 철학적 관점이 너무나 다른 책이었다. 요점은 현대 서양의학이 병만 보고 인간 전체를 보지 못하는 한정된 편견에 사로잡혀 있기 때문에 병이 잘 낫지 않는다는 것이었다. 병증만을 제거하려고 하지 말고 생활 습관과 삶을 자연의 질서에 맞추면 병은 저절로 낫는다는 내용이었다.

나는 그 책을 환자와 가족에게 보여 주었다. "이 의사의 방법을 한 번도 써 본 일은 없지만, 이 의사에 의하면 통증이나 전신 상태도 좋아진다고 하니까 한번 해 보지 않겠느냐?"고 했더니 환자와 가족들은 지푸라기라도 잡을 심정이었으므로 흔쾌히 그렇게 하겠다고 했다.

환자와 나는 책을 같이 보면서 실험을 시작하였다. 일주일이 지나면서 통증이 개선되고 식욕과 체력이 좋아지는 등 분명한 변화를 보였다. 약 3개월 후에 다니던 암센터에서 재진을 받았는데 종양의 크기가 반으로 줄어들고, 6개월 후에는 모두 사라져 버렸다. 놀라운 일이었다. 왜 이 환자가 좋아졌는지는 나도 알 수 없었다. 서양의학 교과서에는 말기 암 환자 천 명 중에 한 두 명이 이유는 알 수 없지만 저절로 낫는 경우가 있다는 통계가 있다. 그러나 이 환자가 이 경우에 속하는 것은 분명 아니었다.

와타나베식 자연치료 의학에서는 암의 원인이 체내의 일산화탄소 축적과 산소 부족이라고 보고, 우선 피를 맑게 하는 절식, 생채식요법, 일산화탄소의 배출과 산소 유입을 촉진시키는 나체요법, 종양 부위에 대한 집중적 온열요법 등을 실행한다. 이것이 암의 원인을 치유하는 방법이라고 한다.

암의 원인에 대한 현대 의학의 학설은 다양하지만 아직까지 정확하게 밝혀진 것은 없다. 내과 의사이자 암 면역학자로 명성이 높은 아보 도오루 교수는 암 발병의 2가지 원인을 혈액의 오염에 따른 저산소와 저체온이라고 설명한다. 바이러스, 발암 물질, 유전자 변이와 같은 특정병인설도 거론되고 있지만 크게 보면 암이 생기는 진짜 이유는 혈액의 오염이다. 피가 맑고 깨끗해서 혈액순환이 잘 된다면 암이 생길 수가 없다는 것이다.

우리나라는 지난 4년 동안 암 발병률이 60퍼센트나 증가하여 2013년 현재 성인 3명 중 1명이 암에 걸리고 있고, 이런 추세로 간다면 조만간 2명 중 1명이 암 환자가 될지도 모른다고 우려한다. 왜 이렇게 되고 있을까? 지난 몇 십 년 사이에 고혈압, 고지혈증, 당뇨, 심장병, 뇌졸중 같은 대사장애 환자가 급속하게 증가하고 있는데, 이는 암 환자 수의 급속한 증가와 그 궤를 같이 하고 있다. 이것을 보더라도 대사장애와 암의 발병 원인은 같은 배경인 혈액의 오염이라는 것을 추정할 수 있다.

모든 성인에게서는 대체로 하루에 수천 내지 수만 개의 암세포가 생기는 것으로 알려져 있다. 그렇지만 자연살해세포(NK세포)나 대식세포와 같은 면역 담당 세포가 그때그때 암세포를 잡아먹어 버리면 암이 되지 않는다. 면역력이 떨어져 암세포를 잘 청소하지 못해서 암세포가 쌓이면 암이 되는 것이다. 암의 크기가 콩알만 하게 되기 위해서는 수백억 개의 암세포가 모여진 결과이다.

백혈구는 밖에서 들어오는 바이러스나 세균 같은 이물질뿐 아니라 혈액의 노폐물도 잡아먹는데, 스트레스나 과식으로 핏속에 노폐물이 많이 생기면 이를 잡아먹기 위해 백혈구도 과로를 하게 된다. 결국 핏속의 노폐물과 이물질을 잡아먹느라 지쳐서 진정 먹어 치워야 할 암세포를 처리하지 못하는 꼴이 된다. 스트레스나 과식으로 혈액에 노폐물이 많이 쌓이면 암 발병 가능성이 높은 이유를 여기서 엿볼 수 있다.

암세포의 세포질 속에는 에너지 생성체인 미토콘드리아의 수가 적거나 활동 능력이 떨어져 있는 것을 볼 수 있다. 미토콘드리아는 체온이 높고 혈당이 높지 않은 환경에서 산소를 이용해야만 에너지를 생성시킬 수 있다. 우리 몸에서 심장과 비장이 미토콘드리아의 수가 가장 많은데, 이 미토콘드리아가 활발하게 활동하기 때문에 체온이 높고 산소를 많이 소모하므로 심장과 비장에서는 결코 암이 발병하지 않는다. 따라서 체온이 낮고 산소가 부족한 상태가 장기간 지속되면 이런 환경에서 세포가 생존하기 위해서는 미숙한 채로 세포분열을 하는 방법밖에 없는데, 이것이 곧 암세포가 생기는 배경이다. 산소요법과 온열요법이 암의 치료에 효과가 있는 이유가 여기에 있다.

수술, 항암제, 방사선 치료와 같은 3대 치료를 받고 있는데도 계속 나빠지고 있는 환자들이 많이 있다. 이런 환자들이 혈액을 정화시키는 해독과 면역 증강 요법, 그리고 산소요법과 온열요법을 믿고 적극적으로 실행했을 때 병증이 개선되는 사례를 많이 보았다. 여기서도 암의 원인이 저산소, 저체온과 밀접하게 관련이 있다는 것을 추정할 수 있다.

2009년 12월, 58세 여성 간암 환자가 우리 클리닉을 찾아왔다. 2007년 간절제술을 받은 지 몇 개월 후 암이 재발하여 우리나라에서 유명한 암센터에서 수십 회의 동맥색전술을 시행하였지만 림프선과 폐에 전이되었다. 그 후 항암 화학요법, 방사선치료를 받았지만 호전되지 않자 나를 찾아온 것이다.

이런 환자들을 위해서 나는 두 가지 치료 원칙을 가지고 있다. 첫째는 마음속으로 반드시 낫는다는 믿음을 가지게 한다. 몸의 상태나 형편을 보지 말고 '아프지만 이미 다 나았다'고 믿는 것이다. 병을 생각하지 않고 건강해진 상태만 생각하고 상상하게 한다.

둘째는 3대 요법과 같은 병을 공격하는 방법 대신에 전신의 해독과 면역 증강 요법을 실행하여 피를 맑게 하고 혈액순환을 촉진시킨다. 이것이 체내의 산소와 체온을 높이는 데 가장 필요한 일이다. 이와 함께 다양한 산소요법과 온열요법을 병행한다. 이 여성 간암 환자는 이 두 가지 원칙의 치료법을 믿고 실천한 결과 지금은 건강했던 예전의 모습을 되찾았다. 물론 이렇게 한다고 모든 환자를 다 낫게 할 수는 없다. 하지만 이 방법을 온전히 믿고 실천한 환자들 가운데 극적인 개선을 보이는 경우가 있다.

그동안 만났던 많은 환자를 통해서 내가 배운 교훈은 만성 질환이나 난치병을 고치려면 삶을 근본적으로 변화시켜야 한다는 것이다. 삶에 대한 태도와 생활 습관을 고치는 것이 그렇게 중요하다는 것은 몇 번을 강조해도 부족하다. 그중에서도 특히 마음을 변화시키는 것이 제일 중요하다.

2008년 봄, 나의 방송 강의를 듣고 어느 젊은 여성이 전화 상담을 해 왔다. 86세 된 어머니가 방광암 때문에 세 차례나 수술을 받고 그 후 항암 치료와 방사선치료를 받았는데도 아주 어려운 상태라는 것이다. 이분에게 "환자가 몸의 상태를 보지 말고 다 나았다고 믿게 하십시오. 그리고 다 나았으니 완치된 사람처럼 생각하고 행동하도록 하십시오. 우리 속담에 '누우면 죽고, 걸으면 산다.'는 말이 있지 않습니까? 계속 걷게 하십시오." 그리고 나는 간단한 면역요법과 자연치료법도 병행하도록 가르쳐 주었다. 당시 나는 "다 나았다고 믿으라."는 말을 하였지만 사실은 마음속에 이처럼 어려운 환자가, 그것도 86세나 된 노인이 회복될 수 있으리라는 믿음은 조금도 없었다. 그 가족들을 격려할 셈으로 그렇게 이야기하면서도 '이 할머니 환자는 곧 사망하겠구나.' 하고 생각하였다. 그 후 이 일을 잊어버리고 있었는데, 약 10개월 후 나와 전화 상담을 했던 바로 그 환자의 따님이 선물을 가지고 찾아왔다. 자기 어머니가 거의 다 좋아졌다는 것이다. 놀라운 일이었다. 그동안 어떻게 했느냐고 물었더니 일어나 걸을 힘이 없었기 때문에 천장에 밧줄을 매달아 놓고 그 밧줄을 붙잡고 "나는 다 나았다. 나는 영원히 온전케 되었다."는 말을 자기 자신에서 수천 번씩 속삭이며 계속 걷는 연습을 했다는 것이다. 자신의 병을 보지 않고 다 회복된 건강한 모습만 상상한 결과 그 믿음이 병을 낫게 한 것이다. 나는 지금까지 그 환자의 얼굴조차 본 일이 없다. 그저 믿음의 방법만 알려주었을 뿐이다. 그 환자의 마음의 변화가 몸을 변화시킨 것이다.

　건강을 회복하는 데 실패하는 사람들 가운데는 이러한 마음 작용의 비밀을 모르는 사람들이 너무도 많다. 그들은 '나는 낫기 어려운 병에 걸려 있다.'고 굳게 믿고 있으면서 물리적인 치료법에만 매달려 병과 싸우고 있는 것이다.

　암이나 난치병을 치료하고 있는 의사들 가운데서도 '이 병이 치료되는 것은 의학적으로 불가능하다.'고 믿으면서 병증만을 물리적으로 없애려고 병과 씨름하고 있는 의사들이 정말 많다. 이는 마치 영화관의 영사기에 비극 필름을 돌리고 있으면서 스크린에 비치는 슬픈 장면을 지우려고 덤비는 바와 같다고 비유할 수 있겠다. 필름이란 내 마음의 상태 곧 '내 마음이 지금 무엇을 믿고 있는가'이며, 스크린에 비친 영상은 내 몸이 지금 경험하고 있는 현실을 말한다. 따라서 내 몸의 상태를 바꾸려면 먼저 내 마음속의 생각과 믿음을 바꾸어야만 한다. 그래서 마음의 변화 없이 완치는 없다고 말하는 것이다.

　내가 암 환자들을 보살피면서 배운 바를 요약하면 암환자가 지금 어떤 치료를 받고 있든지 다음과 같은 생활요법—절식과 생채식을 통한 해독, 그 후 곡식·채식 위주의 소식, 낮에는 햇볕을 쪼이면서 걷기, 밤에 일찍 자고 충분히 휴식하기, 더운물 목욕을 비롯한 여러 가지 온열요법, 심호흡이나 나체요법과 같은 산소요법, 그리고 병을 보지 말고 이미 다 나았다고 믿고 상상하기, 나아가서 삶의 더 높은 목표를 향하여 도전하기—이 꼭 필요하다는 것이다. 이와 같은 생활요법들은 우리 피를 맑게 해 주고, 그 맑은 피를 전신에 잘 돌게 하여 결과적으로 전신의 세포에 산소를 충분히 공급하게 해 준다.

잘못된 생활 습관이 병을 부른다

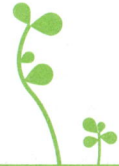

생태학자들의 관찰에 의하면 야생동물에게는 어려운 질병이 거의 없다는 것이다. 이 자연계에는 사람과 사람이 기르는 동물에게만 만성질환과 난치성 질환이 많이 있는데, 사람들이 자연의 질서에서 가장 많이 벗어나 있기 때문이다.

생태관리학을 살펴보면 야생동물에게 생긴 질환이라 해도 사람들이 오염시킨 환경이 원인이 되어 생긴 중금속이나 화학물질의 중독, 기생충 감염, 몇 가지 세균성 질환을 제외하면 만성적 질환은 거의 없다. 사람들에게 흔한 고혈압, 당뇨, 심장병, 암, 비만 같은 병이 없으며, 관절염이나 중풍에 걸려 절룩거리고 다니는 야생동물은 볼 수 없다.

지금 우리나라에는 고혈압 환자가 약 1000만 명, 고지혈증 환자 700만 명, 당뇨병 환자 500만 명, 수백만 명의 비만 환자가 있고, 성인 3명 중 1명이 암에 걸리고 있다. 그래서 우리 사회를 마치 난치병 환자의 대량생산 공장과 같다고 표현하는 사람도 있다.

야생동물들에게는 병이 거의 없는데 왜 사람들에게만 이처럼 병이 많을까? 야생동물들은 자연의 질서에 순응하며 살고 사람들은 거스르며 살기 때문이다. 우리가 산에 가 보면 낮에는 새가 날아다니고 동물들이 뛰어놀지만 날이 저물어 밤이 되면 산속은 조용하기 이를 데 없다. 야행성 동물을 제외하고는 모두 온전히 휴식을 취한다. 그런데 사람들은 낮에는 바빠서 운동할 겨를이 없고, 밤에도 온전히 쉬지를 못한다. 게다가 밤늦게까지 음식을 먹거나 활동을 하고, 특히 온갖 생각과 번민 때문에 마음이 편히 쉬지를 못한다. 밤에 충분한 휴식을 취하지 못하기 때문에 교감신경이 흥분하고 스트레스 호르몬이 과다 분비되어 혈액이 오염된다.

야생동물들은 조물주가 지정해 놓은 음식물만 먹는 것으로 알려져 있다. 자연사박물관에 가 보면 소, 말, 코끼리와 같은 초식동물은 그 이빨이 풀을 먹도록 맷돌처럼 생겼고, 호랑이나 사자처럼 육식동물의 이빨은 고기를 먹도록 갈고리처럼 생겼다. 이들의 창자 구조와 기능도 서로 다르다. 그래서 그들은 굶어 죽을지언정 절대로 다른 것은 먹지 않는다. 사람들의 치아 구조는 주로 곡식과 채소, 그리고 과일을 먹도록 만들어져 있다. 오늘날 사람들에게서 생기는 많은 난치병은 동물성 식품, 화학식품의 과식과 밀접한 관련이 있다.

야생동물들의 내장을 조사해 보면 결코 과식하는 일이 없는 것으로 관찰된다. 또한 그들은 상처를 입거나 병증을 느낄 때는 본능적으로 굶는다. 동굴이나 나뭇잎 속에 몸을 감추고 절식과 휴식, 온열요법을 실행하는 것이다. 이렇게 하면 피가 맑아져 자연 치유가 일어난다. 그러나 사람들은 대체로 지나치게 과식을 하는 습관에 젖어 있으며, 절식은커녕 한 끼만 굶어도 큰일 나는 줄로 여긴다. 사람들의 이런 과식 습관이 만병의 근원이 되기도 한다.

야생동물들은 조리하지 않은 자연 그대로의 생식을 하지만, 사람들은 불로 익히고 수많은 화학 첨가물로 조리한 음식을 섭취한다. 이 또한 피를 오염시키는 원인 중의 하나이다.

야생동물들은 옷을 입지 않으므로 피부호흡이 활발하다. 온전히 자연과 하나가 되어 숨을 쉬고 있는 것이다. 사람들은 지나치게 옷을 두껍게 입고 밀폐된 공간에서 자연과 분리된 삶을 살므로 피부호흡이 퇴화되어 있고, 그것도 오염된 환경에 노출되어 있어서 체내 산소가 부족해지는 결과를 가져온다.

요약하면 야생동물들은 낮에는 즐겁게 운동을, 밤에는 충분히 휴식을 취하고, 음식물은 조물주가 지정한 것만 먹되 그것도 자연식과 소식을 하며 병증이 느껴질 때는 본능적으로 절식을 한다. 그리고 피부호흡을 통해 체내의 독소를 배출하고 충분한 산소를 취한다. 가장 중요한 것은 야생동물들은 근심과 걱정이 없으며, 마음이 온전히 쉬고 있다는 것이다. 병이 없는 이러한 야생동물들의 삶의 방식을 그대로 따르면 있던 병도 저절로 좋아진다는 것이 자연치료 의학의 핵심 사상이다. 사람이 자신의 능력과 분수를 벗어나서 무리한 생활을 하는 것, 곧 자연스럽게 살지 못하는 것이 만병의 원인이다.

수천 년 동안의 의학 역사 속에서 우리가 배울 수 있는 하나의 교훈은 건강과 질병을 규정하는 단일 이론은 영원히 존재할 수 없다는 것이다. 따라서 이것만이 옳다는 생각에 묶이면 다른 많은 가능성을 놓치는 결과를 가져온다. 산 정상에 도달한 사람은 산에 오르는 여러 갈래의 길이 있다는 것을 볼 수 있지만 산 중턱에 있는 사람은 지금 자기가 걷는 그 길만이 유일한 길이라는 착각에 빠질 수 있다. 질병의 치유에 이르는 길도 이와 같이 여러 다른 길이 있을 수 있다는 것을 이해해야 한다.

의학 역사 속에서 우리가 배울 수 있는 또 하나의 교훈은 우리가 지금 진실이라고 믿고 있는 의학적 정보 중 많은 부분이 결코 불변의 진리가 될 수 없다는 것이다. 나는 1990년대 초 미국 위스콘신대학교 의학사교실에서 의학사에 대해 공부할 기회가 있었다. 그 당시 의학사도서관에서 약 150년 전에 창간된 외과 계통의 학술지들을 살펴볼 수 있었는데, 오늘날 우리 외과 의사들의 눈으로 보면 초창기 외과 의사들의 수술 방법이나 치료법들 중에는 너무나 말도 안 되는 엉터리 같은 것들이 많이 있었다. 오늘날 많은 의사들이 유일한 진실이라고 믿고 있는 암에 대한 3대 요법인 수술, 항암제, 방사선치료 또한 수백 년 후의 의사들 눈에 그렇게 비치지 않으리라는 보장은 없다.

이 자연계의 모든 것은 한시도 머무르지 않고 변화한다. 다만 변화하지 않는 것이 하나 있다면 '모든 것은 변화한다'는 사실뿐이다. 따라서 우리가 지금 틀림없이 진실이라고 믿고 있는 의학적 진실이 다음 시대에는 미신이 될 수도 있다. 그러므로 누군가가 이것만이 옳다고 고집하고 있다면 이제는 그것에서 한 발 비켜서서 좀 더 열린 마음으로, 더 다차원적으로 사람의 생명을 살펴보라고 권유하고 싶다.

제2의 히포크라테스 또는 의학의 황제라고 일컬어지는 파라셀수스(Paracelsus)는 르네상스 시대의 위대한 의사이자 의학사상가이다. 그는 기존의 의학 사상과 지식 체계를 과감히 던져 버리고 혁신적인 의학 이론과 방법론을 제시함으로써 근대의학의 시조가 되었다. 바젤대학에서 첫 강의를 시작하기 전에 1000년 동안이나 서양의학을 지배해 왔던 갈레누스 의학의 교과서를 학생들 앞에서 불태우면서 "의사들이 보고 배울 유일한 교과서는 오직 환자뿐이다. 낡은 고정관념과 전통의 굴레를 벗어던지고 사실과 진리에만 접근하라."고 가르쳤다.

 그는 전통적인 지식들이 의학의 발전을 가로막는 가장 큰 장애라고 가르쳤으며, 오로지 '자연의 책'으로 돌아가야 한다고 설파하였다. 파라셀수스는 자연이 가르치는 대로 따라야 한다는 원리 아래에 다양한 관찰과 경험을 토대로 독창적인 의학 체계를 세웠는데, 21세기인 오늘날에도 그의 의학 사상을 높게 평가하고 따라 배우고자 하는 분위기가 있다.

 파라셀수스의 많은 가르침 가운데서도 다음 이야기에는 환자나 의사가 함께 생각해 봐야 할 깊은 뜻이 있다.

 "의술은 자연으로부터 나오는 것이지 의사로부터 나오는 것이 아니다. 그러므로 의사는 열린 마음으로 자연으로부터 시작해야 한다."

좋은 의학이 좋은 세상을 만든다

　오늘날 사람들의 먹을거리를 생산하는 농업, 축산업, 수산업의 기본 구조는 반생태적이고 반자연적이다. 농업을 예로 들면 일부에서 친환경농업, 유기농업, 자연농업을 하고 있으나 아직까지도 주류는 화학농법에서 벗어나지 못하고 있다. 화학농법이란 화학비료와 제초제, 농약에 의존하는 농사법이다.

　토양을 살리는 퇴비 대신에 화학비료를 쓰면 땅이 굳어지며 산성화되고 미생물들이 죽어 지력이 떨어지게 된다. 지력이 떨어지면 농작물에 병충해가 많아지는데, 그러면 곧바로 농약을 쓰게 된다. 농약을 써서 병충해가 잘 해결되느냐 하면 그렇지 않다. 곡식이나 채소, 과일 등을 수확할 때까지 수십 번씩이나 농약을 쓴다는 것은 잘 알려져 있는 사실이다. 어패류와 축산물 생산과정도 별반 다를 바 없다. 몇 년 전 구제역 바이러스 감염으로 짐승 수백만 마리를 폐사한 일이 있었다. 왜 야생동물들에게는 구제역 감염이 거의 없는데 사람이 기르는 축산동물들에게만 집단적으로 발병하는가? 그것은 화학사료와 반생태적 사육환경 때문이다.

　오늘날 사람들이 먹고 있는 대부분의 식품은 이런 구조 속에서 생산된 것들이다. 이것들은 천연식품이 아니고, 마치 공장에서 만들어낸 식품과 같아서 화학식품이라고 할 수 있다. 또한 사람들이 날마다 먹고 있는 많은 음식물들은 실제로 공장에서 제조되어 먹자마자 소화, 흡수되도록 가공된 것들이다. 거기에는 수많은 식품첨가물과 보존제와 향신료, 착색제가 들어 있다. 그래서 현대인들이 먹고 있는 음식물 대부분이 화학식품이다.

　화학비료를 쓰면 지력이 떨어지듯이 화학식품을 먹으니까 체력이 떨어진다. 요즘 아이들이 겉보기에는 예전보다 키가 크고 발육도 좋아 보이지만 면역력은 저하되어 있다. 양계장 닭처럼 살집은 있어 보여도 강인한 생명력이 부족하다. 체력과 면역력이 저하되어 있어서 감기도 자주 걸리고, 작은 충격에도 쉽게 골절이 되고, 아토피와 비염 같은 알레르기 질환자가 아주 많다. 성인들에게도 고혈압, 당뇨 같은 대사장애, 암, 심장병, 뇌졸중, 만성 통증, 자가면역질환과 같은 난치병의 유병율이 계속 증가하고 있다.

　사람들의 체력과 면역력이 떨어지면 병이 많아진다. 병이 많으니까 약을 많이 쓰게 된다. 약을 쓰면 병이 나을까? 약을 아무리 많이 써도 병이 근본적으로 낫지 않는 이유는 농약을 아무리 많이 뿌려도 농작물의 병충해가 근절되지 않는 것과 같다. 반생태적이고 반자연적인 문명의 구조가 바뀌어야만 하는 이유가 여기에 있다. 곧 생명의 농업, 생명의 의학이 되어야 하는 것이다.

　서양의학의 시조인 히포크라테스와 근대 의학의 시조인 파라셀수스가 가르치기를 의사란 병증만을 고치는 기술자가 아니라 사람들의 삶을 변화시키는 교사가 되어야 한다고 하였다. 이분들이 왜 이런 이야기를 강조하였는지 나는 그동안의 임상 경험을 통해서 깊이 느끼고 있다.

　현대 서양의학은 뛰어난 진단 기술, 죽을 사람도 살릴 수 있는 놀라운 응급의료, 마취와 외과학의 발전, 예방의학과 공중보건 의료의 향상 등 탁월한 장점이 많다. 반면에 병의 증세만을 약물로 억압할 뿐 그 원인을 치료하지 못하는 비효율성과 치명적인 약점도 함께 가지고 있다.

　이 문제를 개선하기 위해서는 국가와 의료인, 의료 소비자, 나아가서는 모든 사회 구성원이 관심을 가지고 심도 있는 사회적 논의를 할 필요가 있다고 나는 늘 생각하고 있다.

　지금의 의료 제도는 의료기관에 찾아오는 환자 수가 많아야 하고, 환자들에게 많은 투약과 의료 행위를 하지 않으면 운영하기 어려운 구조이다. 따라서 이 시스템 속에서 이해관계를 가지고 있는 집단과 개인들은 더 많은 의료 행위와 약을 쓰고 싶은 유혹을 받을 수밖에 없다.

그동안의 경험에 비추어 보면 오늘날 환자들의 열 중 여덟아홉은 식생활과 같은 생활 습관과 라이프스타일만 바꾸면 더 이상 약을 쓸 필요가 없는 사람들이다. 꼭 필요한 환자들에게는 약을 잘 써야 되겠지만, 대부분의 환자에게는 건강을 돕기 위해서 참으로 해야 할 일은 약을 끊게 하는 것이다.

국가와 건강보험공단은 약을 많이 쓰지 않고도 의료기관이 잘 운영될 수 있는 좋은 대안을 마련할 수 있다고 생각한다. 환자들의 생활양식과 습관을 바꿔 병을 쉽게 고칠 수 있는 의학적 방법들을 얼마든지 개발할 수 있다. 의료인들로 하여금 이러한 생활 습관 요법이나 상담 치료, 건강 교육 프로그램 등을 임상에서 활용할 수 있도록 제도적으로 보장해 주고 그에 합당한 의료비를 지불해 주는 정책을 수립할 수 있다. 꿈같은 이야기로 들릴지 모르겠지만 이렇게 할 수만 있다면 국가가 의료비를 획기적으로 줄일 수 있는 길이 열리고 의료기관도 건전하게 발전할 수 있을 것이다.

약의 소모가 줄어들게 되면 제약회사와 약국의 경영은 어떻게 해야 할까? 지금 같은 화학약품 대신에 생리 활성화 물질, 해독과 면역 증진, 그리고 영양 개선 등 생태주의적이고 자연 친화적인 건강 증진 제품들을 개발하고 공급하는 등 여러 가지 대안을 생각해 볼 수 있다.

나아가서 인간과 환경이 서로를 살리는 공생 관계의 생태주의적인 농축산업과 수산업이 주류가 되도록 국가와 사회 구성원이 함께 노력하면 농어민들의 삶을 보장할 수 있는 길도 열릴 것이라고 본다.

오늘날 지구 인류의 5분의 1은 굶주림으로 고통을 당하고 있고, 5분의 1은 과식에 의한 질병으로 고통받고 있다. 지금 우리나라 환자의 절대다수는 과식과 관련이 있다. 나는 오랫동안 소식과 절식요법을 실천하고 환자 치료에 응용한 결과 이 방법이야말로 건강의 원천이자 최상의 치료법이라는 것을 확신하게 되었다. 적게 먹고 적게 쓰는 생태주의적인 삶이 사람들의 피를 맑게 하고 심신을 건강하게 해 줄 뿐 아니라 지구 환경도 깨끗하게 보존해 주고 주변의 뭇 생명들을 함께 살리는 데 기여할 것이다. 곧 좋은 의학이 좋은 세상을 만드는 출발점이 될 수 있다. 좋은 의학, 좋은 세상을 꿈꾸는 사람들의 수가 늘어갈 때 이것은 다만 꿈이 아니라 현실이 될 수 있다고 나는 확신한다.

건강 Hot Issue

아침 식사, 안 하면 안 되나?

아침에 배가 고프지 않으면 먹지 않아도 된다. 배가 고프지 않다는 것은 우리 몸이 음식을 원치 않으며, 위가 소화할 준비가 되어 있지 않다는 사인이다.

세계 최고 수준의 양생 의학으로 평가받는 아유르베다에서는 "배가 고프지 않으면 먹지 말고, 배가 고플 때 먹으라. 태양이 하늘의 중심에 올 때 생리 활동이 가장 왕성하므로 점심을 주된 식사로 하되 아침과 저녁은 가볍게 하라."고 가르치고 있다. 1992년 아유르베다를 배운 후 나와 우리 가족은 지난 20여 년 동안 아침을 생야채즙 한 잔으로 대신하고 있다. 내가 치료하는 모든 환자에게도 아침을 생야채즙 한 잔으로 대신하고 식사를 하지 않도록 가르치고 있는데, 이 습관이 건강 개선과 유지에 매우 유익하다고 확신하고 있다.

모발검사 등으로 사람들의 영양 상태를 체크해 보면 대부분 필수영양소인 미네랄은 부족하고, 콜레스테롤이나 중성지방은 많은 편이다. 따라서 단백질, 지방, 탄수화물의 섭취를 줄이고, 부족한 미네랄과 비타민은 더 많이 공급해야 한다. 이를 위한 제일 좋은 방법이 아침 식사를 생야채즙 한 잔으로 대신하는 것이다. 양배추, 케일, 당근, 비트와 같은 생야채를 즙을 짜서 먹고, 필요하다면 사과 등의 과일을 약간 곁들일 수 있다. 많은 사람이 아침에 식욕이 없으면서도 전통적 습관 때문에 아침을 억지로 먹는 행위는 반생리적이다. 이른 새벽에 일어나 육체노동을 하여 배가 많이 고프거나 영양이 결핍된 사람들은 아침을 제대로 먹어야겠지만, 영양 상태가 충분하고 아침에 식욕이 없는 사람은 먹지 않는 것이 좋다.

아침을 황제처럼 먹어야 한다는 주장의 배경에는 원만한 학습과 작업을 위해 뇌 기능이 원활해지도록 포도당 섭취를 충분히 해야 한다는 것인데, 아침 식사에서 섭취한 포도당이 뇌세포의 대사로 작용하기까지는 최소한 8시간이 걸린다. 오전 중 뇌세포가 필요로 하는 포도당은 어제 섭취한 영양분으로 충분하다. 생야채즙으로 아침을 대신하면 그 속의 과당이 뇌세포에 대사되기까지 4시간이면 된다. 따라서 뇌세포의 기능을 돕기 위해서도 아침 식사 대신에 생야채즙이 더 좋다.

오늘날 우리 건강을 해치는 가장 큰 이유 중 하나는 과식, 영양 과잉과 영양 불균형이다. 어린이에서 노인까지 모든 국민이 아침 식사를 생야채즙 한 잔으로 대신하게 된다면 이 습관만으로도 국민 전체의 건강 증진에 크게 기여할 것이다. 이런 습관이 우리 몸에 부족한 필수영양소를 충분히 공급해 주고, 남아도는 영양분과 노폐물은 연소되어 칼로리로 쓰이게 하므로 혈액도 정화되고 정신도 맑아지며 몸도 가벼워지는 등 수많은 장점이 있다.

요즘 1일 1식, 간헐적 단식과 같은 절식요법이 유행하고 있다. 과식과 과잉 영양이 건강을 해치는 오늘과 같은 시대에는 아주 권장할 만한 식사법이다.

점심 한 끼만 먹는 1일 1식이라면 아침과 저녁은 생야채즙으로 대신해도 아무 문제가 없고, 간헐적 절식을 할 때도 그 절식하는 날은 생야채즙을 자주 마시면 해독과 건강 증진에 아주 좋은 대안이 될 수 있다. 다만 하루에 한 번 하는 식사라고, 절식 후에 영양을 보충한다고 과식을 하면 아무런 효과가 없다는 것을 명심해야 한다. 자세한 내용은 생야채즙 요법으로 난치병을 많이 치료했던 독일 의사 막스 거슨과 일본 의사 고오다 미츠오의 저서들을 참고하면 좋겠다.

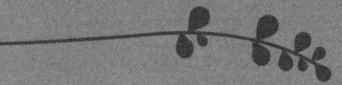

건강 회복에 실패하는 사람들 중에는 믿음의 힘이 지닌
비밀을 모르고 있는 사람들이 너무나 많은 것 같다.
나는 낫기 어려운 병에 걸려 있다거나 심지어 나는 죽을병에 걸려 있다고
굳게 믿으면서 물리적 치료법에만 매달려 병과 싸우고 있는 것이다.
이 병이 치료되는 것은 의학적으로 불가능하다고 믿으면서
병증만 제거하려고 씨름하고 있는 의사들도 많다.
몸의 상태를 바꾸려면 마음의 믿음을 바꾸지 않으면 안 된다.
마음의 치유는 의사나 환자 모두가 꼭 배워서
활용해야 할 의학의 필수과목이라고 할 수 있다.

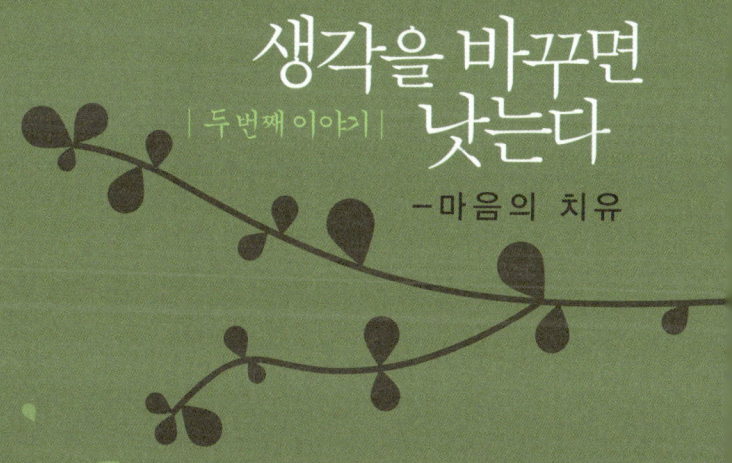

생각을 바꾸면 낫는다
|두번째 이야기|
- 마음의 치유

마음의 변화가 몸의 변화를 가져온다

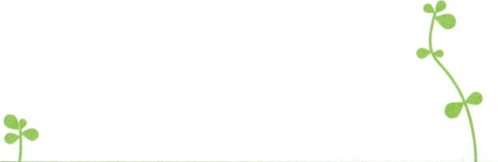

　마음의 상태가 곧바로 몸에 영향을 미친다는 것은 누구나 늘 경험하고 있는 사실이다. 기쁠 때는 얼굴에 웃음이 번지지만 슬플 때는 눈에서 눈물이 나온다. 화가 나면 손이 떨리고 얼굴이 빨개지며 혈압이 오르기도 한다. 심한 공포를 느낄 때는 식은땀이 나고 더러는 대소변을 조절하지 못하는 수도 있다.

　이처럼 마음의 상태가 육체의 생리나 병리에 직접적이고도 절대적으로 영향을 미친다는 사실에 근거하여 예로부터 의학자들은 몸의 병을 고치기 위해 어떻게 마음을 조절할 것인가에 대해서 탐구하여 왔다. 이런 의학 체계를 근간에는 심신의학(心身醫學, Mind-Body Medicine)이라고 부르기도 한다.

허준의《동의보감》에도 "마음이 산란하면 병이 생기고(心亂則病生), 마음이 안정되면 있던 병도 저절로 좋아진다(心定則病自癒)."고 심신요법의 중요성을 강조하고 있다.

조선시대 세조 때 간행된《팔의론(八醫論)》에서는 의사를 여덟 등급으로 나누고 있다. 4등급 이하는 옳지 않은 악의(惡醫)라 해서 경계의 대상으로 규정하고, 앞의 세 등급의 의사 중에서도 약만 쓰기를 좋아하는 약의(藥醫)보다는 음식의 섭생을 통해서 병을 고치는 식의(食醫)를, 그보다는 마음을 잘 다스려 병을 치유하는 심의(心醫)를 가장 높게 평가하였다. 서양의학 역사 가운데 가장 위대한 의사로 평가받고 있는 히포크라테스나 파라셀수스도 이와 똑같이 이야기하고 있다.

20세기에 들어와서 많은 의학자들이 마음으로 병을 고치는 심신요법이 효과가 있다는 것을 과학적으로 증명하기 시작하였다. 그 대표적인 의사가 미국 스탠퍼드대학의 데이비드 슈피겔(David Spiegel)이다.

그는 1976년 전이된 유방암 환자 861명을 두 그룹으로 나누어서 한쪽 실험 대상 그룹에게는 마음을 변화시키는 심신요법을 받게 하고, 대조 그룹에게는 받지 않게 하였다. 10년 후 놀라운 일이 일어났다. 심신요법을 받은 그룹이 대조 그룹에 비해서 평균 생존율이 압도적으로 높았다는 것이다. 이 연구를 한 원래의 목적은 환자의 마음 상태가 암의 진행에 영향을 미치지 않는다는 것을 증명하려는 것이었다. 그런데 뜻밖에 이와 같은 연구 결과가 나타나 이 실험이 오히려 심신요법의 탐구열을 높이는 계기가 되었다.

미국 프린스턴공대 교수 로버트 잔(Robert G. Jahn)과 심리학과 교수 브렌다 듄(Brenda Dunne)은 1976년부터 20년간 전자 난수 발생기(RNG)를 사용하여 마음의 에너지 상태를 실험하였다. 그 결과 "마음은 아주 미세한 입자로 되어 있으며, 이것은 물리적 입자와 동일하므로 입자로 존재할 때는 일정한 공간에 한정되어 있지만 파동으로 그 성질이 변하면 시공간을 초월하여 이동할 수 있다."는 것이었다.

양자생물학자로 유명한 글렌 라인(Glen Rein)의 연구에 따르면 연구자가 배양 중인 암세포를 대상으로 '원래의 정상적인 세포로 돌아가라.'고 마음을 집중하면 암세포의 성장이 40퍼센트나 억제되었다는 것이다. 이 실험은 사람의 마음이 다른 생물체에 영향을 미친다는 것을 보여 주고 있다.

통증을 호소하는 환자에게 진통 효과가 전혀 없는 가짜 약(placebo)을 주면서 통증에 특효가 있다고 믿게 한 다음 투여하면 실제로 40~50퍼센트에서 통증이 사라지는 효과가 관찰된다. 이는 치료된다고 믿는 마음이 뇌에 작용하여 통증을 없애는 엔도르핀이라는 물질을 분비시키기 때문이다.

'자율 훈련법'이라는 치료법을 개발한 정신과 의사 요하네스

슐츠(Johannes Schultz)는 마음을 고요하게 진정시킨 상태에서 나무젓가락을 뜨거운 쇠젓가락이라고 믿게 한 뒤 그 나무젓가락을 손에 쥐게 했을 때 금방 화상을 입은 것처럼 피부 반응이 일어나는 것을 관찰하였다. 또 발바닥이 따뜻해진다고 스스로 말하면서 그렇게 믿으면 실제로 발바닥의 체온이 올라간다는 것도 발견하였다. 이런 결과들은 마음이 몸의 각 장기와 연결되어 정보를 전달한다는 것을 보여 주고 있는 것이다.

복숭아 알레르기가 있는 사람에게 눈을 감게 한 상태에서 사과를 복숭아라고 믿게 하고 그 사과를 피부에 문지르면 금방 알레르기 반응이 일어난다. 이것은 마음이 면역계와 연결되어 있기 때문이다. 이런 실험을 근거로 하여 심리학자 로버트 아더(Robert Ader)는 마음은 뇌신경계와 연결되어 있고, 뇌신경계는 면역계와 연결되어 있다는 정신신경면역학(Psychoneuro-immunology)이라는 새로운 의학 체계를 정립하였다.

미국의 방사선치료 의사 칼 사이먼튼(Carl Simonton)은 부정적인 마음 상태가 암세포를 방어하는 NK(Natural Killer)세포를 약화시켜 결과적으로 암세포가 증식하는 환경을 만들어 준다는 것을 발견하였다. 그는 마음 상태를 긍정적인 쪽으로 전환함으로써 NK세포를 강화시켜 암을 치유할 수 있는 '긴장 이완과 상상법'이라는 치료법을 개발하였다.

칼 사이먼튼은 1971년 미국 오리건대학병원에서 절망적인 후

두암 환자(61세 남자) 한 명을 만났다. 그 환자는 거의 삼키지 못하면서 극심한 호흡곤란을 호소하였다. 항암제나 방사선치료에 반응이 없는 상태였는데 긴장 이완과 상상법을 시행한 결과 놀라운 일이 일어났다. '내 몸의 암 조직이 아이스크림 녹아내리듯이 다 사라져 버리고 건강한 세포만 남았다.'고 환자가 믿고 상상하였더니 약 1주 후에는 호흡곤란과 통증이 현저히 줄어들고 음식을 먹기 시작하였으며, 2주 후부터는 체중과 힘도 늘어나게 되었다. 2개월이 되었을 때 이 환자의 암은 완전히 사라져 버렸다. 이러한 경험이 칼 사이먼튼으로 하여금 방사선치료 의사의 길을 접고 본격적으로 긴장 이완과 상상법을 개발하는 계기가 되었다.

인도 출신 의사 디팍 초프라(Deepak Chopra)도 비슷한 사례를 보고하였다. 40대 여성 폐암 환자에게 항암제 투여와 방사선치료를 하였으나 경과가 좋지 않아 긴장 이완과 상상법을 시행했더니 경이로운 반응을 보인 경우이다. 그녀는 눈을 감고 앉아서 '나는 반드시 낫는다. 이미 완쾌되었다.'라고 진심으로 믿으며 자신의 암 덩어리가 모두 녹아 없어졌다는 것을 하루에 수차례씩 상상하였더니 약 3년 후에는 암의 임상적 흔적이 말끔히 사라져 버렸다.

어떻게 해서 이런 일이 가능할까? 마음의 변화가 몸의 변화를 가져오기 때문이다. 마음의 변화가 몸을 변화시키는 원리와 그

작용 메커니즘을 밝히기 위해서 그동안 많은 의학자들이 연구하였다. 그중에서도 하버드대학의 허버트 벤슨 교수, 매서추세츠주립대학의 카바트 진(Kabat Zinn) 교수를 비롯하여 프란츠 알렉산더(Franz Alexander), 닐 밀러(Niel Miller), 존 보리센코(Joan Borysenko), 마거릿 케머니(Margaret Kemeny) 등이 주요 연구자들이다. 모든 심신의학 관련 연구자들이 공통적으로 이야기하는 심신의학의 키워드는 '믿음'이다. 마음 가운데 믿음이 가진 확실성의 정도가 몸을 변화시키는 척도라는 것이다.

《신념의 생물학(The Biology of Belief)》이라는 저서로 유명한 미국 위스콘신의대 생화학 교수 브루스 립튼(Bruce H. Lipton)의 연구에 의하면, 유전자는 세포 내의 사정과는 상관없이 그 사람의 마음 상태에 따라서 영향을 받는다는 것이다. 사물에 대한 지각, 곧 개인이 세상을 어떻게 보는가가 자기 자신의 유전자를, 그리고 자기 신체를 조절하는 핵심적 요인이라는 것을 발견하였다. 우리의 신념과 지각이 긍정적이든 부정적이든 유전자의 활동성에 결정적으로 영향을 미치므로 결과적으로 유전자 코드를 변화시키게 된다는 것이다. 그러므로 만일 마음이 닫혀 두려움 가운데 있다면 신체 시스템도 닫히며 결국 질병으로 가게 될 것이고, 반면에 우리 마음이 열려 건강하고 긍정적인 신념과 지각 상태로 변화된다면 우리 신체와 삶도 건강하고 긍정적인 결과를 가져온다는 것이다.

브루스 립튼 교수는 세포생물학자임에도 불구하고 세포를 변화시키기 위해서 생물학적인 방법을 쓰는 대신에 마음을 변화시키는 방법을 개발하여 더 유명해졌다. 육신의 세포를 변화시키기 위해서는 마음을 변화시키지 않으면 안 된다는 것이다. 그의 연구 결과는 경천동지할 만한 생물학적 업적이라고 평가받고 있다.

병을 저절로 낫게 하는 믿음의 힘

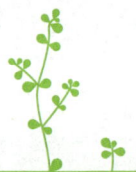

　내가 아는 의사 가운데 하녹 탈머(Hanock Talmor)라는 이스라엘 출신 의사가 있다. 그는 지금 미국 플로리다주 게인즈빌에서 주로 암과 에이즈 환자를 치료하고 있다. 대체의학적 방법으로 진료하면서 심신요법을 가장 잘 활용하고 있는 의사로 유명하다. 지난 수십 년 동안의 임상 경험을 토대로 하녹 탈머는 다음과 같은 결론을 내리고 있다.
　"암 환자를 다루는 데 있어서 나는 그들을 세 가지 부류로 나눌 수 있다는 것을 발견하였다.
　첫째 그룹은 '암은 낫기 어렵다'고 믿는 대중들의 집단 신념을 그대로 받아들인 나머지 자신의 병에 대해 그러한 신념을 바꾸지 못하는 환자들이다. 이 환자들은 임종 때까지 가장 극심한 고통을 경험한다.

둘째 그룹은 그러한 집단 신념을 한편으로는 받아들이고 있지만 그래도 자신은 치유될 수 있다고 믿는 환자들이다. 이들은 어느 정도 정신적·감정적 개선을 경험하게 되며, 임종 때까지 비교적 육체적 고통을 덜 겪는다.

셋째 그룹은 암에 대한 대중들의 지배적 신념, 곧 '암은 낫기 어렵다'와 같은 절망적인 집합 의식 자체를 결코 받아들이지 않는 환자들이다. 그들은 자신의 몸 상태와는 상관없이 '이미 다 나았다'와 같은 담대한 믿음을 가지고 삶의 더 높은 목표를 향해 나아가는 사람들이다. 이런 환자들이 바로 어려움을 극복하는 사람들이며, 흔히 몸에서 암이 완전히 사라져 버리는 치유를 경험한다."

나도 여기 셋째 그룹에 속하는 환자들을 만날 때가 있다. 몇 년 전 내가 아프리카에 갔을 때 남아프리카공화국에 살고 있는 한 선교사를 만났는데, 이분은 자신이 어떻게 백혈병에서 극적으로 회복되었는지 경험담을 들려주었다.

"나는 1994년 한국의 한 대학병원 백혈병 병동에서 항암 치료를 받고 있었지만 결과는 절망적이었다. 그 무렵 어느 목사가 쓴 《아프지만 나았다》는 신앙 체험기를 보고 마음에 대전환이 일어나 절망에서 벗어날 수 있는 힘을 얻게 되었다. 신앙 체험기의 내용은 위궤양으로 오랫동안 고통 중에 있던 분이 '무엇이든지 기도하고 구하는 것은 받은 줄로 믿으라. 그리하면 너희에게 그대로 되리라.'는 성경에 있는 이야기를 그대로 받아들여 '나는 이제 다 나았다.'고 믿고 나은 사람처럼 생각하고 말하고 행동하였더니 약물 치료에도 반응이 없던 위궤양이 즉시 좋아졌다는 것이다. 나는 그 신앙 체험기 가운데 '무엇이든지'라는 글귀가 눈에 크게 보이면서 가슴에 감동으로 다가왔다. '아, 나의 백혈병도 이미 다 나았다.'고 믿기만 한다면 낫겠구나 하는 믿음이 생겼다. 나는 이제 백혈병이 다 사라져서 온전히 건강해졌다고 믿기로 마음먹고 건강한 사람처럼 말하고 행동하였더니 깨끗이 낫게 되었다. 나중에는 건강이 완전히 회복되어 아프리카에 선교사로 갈 수 있게 되었다. 나를 제외하고는 당시 절망적인 심정으로 백혈병 병동에서 함께 치료받았던 십여 명의 다른 환자들은 안타깝게도 모두 병에서 벗어나지 못했다."

나는 아프리카에서 이 이야기를 들은 뒤로 나의 환자들에게 이 선교사의 백혈병을 낫게 한 '믿음의 힘'에 대해 늘 소개하고 있다.

2010년 3월, 위암이 재발된 59세의 남자 환자가 나를 찾아왔다. 위절제술을 받은 지 1년도 채 되지 않아 림프절에 전이가 되자 수술했던 암센터에서는 항암 요법을 권유한다는 것이다. 나는 항암 요법 대신에 앞에서 말한 아프리카 선교사의 '이미 다 나았다. 지금은 온전히 건강해졌다.'는 믿음의 의학을 가르쳐 주고 몇 가지 면역 증강 요법을 병행하도록 하였다. 이 환자는 이 신념 요법을 그대로 믿고 따라서 실천하였다. 약 3개월 후 그 병원에서 다시 진찰한 결과 암이 더 이상 발견되지 않으니 항암 요법을 할 필요가 없다는 진단을 받았다. 그는 지금도 이 방법을 계속하고 있다.

건강 회복에 실패하는 사람들 가운데는 바로 이러한 믿음의 힘이 지닌 비밀을 모르고 있는 사람들이 너무나 많은 것 같다. 그들은 '나는 낫기 어려운 병에 걸려 있다.'거나 심지어는 '나는 죽을병에 걸려 있다.'고 굳게 믿고 있으면서 물리적 치료법에만 매달려 병과 싸우고 있는 것이다. 암이나 여러 만성 난치병을 치료하고 있는 의사들 가운데서도 '이 병이 치료되는 것은 의학적으로 불가능하다.'고 믿고 있으면서 병증만을 제거하려고 병과 씨름하고 있는 의사들이 많이 있다. 내 몸의 상태를 바꾸려면 내 마음의 믿음을 바꾸지 않으면 안 되기 때문에 마음의 의학은 의사나 환자가 모두 꼭 배워서 활용해야 할 의학의 필수과목이라고 할 수 있다.

우리에게 어떠한 의심이나 생각이 일어나더라도 그걸 모두 버리고 '이미 다 나았다. 지금은 온전해졌다.'와 같은 생명의 메시지를 곧이곧대로 받아들여 믿기만 하면 되는 것이다. 이것은 이처럼 쉽고도 단순하다. 그래서 옛 가르침에 '대도(大道)는 평이간명(平易簡明)'이라고 하였다. 위대한 진리는 쉽고도 간단명료하다는 것이다. 따라서 마음의 의학이야말로 생명을 살리는 가장 위대한 의학이라는 것을 알 수가 있다.

'나에게는 죄가 없고, 병이 없고, 죽음이 없다. 내 생명은 영원히 온전케 되었다.' 이 말은 우리 한 사람, 한 사람의 내면에 온전히 갖추어져 있는 생명력과 자연 치유 시스템의 실상을 사실 그대로 묘사하고 있는 표현이자 마음으로 생명을 살리는 비결이다. 내 눈으로 보기에 내 마음에 죄가 있고, 내 몸에 병이 있고, 죽음이 있어 보여도 그것은 미숙한 감각기관이 왜곡되게 지각한 결과이며 나에게서 일어나는 생각일 뿐이다.

금강경에는 "내 눈에 보기에 꼭 존재하는 것처럼 보이는 것들이(一切有爲法) 꿈이요 허깨비요 물거품이요 그림자 같아서 사실은 없다(如夢幻泡影). 그러니 만약 있는 것처럼 보이는 것들이 사실이 아니라는 것을 알기만 한다면(若見諸相非相) 즉시 대자유와 생명을 얻는다(卽見如來)."고 한다.

반야심경에는 "우리 육신이나 마음에서 일어나는 모든 생각을 비우면(照見五蘊皆空) 일체의 고통과 재앙이 사라진다(度一切苦厄)."고 한다. 곧 "꿈을 꾸고 있는 것처럼 거꾸로 잘못 보고 있는 우리의 생각만 떠나 버리면(遠離顚倒夢想) 결국은 영원한 자유와 생명에 도달한다(究竟涅槃)."는 말이다.

천수경에는 "내 생명의 본성인 하늘 같은 마음에는 본래 죄가 없는데, 죄란 내 생각이 지어 낸 것이다(罪無自性從心起). 그러니 내 생각이 사라지면 죄도 역시 사라진다(心若滅時罪亦亡). 과거, 현재, 미래 수많은 세월 동안 쌓아 온 모든 죄는(百劫積集罪) 내 생각 한 번 바꾸면 문득 사라지는데(一念頓蕩盡), 이는 마치 마른 풀이 불타서(如火焚枯草) 흔적도 없이 사라짐과 같다(滅盡無有餘)."고 한다.

그러니까 불교의 핵심은 나에게서 일어나는 내 생각만 모두 버리고 비우면 '나는 죄도, 병도, 죽음도 없는 온전한 생명'이라는 것이다. 그런데 이것을 믿고 행하기란 쉽지 않은 것 같다. 나의 진찰실에서 만나 본 불교 신자 가운데는 자신에게 죄와 병과 죽음이 사실처럼 있다고 믿고 거기에 붙잡혀 있는 사람들이 많았다. 그래서 그들은 자기 힘으로 그것들을 소멸시키려고 맞서 싸우는 것이다. 그렇지만 사람들에겐 그것들과 싸워서 이길 수 있는 힘이 없다.

논어에서는 "나, 내 생각이 죽어야 하늘마음이 회복된다(克己復禮)."고 가르치고 있고, 맹자의 가르침도 "사람마음(人心)이 사라져야 하늘마음(道心)이 나타난다."고 했는데, 이는 곧 먹구름이 사라져야 푸른 하늘이 나타나는 것과 같은 이치이다. 맹자는 또 "생각이 사라지면 성품을 알 수 있고(盡其心者 知其性也), 성품을 알면 하늘을 알 수 있다(知其性則知天矣)."고 가르치고 있다.

　이슬람교의 '지하드'란 성전(聖戰)이라는 뜻으로, 곧 '나'와 '나의 생각'을 죽이는 성스러운 싸움이라는 말이다. 나와 싸워서 나를 이기는 전쟁이 이 세상에서 가장 성스러운 영적 전쟁이라는 뜻이다.

　이처럼 여러 성인들의 가르침은 한결같이 육신의 나, 세상의 나를 버리고 신령한 나, 하늘의 나로 거듭날 때 참생명과 자유함을 얻는다는 것이다. 그런데 육신의 나를 떠나 하늘의 나로 거듭나는 것이 우리들의 삶이나 건강과 무슨 상관이 있을까? 내 생각을 모두 버리고 참된 생명의 도리를 그대로 받아들일 수만 있다면 세상의 철학, 세상의 의학과는 비교할 수 없을 만큼 우리 삶과 건강에 뛰어난 효능이 있다. 나는 그 증거를 나의 환자들을 통해서 날마다 보고 있다.

　기독교의 성경은 한마디로 "모든 사람이 죄 없고, 병 없고, 죽음도 없다. 하나님의 자녀로서 이제 영원히 온전케 되었다."고 가르치고 있다. 내 생각으로는 나에게 많은 죄가 있어 보이지만 성경은 죄가 없다 하고, 내 생각에는 병이 있어 보이지만 성경은 병이 없다 하고, 내 생각에는 죽음이 있어 보이지만 성경은 죽음이 없다고 한다. 또한 내 생각에는 많은 문제와 어려움이 있어 보이지만 성경은 영원히 온전케 되었다고 한다. 그렇다면 내 생각이 맞을까? 성경이 맞을까? 이때 내 생각이 옳고 성경이 틀리게 보여도 내 생각을 버리고 진리를 그대로 받아들이는 것, 그걸 곧이곧대로 믿을 때 우리 삶과 건강에 놀라운 변화가 일어난다. 이 점이 아주 중요한 포인트이다.

내가 죄를 모두 고백하고 착하게 살아서 죄 없는 상태가 된 후에 '죄 없다'고 하는 것이 아니고, 내 병이 치유되어 병 없는 상태가 된 후에 '병 없다'고 하는 것이 아니다. 내 눈에는 분명히 죄가 있고, 내 눈에는 분명히 병이 있어 보여도 이미 깨끗해졌고, 그래서 지금은 없다고 하니까 내 생각을 버리고(회개) "예, 없습니다." 하고 그대로 믿는 것(믿음)이다. 이처럼 믿는 것이 나의 문제와 어려움을 아름답게 해결해 주는 지름길이다.

이와 같은 담대한 믿음이 어떻게 우리 육신의 세포를 변화시키며 병을 낫게 하는가에 대해서 연구하는 의학 분야가 심신의학 또는 정신신경면역학이다. 그러면 나도 이처럼 잘 믿을 수 있고 믿음의 힘을 얻을 수 있으면 좋겠는데 어떻게 하면 될까? 내가 나의 의지와 노력으로 믿어 보려 한다고 잘 되는 것은 아니다. 내가 믿어 보려고 노력하고 애쓰면 잘 안 된다. 우리에게는 근본적으로 믿을 수 있는 능력이 부족한 것 같다. 믿음의 능력이 우리에게 흘러 들어와야 한다. 전력이 전선을 통해서 흘러 들어오듯이, 수돗물이 수도관을 통해서 흘러 들어오듯이 말이다. 수도꼭지의 밸브만 열어 놓으면 수돗물이 거침없이 흘러 들어오듯이, 생명의 메시지가 들어올 수 없도록 가로막고 있는 나의 의심과 생각만 빼 버리면 '나는 죄와 병과 죽음이 없다. 나는 영원히 온전케 되었다.'는 생명의 에너지가 그대로 내 마음으로 흘러 들어올 수 있다. 이처럼 나의 의심과 나의 생각만 빼 버리면 그대로 믿음의 능력이 나에게 들어온다. 수도꼭지를 돌려놓으면(의심과 생각을 빼 버리면) 수돗물이 거침없이 쏟아져 들어오는데 수도꼭지를 잠근 채(의심과 생각을 꼭 쥐고 있으면) 수도꼭지를 아무리 빨아도 물은 나에게 들어오지 않듯이, 내 생각을 꼭 쥐고 있는 채 아무리 믿음의 능력을 얻으려 해도 그것은 결코 나에게 들어오지 않는다.

마음이 생명을 살린다

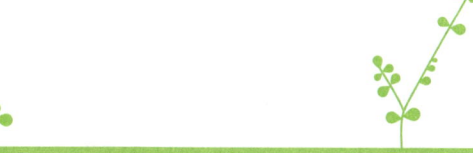

　내가 평소 진찰실에서 만난 우리나라 환자들의 70~80퍼센트가 불교 아니면 기독교 신자라고 자처한다. 그러나 대부분의 불교 신자나 기독교 신자들은 자기가 믿고 있다는 신앙과 자신의 삶이 전혀 연결되어 있지 않은 경우가 많은 것 같다. 신앙 따로 삶 따로인 것이다. 내가 그동안 진찰실에서 만난 수많은 기독교인들과 불교인들에게 "성경과 불경은 무죄(無罪), 무병(無病), 불사(不死)를 선언하고 있는데 그걸 믿느냐?"고 물어보면 "그렇다."라고 확실하게 대답하는 사람은 거의 없었던 것 같다. 무언가 생각의 사족을 달고 온전히 믿지를 못한다. 머리로는 이해를 하는데 가슴으로는 믿지를 못한다. 더러는 믿는 척하거나 앞으로 믿도록 노력해야지, 또는 언젠가는 믿게 되겠지 따위의 수준에 머물러 있는 사람도 많다.

얼마 전 일본에서 기독교 목사 한 분이 나를 찾아왔다. 이분은 만성간염으로 고통받고 있었다. 지난 20년 동안 매월 한 번씩 정기적으로 병원에서 검사하고 약으로 치료하는 일을 계속해 왔다. 그런데도 병은 전혀 좋아지지 않고 이제는 간경화 소견을 들었다는 것이다. 앞으로 간암으로 진행될지도 모른다는 의사의 이야기를 들은 후 너무 답답하기도 하고 두려운 마음도 일어나 무슨 다른 대체의학적 방법이 없을까 기대를 하고 찾아온 것이다. "목사님, 목사님 마음 가운데 죄가 있습니까?" 내가 목사님께 물었다.

목사님은 "아, 물론 죄가 있지요."

"목사님이 믿고 계시는 예수님이 목사님의 모든 죄를 십자가에서 다 끝내 버렸다고 성경은 말하고 있는데, 목사님 마음 가운데 죄가 있다는 그 생각은 성경과 반대되지 않습니까?"

"그렇지만 나는 날마다 죄를 짓고 있는데요."

"바로 날마다 짓고 있는 그 죄까지도 모두 십자가에서 이미 끝내 버렸기 때문에 흰 눈처럼 깨끗하게 되었다. 그래서 하나님은 목사님의 죄와 허물을 다시는 기억하지 않겠다. 그러니 죄를 사하기 위해서 어떤 제사도 더 이상 필요 없다. 이와 같이 성경에서는 명명백백하게 이야기하고 있지 않습니까? 제가 목사님 앞에서 성경 이야기를 하는 것은 마치 공자 앞에서 문자 쓰는 격입니다만."

"그렇지만 날마다 죄를 짓고 있기 때문에 죄인이 아니라고 부정할 수는 없습니다."

"내가 날마다 죄를 짓고 있기 때문에 나는 지금 죄인이라는 생각은 목사님 생각입니다. 성경은 결론적으로 목사님 생각이 무엇이라고 하더라도 죄가 없다고 무죄 선언을 하고 있다는 말입니다. 목사님 마음 가운데 '나는 지금 낫기 어려운 만성간염에 걸려 있다.'는 생각도 '나에게는 지금 죄가 있다.'는 생각과 똑같이 목사님 생각일 뿐입니다. '나는 지금 어려운 난치병에 걸려 있다.'는 그 생각이 만성간염보다 더 나쁜 병입니다. 목사님의 병을 치료하는 가장 좋은 약은 '나는 지금 이대로 죄도 없고, 병도 없이 내 생명은 흰 눈처럼 깨끗하다. 나는 영원히 온전케 되었다.'라고 믿는 것입니다. 이 말이 온전히 믿어지려면 나에게는 죄가 많고 어려운 병에 걸렸다는 그 생각부터 목사님 마음속에서 버려야 되겠지요. 나에게는 이제 죄도 없고 병도 없다고 믿어진다면 매월 병원 방문하는 일을 계속할 필요가 있겠습니까? 병원 치료를 무시하라는 말은 아니지만 '나는 이미 다 나았다. 온전케 되었다.'고 확실히 믿어진다면 틀림없이 건강이 좋아질 것입니다."

나는 이와 같은 신념 요법과 함께 혼자서 쉽게 할 수 있는 몇 가지 해독과 면역 증강 요법도 가르쳐 드렸다. 그 목사님은 매우 기뻐하며 일본으로 돌아갔는데, 약 6개월 후에 아주 많이 좋아졌다는 전화가 왔다. 오늘날 이처럼 '나는 어려운 병에 걸려 있다.'는 생각과 죄의식에 사로잡혀서 고통 중에 있는 사람들이 얼마나 많은지 모른다. 마음속으로는 '나는 어려운 병에 걸려 있다. 나는 불치병에 걸려 있다.'고 믿으면서 약이나 물리적인 치료에만 의존하는 사람들이 너무나 많다. 이들은 마치 비극 영화를 그만 보고 싶은 사람이 영사기에는 비극 필름을 그대로 둔 채 스크린의 영상만 지우려 하는 것처럼 어떤 효과도 없는 것이다.

'나에게는 죄와 병과 죽음이 없다. 나는 이제 영원히 온전케 되었다.'라고 100퍼센트 믿기만 한다면, 죄와 병과 죽음을 이기기 위해서 투쟁하는 것과는 비교할 수 없을 만큼 아름답게 해결되는 것을 볼 수 있다. 이것은 매우 쉽고도 단순하다. 이는 마치 캄캄한 어두움으로 가득 찬 방에 밝은 빛이 들어와 어두움을 몰아내고 밝은 빛으로 가득 채우는 것처럼 쉽다. 방 안의 어두움을 내 행위와 노력으로 애를 쓴다고 몰아낼 수 있을까? "어두움아, 물러가라!"고 소리치거나 채찍으로 때려 내쫓거나 선풍기 바람으로 불어서 몰아내려고 애쓴다고 어두움이 사라질까? 아니다. 오직 빛이 들어와야 한다. 이처럼 내 마음의 온갖 의심과 생각의 어두움을 내쫓고 믿음을 세우는 것도 나의 어떤 행위나 노력으로 되는 것이 아니다. 오직 밝은 마음이 나의 어두운 마음의 방에 들어올 때 한순간에 그 어두움은 물러가고, 죄도 없고 병도 없고 죽음이 없는 밝은 마음으로 가득 차게 된다. 나의 노력에 따라서 노력한 만큼 조금씩 어두움이 물러가고, 빛이 조금씩 들어오는 것이 아니다. 캄캄한 방에 밝은 빛이 들어오면 즉각적으로 어두움이 물러가고 광명으로 가득 차듯이, 죄와 병과 죽음이라는 어두운 생각도 무죄, 무병, 불사라는 생명의 밝은 마음이 나에게 들어오면 일시에 모든 죄와 병과 죽음이 물러가고 온전한 생명 에너지로 충만하게 된다.

미국의 내과 의사 래리 도시(Larry Dossey)는 슈퍼베스트셀러인 그의 저서 《신앙의 힘과 임상》을 통해서 이러한 믿음의 힘이 어떻게 병에 붙잡혀 있는 사람의 마음을 변화시켜 병을 즉각적으로 사라지게 하는지, 믿음 요법의 치유 원리와 효능에 대해서 잘 설명하고 있다. 그의 연구에 따르면 "사람의 마음은 허무가 아니라 에너지의 성질을 띠고 있어서 다른 물질이나 생물체에 영향을 미친다."는 것이다. 믿음이 뒷받침되는 기도는 거리와 상관없이 효과가 있으므로 타인을 위해서 기도로 치료해 주는 것도 가능하다는 것을 증명해 보였다. 그의 이러한 연구 성과는 미국 국립보건연구원(NIH)이 여러 대체의학 가운데 심신 요법 분야에 가장 많은 연구비를 지원하는 계기를 만들기도 했다.

어린이집 교사로 있던 30대 초반의 어느 젊은 여성이 난소종양이라는 진단을 받았다. 병원에서는 즉시 수술받도록 권유하였다. 그래서 산부인과 전문병원에 수술 예약을 해 놓고 수술 들어가기 전에 어떤 집회에 참가하게 되었다. 집회 기간에 성경에 대한 이야기를 듣게 되었는데, 성경 가운데 "그가 채찍에 맞음으로 우리가 나음을 입었도다."는 말을 듣고 그것이 그대로 마음에 흘러 들어와 믿어졌다는 것이다. 그 후 예약한 병원에 수술을 받으려고 입원 준비를 해서 갔는데 다시 진찰을 했더니 종양이 모두 사라지고 없다는 말을 들었다. 그 여성 환자의 믿음이 그의 병을 낫게 한 것이다.

나는 환자와 대화를 할 때 그 환자가 어떤 종교나 신앙을 가지고 있는지를 꼭 묻는다. 그 환자의 마음을 변화시키기 위해서 그가 믿고 있는 종교나 신앙 세계를 지금의 마음 상태와 연결시키기 위해서이다.

2010년 관절 류머티즘으로 오랫동안 고통받던 70대 할머니 환자가 나를 찾아왔다. 전신의 모든 관절의 통증도 심했지만 특히 손가락이 굳어 있어서 주먹을 쥐지도 펴지도 못하는 심각한 상태였다. 지난 몇 년 동안 대학병원 류머티즘 전문의에게서 치료를 받았지만 상태가 계속 나빠지고 있다는 것이다.

이 할머니는 남편이 일찍이 간암으로 사망했고, 아들은 나이가 많은데 결혼도 하지 못한 채 무직 상태이고, 딸은 시집을 갔지만 지금은 이혼한 상태였다. 할머니는 '내가 죄와 업이 많아서 남편도 일찍 세상을 뜨고, 자식들도 나 때문에 고통을 받고 있다. 그러니 죄와 업을 씻기 위해서 내가 대신 고통을 받아야 되겠구나.'라는 생각이 들었다. 그래서 지리산 암자에 들어가 공양주 보살이 되기로 하였다. 새벽 3시에 일어나서 밤 10시까지 하루 종일 부엌에서 일을 하고 틈나는 대로 기도하는 생활을 3년 동안 계속하였다. 어느 날부턴가 여기저기 관절이 아프기 시작하더니 나중에는 고통이 너무 심해서 암자 생활도 그만두었다. 할 수 없이 병원에 입원하게 되었고 그 후 약물 치료를 계속하였다. 한방 치료와 여러 가지 민간요법도 써 보았으나 병세는 좋아지지 않고 갈수록 악화되고 있다는 것이다.

그 할머니는 '나는 죄와 업이 많기 때문에 마땅히 고통을 받아야만 한다.'고 굳게 믿고 있었기 때문에 그 믿음에 변화가 일어나기 전에는 그 고통은 계속될 수밖에 없다는 것을 나는 분명히 알 수 있었다. 마음이 그렇게 믿고 있다면 몸은 계속 고통의 모습을 보일 수밖에 없다는 것이 마음의 법칙이기 때문이다.

나는 불교를 잘 모르지만 그 할머니가 날마다 아침저녁으로 외우고 있는 천수경을 인용하면서 설명해 드렸다.

"할머니, 할머니의 죄를 씻기 위해서 오래오래 고생을 해야만 하는 것이 아니라 죄가 많다는 그 생각만 바꾸면 됩니다. 할머니가 아침저녁으로 외우고 있는 천수경에는 죄가 많다는 그 생각만 바꾸면 모든 죄가 즉시 사라져 마른 풀이 불타서 흔적도 없는 것과 같이 된다고 하지 않습니까? 그걸 믿으십시오. 그러니까 할머니가 믿고 있는 불교는 '나에게서 일어나는 어두운 생각만 모두 비워 버리면 나는 죄도, 병도, 죽음도 없는 온전한 생명이다.'라고 가르치고 있지 않습니까? 그러므로 할머니께 일어나는 모든 생각을 버리고, 이 생명의 도리를 곧이곧대로 받아들여 믿으면 할머니의 모든 고통이 일시에 끝나게 됩니다."

나는 이 할머니께 '아프지만 다 나았다. 나는 이제 온전케 되었다.'라고 믿도록 격려했다.

"내가 죄가 많아 불치병을 가지고 있다는 생각, 나는 불완전하다는 어두운 생각은 마치 하늘을 가리고 있는 먹구름과 같은 것입니다. 그것만 다 치워 버리면 원래 갖추어져 있는 푸른 하늘과 태양이 나타나듯이 내 안에 이미 갖추어져 있는 완전한 생명이 드러난다는 말입니다. 그것을 믿기만 하면 됩니다."

그 후 할머니 마음에 큰 변화가 일어났다. 이때부터는 아침저녁으로 천수경이나 반야심경을 외울 때는 정말 사무치게 믿는 마음이 일어났다고 한다. 이 할머니 환자에게는 간단한 면역요법과 생활요법도 가르쳐 주었는데, 그 후 빠른 속도로 회복되어 나를 만난 때로부터 약 1년 후에는 병이 거의 다 나은 것 같다고 좋아하셨다. 병만 좋아진 것이 아니라 할머니의 경제적 사정도 좋아지고, 아들딸들에게도 여러 가지 좋은 일이 일어나고 있다며 매우 기뻐하는 것을 보았다. 나는 환자들의 치유 사례들을 통해서 과연 '마음이 생명을 살린다'는 것을 늘 배우고 있다.

건강 Hot Issue
소금, 적게 먹을수록 좋은가?

"흰 소금, 곧 뽀송뽀송한 정제염은 적게 먹을수록 좋은 것이 아니라 조금도 입에 넣어서는 안 된다. 이는 식품이 아니라 화학약품과 같아서 결코 먹어서는 안 된다는 말이다. 그러나 자연 그대로의 천일염은 불에 구워 볶음소금으로 먹을 경우 입맛에 맞는 만큼 짜게 먹어도 해가 없다."

일본 오사카대학 의학부 마루야마 히로시 교수가 1987년 일본의 자연치료학회에서 행한 강의 내용이다. 세계적인 예방의학자이자 일본 자연치료 의학의 대부로 추앙받는 그는 평생 식용 소금을 연구한 사람으로도 유명하다.

그는 "하얀 정제염은 100퍼센트 염화나트륨(NaCl)인데 비해서 천일염에는 여러 가지 광물질, 미네랄 등 영양소가 함유되어 있다. 이런 물질들이 염화나트륨의 독성을 스스로 해독하는 자정작용을 일으킨다. 또한 천일염은 바닷물의 수분이 증발하고 남은 바다 생명의 엑기스이지 단순히 염화나트륨이 아니다. 천일염은 현재의 과학 수준으로는 다 밝혀지지 않은 미지의 생명 에너지가 응축되어 있는 신비한 약과 같다."라며 천일염의 장점을 극찬하였다.

목포대학교 천일염생명과학연구소의 실험에서도 마루야마 교수의 이론을 뒷받침할 만한 결과들을 발표한 바 있다. 천일염과 정제염을 먹인 쥐를 관찰한 결과 수축기와 이완기 혈압 모두 천일염을 먹인 쥐가 정제염을 먹인 쥐보다 낮게 유지되는 것이 관찰되었다. 정제염 속의 염화나트륨은 혈압을 높이는 데 관여하는 안지오텐신 전환효소(ACE)를 활성화시키는 반면, 천일염 속의 마그네슘, 칼슘, 칼륨 등의 미네랄은 나트륨의 배설을 촉진시키기 때문에 이런 결과가 나오는 것으로 해석된다.

내가 배운 서양의학 교과서에는 '저염식(low salt diet)', '염분 제한(salt restriction)'이라는 용어가 자주 나온다. 한국의 전문가들이 이런 것을 기계적으로 해석한 나머지 사람들에게 무리하게 가르치는 경향이 있는 것 같다. 우리가 서양에 가 보면 그들은 대부분 100퍼센트 NaCl인 정제염만 쓰고 있는 것을 볼 수 있다. 정제염을 쓰는 문화권의 사람들에게는 저염식을 해야 하고, 염분 제한을 해야 한다는 것이 맞는 말이다. 그러나 한국의 전통 음식인 간장, 된장, 고추장, 김치, 젓갈 등은 모두 천일염을 재료로 한 것이므로 서양 사람들이 섭취하는 염분과 한국인들이 섭취하는 염분은 그 성분 자체에 큰 차이가 있다. 저염식과 염분 제한을 너무 무리하게 실천하면 건강을 해칠 수가 있다. 소금의 나트륨은 체내의 삼투압 조절, 산염기 평형, 세포 외액의 양 조절 등 체내 항상성 유지에 중요하며, 신경 흥분, 영양소 이동, 근육 수축 등의 중요한 작용을 한다. 소금이 결핍되면 두통, 권태, 식욕부진 등의 증상이 나타날 수 있고, 장기간 결핍이 지속되면 무기력감, 피로, 불안감 등을 겪을 수도 있다.

소금은 체내에서 정화, 소염, 살균, 방부 작용을 한다. 또한 신진대사를 촉진시키고 노폐물의 배설에도 도움이 된다. 따라서 체내에 염분이 부족하면 혈액의 정화나 병균에 대한 저항력이 약해지고, 몸 안의 염증도 쉽게 낫지 않는다. 소금 섭취가 부족하면 우리 몸의 체온이 떨어지는데 이는 면역력 저하와 직결되기도 한다. 적당한 양의 소금 섭취는 면역력을 증강시키고 우리 건강을 유지시키는 데 매우 중요하다.

마루야마 교수의 말대로 "서양 사람들이 먹고 있는 정제염은 조금도 먹어서는 안 되지만 천일염은 간수를 뺀 후 볶음소금으로 적당히만 먹으면 해가 없다." 이것이 우리가 알아야 할 소금에 대해 정설이라고 나는 믿는다.

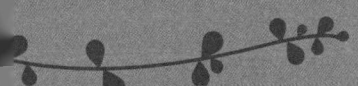

가슴에 숨을 가득 채우고 호흡의 중심을 위로 높이면 병이 되고,
숨을 비우고 호흡의 중심을 아래로 낮추면 약이 된다.
장을 가득 채우고 음식의 양을 높이면 병이 되고, 장을 비우고
음식의 양을 낮추면 약이 된다. 욕망을 가득 채우고 노력의 강도를 높이면 병이 되고,
욕망을 비우고 노력의 강도를 낮추면 약이 된다.
생각을 가득 채우고 나를 높이면 병이 되고, 생각을 비우고 나를 낮추면 약이 된다.

| 세 번째 이야기 | 비우고 낮추면
생명이 보인다
- 몸·마음·영성의 치유

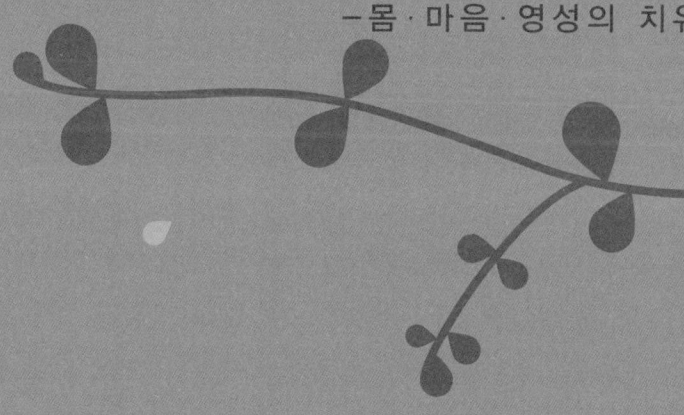

완전한 몸, 완전한 마음, 완전한 생명

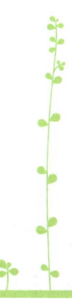

우리가 건강과 질병에 대해서 말할 때 먼저 확실하게 알아두어야 할 것이 있다. 사람의 몸 안에는 누구에게나 완벽한 자연치유 시스템이 갖추어져 있고, 온전한 생명이 다 이루어져 있다는 것이다. 우리 몸 안에 이미 이루어져 있는 이런 온전한 생명은 우리 의지나 노력과는 아무 상관없이 스스로 알아서 지금도 부족함 없이 일하고 있다.

잠을 자고 있는 동안 우리 의지와 노력은 조금도 개입하고 있지 않는데도 우리 몸은 숨을 쉬고 심장이 뛰며 수천 킬로미터의 혈관을 통해 전신에 피를 돌리고 있다. 혈액순환을 통해 산소와 영양분을 공급받은 수십 조 개의 세포들은 우리가 자는 동안에도 쉬지 않고 신진대사 활동을 진행한다. 위와 장은 쉬지 않고 소화하고 흡수하는 일을 계속하고, 콩팥은 피를 걸러서 오줌을 만들어 방광으로 보낸다. 내분비기관은 여러 가지 호르몬을 분비하여 면역 시스템이 유지되도록 돕는다. 이런 것을 생각해 보면 우리 생명이 항상성을 유지도록 하기 위해서 우리와 상관없이 누군가가 우리를 대신해서 일하고 있다는 것을 쉽게 짐작할 수 있다.

정자와 난자가 만나 착상이 되어 10주가 되면 심장이 뛰는 게 보이고, 5~6개월이 되면 척추 뼈가 생성되며, 40주에는 완벽하게 정교한 사람으로 태어난다. 이런 태생학적 과정에 대해서 우리는 관찰을 통해 경험적으로는 알고 있다. 그러나 무슨 힘이 어떻게 작용해서 이처럼 신비한 일이 일어나는지에 대해서는 아직 정확하게 모른다. 그렇지만 분명 그렇게 만드는 힘이 있지 않은가?

내가 의과대학을 다닐 때 해부학을 공부하면서 깜짝 놀란 적이 있다. 해부학이란 인체 구조에 대한 학문으로, 가장 먼저 뼈에 대한 구조부터 배운다. 두개골이 얼핏 보면 그냥 바가지처럼 생겼지만 자세히 들여다보면 얼마나 신비스럽고 미묘하게 생겼는지 감탄을 금할 수 없다. 두개골 안팎을 자세히 살펴보면 혈관이나 신경이 목적에 맞게 주행하도록 참으로 기가 막히게 설계되어 있다. 이를테면 원만한 청각 기능을 위해서 귀 주변부에는 수많은 혈관과 신경과 림프선 등이 지나가는데, 이들을 적절하게 배치하기 위해서 많은 미세한 구멍들이 뚫려 있고 골짜기처럼 움푹하게 패여 있는 등 참으로 잘 구성되어 있다. 금강산 일만 이천 봉의 계곡이나 산등성이가 신비롭고 아름답기로 유명하지만, 두개골의 이모저모를 살펴보면 그보다도 더 신비스런 모습을 보여 주고 있다. 인간의 재주로는 절대로 그렇게 만들 수 없다고 느껴진다. 오직 신만이 가능한 일이라고 생각하지 않을 수 없다.

성인의 심장은 1분에 약 60회 내지 70회 정도 뛴다. 우리는 심장이 뛴다는 것을 알고는 있지만 어떤 힘이 심장의 박동을 주관하고 있는지 아직 정확하게 잘 모른다. 심장에는 4개의 방이 있는데, 그 4개의 방 가운데 우심방의 어느 한 지점에서 자동적으로 전기 자극이 일어나고 그것이 심장의 모든 근육에 전달되어 심장박동을 일으킨다. 그런데 누가 그 전기 자극을 보내고 있는지 아직 잘 모른다. 이것은 인간의 힘으로 되는 것이 아니고 무엇인가 생명의 설계자가 지금 우리 심장에 전기 자극을 보내고 있다고 추측할 수밖에 없다.

나는 외과 의사라서 개복수술에 많이 참여했다. 위나 장을 절제해서 서로 연결하는 수술을 많이 했는데, 창자를 잘라서 서로 잇는 수술 기법은 그리 어렵지 않다. 장을 연결하는 문합 수술을 한 후 1주일이 지나면 완전하게 붙어서 음식물이 위장관을 통과

하게 된다. 그런데 무슨 힘이 그처럼 서로 잘 붙게 하는지에 대해서는 확실하게 모른다. 1~2년 후에 다시 개복수술을 해야 하는 경우가 있어서 살펴보면 전에 어느 부위를 수술했는지 분간할 수 없을 정도로 정상적인 창자의 모습을 보이고 있다. 어떻게 그처럼 완벽한 상태로 회복되는지 우리는 잘 모르지만, 어떤 치유 시스템이 작동하고 있기 때문에 그렇게 된다는 사실만은 알 수 있다. 이처럼 우리 내면에는 완전한 자연 치유 시스템, 온전한 생명이 다 갖추어져 있다. 이런 온전한 생명 시스템을 설계하고 운영하는 어떤 주관자가 있다는 것을 우리는 짐작할 수 있다. 이 주관자를 생명의 창조자라고 해야 될지, 생명의 신이라고 불러야 될지 아무튼 이름이 뭐라고 하든 분명 우리 내면에는 우리 생명을 주관하는 존재가 있지 않고서는 이런 일이 불가능하다는 생각이다. 나는 지금 어떤 특정 종교를 이야기하려고 하는 것이 아니다. 생명의 실상에 대해 생각하고 있는 것이다.

그 사람이 지금 어떤 중환자인가, 건강한 사람인가와 상관없이 사람마다 내면에는 완전한 생명이 다 갖추어져 있다. 그런데 왜 질병이 나타날까? 이에 대해서 많은 병리학적 학설들이 있지만 나는 그중에서도 만병일독(萬病一毒)에서 원인을 찾는다. 이미 말한 바 있지만 만 가지 병이 하나의 독, 곧 피의 오염으로 나타난다는 것이다. 깨끗한 피가 전신에 흐르면 어떤 병도 생기지 않을 텐데 우리 내면의 생명 시스템과 어긋나는 삶을 살게 되면 피가 오염되어 혈액순환을 방해하게 된다. 피의 독이 내면의 자연 치유 시스템과 온전한 생명이 드러나지 못하도록 가려 버리는 것이다. 푸른 하늘이 지금 분명 존재하고 있는데 먹구름이 끼어서 하늘이 드러나지 못하도록 가려 버리는 것과 같다고 할 수 있다. 사람이 어떤 삶을 살게 될 때 이처럼 피에 독을 만들고, 생명의 완전한 모습을 가리게 되는 것일까?

사람이 생존하기 위한 4가지 요건

　사람이 생존하기 위해서 가장 필요로 하는 일은 무엇일까? 무엇을 못하면 죽게 될까? 숨쉬기, 곧 호흡이다. 숨을 못 쉬면 죽는다. 그러므로 숨쉬기가 생명을 유지하는 데 첫째가는 필수 요건이다.

　생명을 유지하는 데 둘째로 필요한 일은 무엇일까? 음식물의 섭취이다. 먹고 마시지 않으면 살 수 없다.

　셋째로 필요한 일은? 우리가 숨을 쉬고 먹기만 한다고 살 수 있는 것이 아니다. 활동, 곧 움직여야 살 수 있다. 운동과 일이다.

　넷째로 필요한 일은? 숨 쉬고, 먹고, 활동만 해서 살 수 있는 것이 아니다. 마음을 써야 살 수 있다. 마음이 없다면 사람의 생명이 유지될 수 없다.

　이처럼 우리는 숨을 쉬어야 하고, 먹고 마셔야 하고, 운동과 일을 해야 하고, 무엇보다도 마음을 써야 살 수 있다. 그리고 나아가서 나를 둘러싸고 있는 환경과 서로 살리는 관계를 유지해야 생존할 수 있다 곧 자연환경 및 사회환경(인간관계)과 공생 관계를 유지하는 것이 생존을 위한 필수 요건이다.

　그러나 여기서는 내가 주체가 되어 조절할 수 있는 첫째에서 넷째까지만 다루려고 한다. 앞서 말한 대로 위의 네 가지가 사람이 생존하는 데 없어서는 안 될 가장 기본적이고 필수적인 요건이다. 의학이 무엇이냐고 묻는다면 한마디로 이 네 가지를 잘 하는 것이라고 말할 수 있다. 이 네 가지를 잘하면 건강하게 되고, 잘못하면 병이 난다. 세상에는 수많은 건강법들이 있다. 그 건강법들을 하나하나 잘 살펴보면 이 범주를 벗어나지 못한다. 만병의 근원인 피의 오염도 이 네 가지가 잘못된 결과이다.

피에 독을 만드는 4가지 배경

　호흡, 음식, 활동, 마음―이 네 가지가 생명의 4대 요건이다. 이 네 가지가 어떻게 잘못되면 피가 오염되고 따라서 만병의 원인이 될까?

▶호흡 – 얕고 빠르고 거칠게 가슴으로 쉬는 과호흡

　많은 현대인들이 긴장되고 바쁜 생활 때문에 숨을 얕고 빠르고 거칠게 쉰다. 배로 숨을 쉬는 것이 아니라 가슴으로 숨을 쉰다. 갓난아이들을 관찰해 보면 아랫배로 숨을 쉬고 있는 것을 볼 수 있다. 대체로 나이가 들면서 호흡의 중심이 아랫배에서 점점 위로 올라가 성인이 되면 가슴으로 숨을 쉬고, 임종 때가 되면 목에서 가쁜 숨을 몰아쉬다가 세상을 떠나게 된다. 그래서 될 수 있으면 아랫배로 깊고 천천히 호흡을 해야 한다.

사람들은 왜 숨을 얕고 빠르고 거칠게 쉴까? 바쁘고 조급한 마음, 불안하고 쫓기는 마음, 긴장, 과로, 과식 등 현대인들의 스트레스와 밀접한 관련이 있다. 가슴으로 급하게 숨을 쉬면 교감신경의 긴장과 스트레스 호르몬의 과다 분비를 부추기며, 따라서 혈관이 수축되고 피가 혼탁해져 혈액순환 장애를 가져온다. 혈압의 상승, 심장박동 수의 증가, 저체온과 같은 불건강(不健康)의 증세들이 이런 식의 과호흡(過呼吸)과 밀접한 관계가 있다. 숨 쉬는 중심이 아랫배가 아니라 서서히 가슴 쪽으로, 더 나아가서는 목 쪽으로 높아지면서 얕고 빠르고 거칠게 과호흡을 하면 질병과 죽음으로 다가가게 된다는 말이다. 숨을 깊고 천천히 아랫배로 쉬어야 하는데 반대로 빠르고 얕고 거칠게 과호흡을 하면 숨 쉬는 중심이 자연히 아랫배로부터 가슴과 목 쪽으로 올라갈 수밖에 없다.

긴장이나 공포, 분노가 일어나면 횡격막의 움직임이 고정되고 무의식중에 산소를 빨리 받아들이기 위해 숨을 거칠게 몰아쉬게 된다. 그러다 보면 물론 산소의 흡입이 많아지기는 한다. 하지만 평소에도 정상인의 동맥혈 산소포화도는 98~100퍼센트이기 때문에 산소를 더 많이 흡입한다고 해서 동맥혈을 통해 운반될 수 있는 산소의 양이 특별히 더 많아지는 것은 아니다.

오히려 과호흡으로 인해 이산화탄소가 너무 많이 배출되어 동맥혈 내의 이산화탄소 분압이 지나치게 낮아져서 혈액이 알칼리화되고 그 결과 각 장기와 조직을 들고 나는 세동맥과 세정맥이 수축되어 조직 혈류가 감소하게 된다. 그렇게 되면 정작 말초 조직에는 도리어 산소가 결핍되는 풍요 속의 빈곤이 초래되어 불완전연소가 늘고 대사산물 즉 노폐물의 독소는 더 많아질 뿐 아니라 원활하게 배출되지 못하고 쌓이게 된다. 그 결과 즉각적으로는 호흡곤란과 어지럼증, 사지의 저림과 마비 혹은 경련이나 공황 발작 등이 일어난다. 장기적으로는 만성 염증과 통증, 그리고 암과 같은 대사장애의 원인으로 작용하게 된다. 이것이 과호흡증후군이다. 그러므로 과호흡 상태가 반복되거나 지속되면 피가 오염된다. 한마디로 얕고 빠르고 거칠게 쉬는 과호흡이 혈액을 오염시키는 것이다.

▶음식 – 동물성, 화학식품의 과식

음식이 어떻게 피에 독을 만들게 될까? 피에 독을 만드는 섭생법은 한마디로 너무 많이 먹는 과식이다. 특히 현대인들이 즐기는 동물성 음식의 과식이 피를 오염시키는 주요 원인이다. 과식을 하면 핏속에 과잉 영양분과 중간대사 산물이 쌓이게 되고, 많은 노폐물이 축적된다. 장내의 유익한 미생물들은 약화된다. 자연히 피에 내독소가 형성된다.

음식의 섭생으로 독을 만드는 또 하나의 주요 원인은 화학물질로 오염된 음식의 과식이다. 전통적 섭생법을 지키고 있는 히말라야나 아프리카 원주민들에게 암이나 대사장애와 같은 난치병이 거의 발병하지 않는 이유는, 그들의 조상이 했던 자연농법에 따라 오염되지 않은 토양에서 자란 농작물만 섭취하는 생활습관 때문이라고 알려져 있다.

요즘 사람들이 앓고 있는 많은 질병은 화학비료와 제초제, 농약에 의존하는 화학농법으로 생산된 농작물, 화학사료와 반생태적 사육 환경에서 생산된 축산물과 어패류의 섭취와 밀접한 관련이 있다. 또한 사람들이 날마다 먹고 있는 많은 음식물은 공장에서 제조된 것으로, 수많은 식품첨가물과 보존제와 향신료, 착색제가 들어 있어서 자연식품이 아니라 화학식품이라고 할 수 있다. 오늘날 한국인의 3대 사망 원인인 암, 심장병, 뇌졸중과 수많은 만성 난치성 질환들의 발병 원인은 동물성 식품과 화학식품의 과다 섭취와 밀접한 관련이 있다. 피를 오염시키는 원인은 이와 같은 불량식품의 과식인 것이다.

▶ **활동 – 충분한 휴식 없는 과로**

요즘 사람들은 해야 할 일이 너무 많다. 경쟁 사회에서 남과 비교하면서 사는 탓에 욕망도 늘어가고 있다. 그러다 보니 매일같이 과로를 하고 휴식을 취하지 못한다. 과로하면 교감신경이 흥분하고 아드레날린이나 코티솔 같은 스트레스 호르몬이 과다 분비되어 피를 탁하게 만들고 혈관을 수축시킨다. 곧 혈액순환이 순조롭지 못하도록 가로막게 된다.

지나치게 성실하게 살려고 노력하기 때문에 병을 만드는 사람들이 얼마나 많은지 모른다. "성실하지만 않으면 건강해진다."는 말이 있을 정도다. 사람들이 날마다 애를 너무 많이 쓴다. 밤에 잠을 자지 못하고 일을 하는 사람들에게서 암 발병률이 높다는 보고가 있다. 낮에 일하고 밤에는 쉬어야 하는데 휴식을 취하지 못하기 때문에 스트레스를 받게 되고 교감신경이 흥분되어 피를 오염시키는 것이다.

낮에 햇볕을 쪼이며 걷기와 같은 운동이 건강을 위한 필수적인 요건이다. 운동은 제대로 하지 않으면서 무리하게 일하고 휴식은 하지 못하는 것, 곧 과로가 피를 오염시킨다.

▶마음 – 불쾌한 생각, 불편한 감정

현대인들은 지나친 스트레스 속에서 살고 있다. 스트레스가 많으면 스트레스 호르몬이 과다 분비되고 자율신경의 균형이 깨져서 교감신경이 흥분하게 된다. 교감신경이 흥분하는 것만으로도 핏속에 콜레스테롤, 중성지방, 혈소판, 적혈구 등이 많이 생성되므로 피가 끈적끈적해진다. 스트레스 호르몬의 과잉 분비로 혈관이 수축되고 피가 끈적끈적해지니까 혈액순환이 잘 안 되는 것이다.

앞에서 살펴본 과호흡, 과식, 과로 자체가 그대로 스트레스의 원인으로 작용하지만 스트레스의 또 하나의 큰 원인은 마음이 불쾌한 생각에 사로잡혀 있는 것이다. 마음 가운데 불쾌한 생각의 양이 많을수록, 불편한 감정의 강도가 클수록 스트레스의 강도도 커진다.

사람들에게는 날마다 수천 내지 수만 가지의 생각이 일어나는데, 이런 모든 생각의 집합이 곧 마음이다. 심리학자들의 탐구에 의하면 마음속에서 일어나고 있는 수많은 생각 중 99퍼센트가 어제 생각이나 오늘 생각이나 내일 생각이나 거의 변화가 없으며, 그것도 대부분 유쾌하지 못한 내용이라는 것이다. 물이 흐르지 않고 웅덩이에 갇혀 있으면 부패하듯이 유쾌하지 못한 생각들이 흘러가지 않고 마음속에 묶여 있을 때 스트레스로 작용한다. 이런 생각들이 다 비워지면 심신이 가벼워지고 혈액순환도 잘 될 텐데 그렇지 못해서 스트레스가 되고, 이런 스트레스가 피를 오염시키는 주요 원인으로 작용한다. 마음이 유쾌하지 못한 생각들로 꽉 차서 생기는 지나친 스트레스가 마음도 오염시키고 피도 오염시킨다.

피를 맑게 하는 4가지 원리
- 비우고 낮추기

　과호흡, 과식, 과로, 지나친 스트레스가 피를 탁하게 만든다고 했는데, 피를 맑게 하려면 이것을 뒤집어서 반대로 실천하면 되지 않겠는가? 과호흡 대신에 깊고 느린 숨으로, 과식 대신에 소식과 절식으로, 과로 대신에 휴식과 운동으로, 지나친 스트레스 대신에 유쾌한 생각으로 돌이키면 된다.

▶호흡 – 숨을 비우고 호흡의 중심을 낮춰라

　들이마시는 숨은 의식하지 말고 숨을 내쉬는 데만 관심을 갖고 내쉬는 숨을 "휴~" 하며 길게 비우는 것이다. 이렇게 숨을 끝까지 길게 비우면 들이마시는 숨이 저절로 깊게 들어오게 되어 있다. 이것은 마음을 비우는 것과도 같은 이치이다. 이처럼 숨을 내쉬면서 비우기를 거듭하면 호흡의 중심이 저절로 아랫배로 내려가게 된다. 얕고 급하고 거칠게 쉬는 과호흡은 숨 쉬는 중심이 가슴 위쪽으로 올라가면서 피가 오염되는데 반해서 내쉬는 숨을 길게 비우면 호흡의 중심이 아랫배로 내려가면서 피가 맑아진다.

이처럼 내쉬는 숨을 길게 비우는 심호흡을 계속하면 저절로 아랫배로 숨을 쉴 수 있게 된다. 이것이 익숙해지면 숨을 들이마실 때 풍선이 불룩해지는 것처럼 아랫배가 불룩해지고, 숨을 내쉴 때는 풍선에 바람이 빠지는 것처럼 아랫배가 홀쭉하게 들어가는 복식호흡이 된다. 의식을 아랫배에 집중하고 깊고, 길게, 가늘고, 고르게 아랫배로 숨을 쉬는 것이 제일 좋은 호흡법이다.

솜털을 코끝에 가까이 대도 움직이지 않을 만큼 고요하게 천천히 숨쉬기를 하면서 내쉴 때 "하나~" 하고, 또 들이마신 후 천천히 내쉬면서 "둘~" 하는 식으로 숨을 내쉴 때마다 호흡의 숫자를 헤아린다. 이런 식으로 숨쉬기를 매일 300번씩 규칙적으로 실천한다면 어떤 난치병도 다 낫는다고 한다. 근대 일본의 유명한 승려 백은선사는 자신이 난치병에서 치유된 체험담을 적은 책《야선한화(夜船閑話)》에서 이처럼 고백하고 있다. "이와 같이 숫자를 헤아리며 천천히 숨쉬기를 하면 생각이 다 사라지고 마음이 고요해진다. 나는 이 방법을 그동안 많은 사람에게 가르쳐 주었는데 정말 극적인 효과가 있었다. 이 호흡법은 앉아서 해도 좋고 누워서 해도 좋다. 누구라도 조용한 공간이면 언제, 어디서라도 할 수 있는 매우 쉽고도 단순한 방법이다."

숨을 들이마시면서 마음속으로 '우주의 무한한 치유력이 들어온다.', 천천히 내쉬면서 '나는 완전히 건강해졌다.'고 생각하는 식으로 숨쉬기를 반복함으로써 건강이 크게 개선된 사례도 있다. 호흡법과 자기암시법을 결합한 셈이다. 자기암시의 문구는 무엇이든지 본인이 좋아하는 내용을 지어서 쓸 수 있다. 이를테면 '다~ 이루어졌다'라든가 '온전케 되었다'와 같이 현재완료형 문구로 하고, 내용은 본인이 원하는 바가 다 이루어진 메시지가 담겨 있는 게 좋다.

불면증, 우울증, 불안신경증, 과민성 소화기 장애, 긴장성 두통, 공황장애, 과호흡증후군, 만성피로증후군, 만성 호흡기 질환, 심혈관 질환을 비롯해서 다양한 만성 퇴행성 질환자들이 숨을 길게 비우고 호흡의 중심을 아랫배로 낮추는 이와 같은 호흡법을 통해서 자연 치유된 사례들이 많이 있다.

나는 이 호흡법을 손톱자극요법과 병행하면 더 큰 상승효과가 있다는 것을 발견하였다. 네 번째 손가락(약지)은 교감신경의 지배를 받으므로 제외하고 엄지, 검지, 중지, 새끼손가락의 끝부분, 곧 손톱 양쪽 모서리를 반대편 엄지와 검지로 지그시 눌러 주면서 숨을 길게 "휴~"하며 내쉬는 것이다. 이렇게 하루에

3~4차례 하면 '비우고 낮추는' 호흡법이 저절로 익숙해진다. 손톱자극요법과 함께하는 호흡법을 한 번 하는 데 걸리는 시간은 대략 2~3분 정도이다. 이 방법이 교감신경과 부교감신경의 부조화를 조절하는 데 특별히 뛰어난 효과가 있다.

현대인들은 압도적으로 교감신경이 흥분해 있고 부교감신경의 힘이 저하되어 있기 때문에 손톱자극요법이 자율신경의 균형을 회복하는 데 큰 도움이 된다. 호흡법이 자율신경을 인위적으로 조절할 수 있는 유일한 방법인데, 여기에 손톱자극요법을 더하니까 큰 상승효과가 있는 것이다.

▶음식 – 장을 비우고 음식의 양을 낮춰라

과식하여 창자를 가득 채우는 것이 피를 오염시키는 원인인 데 반하여 창자를 비우고 음식의 양을 낮추는 것이 피를 맑게 하는 비결이다. 과식이 피를 오염시켰으니까 피를 맑게 하려면 적게 먹으면 된다. 더 적극적으로는 며칠 동안 절식을 하면 웬만한 병은 모두 좋아진다. 경우에 따라서는 야생동물처럼 불로 익히지 않은 생식을 하는 것이 난치병을 치유하는 데 뛰어난 효과가 있다.

창자를 가득 채우는 과식, 특히 동물성 음식을 과식하면 창자 내의 미생물이 독을 만들게 된다. 창자를 비우는 절식, 생채식처럼 곡채식 위주의 소식을 하면 창자 내의 미생물이 우리 몸에 엄

청난 면역력을 증강시킨다.

　파스퇴르연구소의 연구에 의하면, 인터페론이라는 항암 물질이 정상인에게는 6000유니트 정도인데, 암 환자들은 평균적으로 2000유니트 정도로 저하되어 있다고 한다. 소식과 생식을 하고 있는 사람들은 1만 2000~2만 4000유니트 정도이나 주로 동물성 음식을 과식한 사람들은 압도적으로 인터페론의 수준이 낮다. 과식을 하면 면역을 담당하는 백혈구가 핏속의 찌꺼기를 잡아먹느라 지쳐서 면역력이 낮아지게 된다. 나는 지난 30년 동안 절식, 생식, 소식의 방법으로 수많은 난치병 환자들을 치료하면서 현대 서양의학에서는 상상할 수 없는 극적인 치유들을 경험했다.

　생식, 절식, 소식의 방법은 매우 쉽고도 단순하다.

　생식요법이란 생야채즙, 잎과 뿌리를 곁들인 생야채, 생현미 잡곡 가루, 생해조류, 견과류 등을 주식으로 하는데, 화학비료와 살충제, 화학물질로 오염되지 않은 재료를 선택한다. 그동안 장기간 약물을 복용해 온 환자라도 10~15일 동안의 생식요법을 통해서 피가 해독이 되면 거의 다 약을 끊고도 병증이 좋아진다.

　절식요법이란 7~10일간 씹어 먹는 일체의 음식 대신에 생야채즙, 야채 과일 발효액, 생강차, 더운물만 섭취하는 전신 해독요법이다. 이 절식요법을 실행한 환자들은 그동안 약을 쓰지 않았는데도 혈압이나 혈당, 간 기능 검사상의 수치 등이 다 정상인 것을 발견할 수 있었다.

소식요법은 생식과 절식요법을 통해서 전신의 피가 해독된 사람들에게 일생 동안 식생활 습관으로 유지하도록 권하는 식양 요법이다. 아침은 생야채즙이나 야채 과일 발효액만으로, 점심과 저녁 식사는 현미 채식 위주의 식사법이다. 이러한 식습관을 계속해 간다면 피에 독을 만들 가능성이 적기 때문에 다시는 옛날의 병증이 재발하지 않을 것이다.

▶활동 – 욕망을 비우고 노력의 강도를 낮춰라

지나친 욕망과 과로도 피를 오염시키는 원인이므로 욕망을 비우고 심신을 쉬게 하는 것이 피를 맑게 하는 해결책이다.

많은 현대인들은 심신의 과로를 강요받는 사회경제적 조건과 문명의 구조 속에 살고 있다. 욕망은 무엇인가 부족하다는 결핍감과 생존에 대한 두려움에서 비롯되는데, 이것이 심신의 과로로 연결된다.

결핍감과 두려움은 자신이 무한한 가능성을 갖춘 영적 존재라는 사실을 망각하고, 자신을 다만 육체적 존재라고 한정 짓는 무지의 소산이다. 자신의 내면에 원하는 바가 모두 다 갖추어져 있고 이미 이루어져 있다면, 결핍감과 두려움이 생길 수가 없고 애쓰는 노력을 할 필요가 없을 것이다.

어떤 사람이 '이 육체가 나다.'라고 믿게 되면 마음의 방향이 바깥세상으로 향하게 되고, 욕망을 좇아 애쓰는 길로 갈 수밖에 없다. 그러나 마음의 방향을 자신의 내면으로 돌이킨다면 자신이 육체적 존재라는 한계를 벗어나서 한정 없는 영적 존재라는 사실을 발견할 수 있다. 이때부터 자신 안에 갖추어져 있는 잠재의식의 무한한 힘을 삶에서 이용할 수 있게 된다. 더 이상 애쓰는 노력과 욕망에 끌려다닐 필요가 없을 것이다. 자신이 부유한데 무엇 때문에 밖으로 나가 구걸할 필요가 있겠는가?

 자신이 결핍되고 부족한 존재가 아니라 참으로 자신이야말로 모든 것을 다 가진 온전한 존재라는 사실을 발견할 때 욕망이 비워지고 애쓰는 노력도 멈출 수가 있다. 방법은 매우 쉽고 단순하다. 밖으로 향해 있는 마음의 방향을 자신의 내면으로 돌이켜서 '참으로 나는 누구인가?'를 스스로에게 계속 묻는 것이다. 끝까지 추구해 가면 '이 육체가 나다.'라는 생각은 가짜이고, 참 나는 나의 내면에 온전히 갖추어져 있는 영적 존재라는 사실을 발견할 수 있다.

 '이 육체가 나다.'라는 믿음이 고통의 근본 원인이다. 왜냐하면 '이 육체가 나다.'라는 생각은 진실이 아니고 거짓이기 때문이다. 따라서 고통에서 벗어나는 길은 '이 육체가 나다.'라는 생각을 버리고 마음을 내면으로 돌이켜 '나는 무한한 가능성을 가진 영적 존재'라는 분명한 사실을 발견하는 일이다.

 그리고 제일 좋은 운동은 걷는 것이다. 햇볕을 쪼이며 숲길을 걷는 것이 좋다. 천천히 걸으며 숨을 길게 내쉬는 호흡법을 함께 하는 것도 좋다. 기분 좋을 만큼 적당히 걷는 것이다. 운동을 무리하게 하여 즐거워야 할 운동이 과로가 되어서는 안 된다. 삶의 목적은 기분 좋게 사는 것이 아니겠는가? 그래서 운동과 휴식도 기분 좋을 만큼 균형을 맞추는 것이 좋으며, 운동이 휴식처럼 즐거움을 줄 때 효과가 있다.

밤에 일찍 잠자리에 들고 충분히 쉬는 것도 매우 중요하다. 현대인은 밤늦게까지 잠자리에 들지 못하는 경우가 많다. 이것이 얼마나 건강을 해치는지 모른다.

힘들지 않으면서도 기분을 좋게 하는 운동법들도 많다. 나는 '온살도리'처럼 전신을 좌우로 회전하는 운동이 건강을 개선시키는 데 매우 효과가 있다는 것을 발견했다. 척추의 교정과 장 연동운동을 촉진시키는 '금붕어 운동', 전신의 혈액순환을 도와주는 '모세혈관 운동', 발바닥과 전신을 대나무 봉으로 두드리기, 반신욕이나 냉온욕처럼 피의 해독과 혈액순환을 돕는 목욕법도 꼭 필요하다.

▶마음 – 생각을 비우고 나를 낮추라

마음이 유쾌하지 못한 생각들로 꽉 차 있는 상태가 스트레스이며, 이런 스트레스가 피의 오염과 불건강의 주요 원인이라고 했다.

유쾌하지 못한 생각을 다 비우고 기분 좋은 생각만 마음에 남게 하는 것이 치유의 목표이다. 피가 오염되어 혈관에서 잘 흘러가지 못하고 막히면 병이 되듯이 어두운 생각들이 마음의 공간에 묶여 흘러가지 못하면 병이 되는 것이다. 웅덩이에 고인 물은 썩고, 흐르는 물은 썩지 않는 것이 자연의 이치다. 피와 마음도 이와 같아서 한곳에 고정되어 있지 않고 잘 흐르면 병이 생기지 않는다.

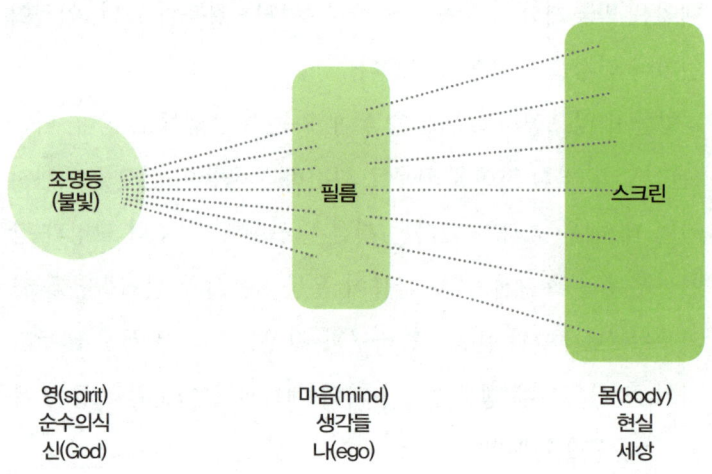

마음의 세계를 영화관의 영화에 비교해서 설명할 수 있다. 위의 도표에서 보는 것처럼 '나'에게서 일어나는 생각들의 집합인 마음(mind)이 필름이고, 내 몸(body)이 경험하고 있는 현실이 스크린에 나타난 영상이다. 필름 뒤에서 비추고 있는 조명등

불빛은 어떠한 생각도, '나'라는 생각까지도 없는 순수한 의식이다. 이것이 영(spirit)이고 신성(divinity)이며 생명의 근원이다.

내 마음이 어떤 생각을 품고 있는가가 내 몸이 경험하는 현실을 결정한다. 불쾌한 생각을 품고 있으면 불쾌한 현실을 경험할 것이고, 유쾌한 생각을 품고 있으면 유쾌한 현실을 경험할 것이다. 자기 마음이 믿는 대로 자기 현실에 나타난다. 이것이 우주 자연의 법칙이다. 세상의 수많은 자기 계발 프로그램은 모두 다 이 원리에서 나온 것이다.

스크린에 보이는 영상은 영사기의 필름이 그대로 비추어진 것처럼 내가 경험하는 현실은 내 마음이 믿는 바가 그대로 나타나는 것이다. 따라서 내가 무엇을 구하고 원한다면 내가 그것을 이미 받았다고 믿으면 된다. 원하는 바가 이미 이루어졌다고 믿고 이루어진 이미지를 늘 상상하고 있으면 된다. 아침잠에서 막 깨어난 순간이나 잠자리에 들기 전처럼 고요한 정신적 공간에서 규칙적으로 '믿음과 상상'을 하면 효과가 더 좋다. 만일 어떤 환자가 낫기를 원한다면 '아프지만 나는 이미 다 나았다.'고 믿고 완치된 자신의 모습을 상상하면서 나은 사람처럼 행동하면 될 것이다.

이와 같은 믿음과 상상이 잘 안 되는 사람은 이미 이루어져 있는 모습을 그림으로 그려 놓고 늘 가까이에서 바라보며 그 이미지를 마음속에 각인시키는 방법을 쓸 수도 있다. 이런 방법 말고도 어떤 식으로든지 자기가 원하는 바가 이미 다 이루어졌다고 확실히 믿기만 하면 된다.

이 방법은 건강을 개선시키는 데만 쓸 수 있는 게 아니며, 무엇이든지 구하고 원하는 일에 활용할 수 있다. 이런 일이 가능한 이유는 나의 내면에는 지금 이대로 모든 가능성을 가진 완전한 생명이 갖추어져 있기 때문이다.

스트레스는 마음속에 가득 차 있는 유쾌하지 못한 생각들 때문이다. 그럼 어떻게 하면 스트레스를 쉽게 해소할 수 있을까? 생각을 비우면 된다.

스트레스의 근원인 수많은 생각들을 바로 사라지게 하는 쉬운 방법이 여기에 있다. 어떤 생각이 일어날 때, '이 생각이 누구에게서 일어나는가?' 하고 스스로에게 물어보면 '나에게서'라는 것을 알게 된다. 그러면 이어서 '나라는 생각은 어디에서 일어나는가?' 하고 또 물어보면 그 순간 모든 생각이 다 사라져 버린다. 왜 생각이 다 사라지는가 하면 '나'가 모든 생각의 뿌리이자 최초의 생각이기 때문이다.

생각의 뿌리인 '나'에게 주의력을 집중하면 '내가 있다.'는 생각 외에 다른 어떤 생각도 일어나지 않게 된다. 이것은 매우 쉽고도 단순하지만 생각을 즉각적으로 사라지게 하는 효과가 있다. 이때 계속해서 '나라는 생각은 어디에서 일어나는가?' 하고 깊게 묵상하면 '나'라고 하는 것이 실상은 존재하지 않으며, 다만 하나의 허망한 생각이라는 것을 발견하게 된다.

모든 생각이 비워지고 '나'라는 생각까지도 다 사라져 버린 이 의식의 공간을 순수의식이라고 부르건, 영(spirit)이라고 부르건, 신성(divinity), 하늘, 하나님(God), 도(道), 진리, 생명의 근원, 자연 치유력 등 무엇이라고 이름 붙이든 상관이 없다. 이 순수한 의식을 나타낼 정확한 이름, 정확한 말은 없다.

맹자는 "생각이 다 비워지면 성품을 알 수 있고(盡其心者知其性也), 성품을 알면 하늘(God)을 안다(知其性則知天矣)."고 가르치고 있다. 육신에서 일어나는 생각이 다 사라지면 내 안에 온전히 갖추어져 있는 하늘 같은 참생명이 드러난다는 말이다.

성경의 누가복음에 유명한 탕자 이야기가 있다. 탕자가 아버지로부터 분깃을 받아 먼 나라로 여행을 떠나 허랑방탕하게 지내다가 다 망해서 죽기 직전에 마음을 돌이켜 다시 아버지 집으로 돌아와 복을 받는 이야기이다. 이것은 인간의 마음 세계에 대한 비유담이다.

탕자가 밖으로 세상 쪽으로 나가는 것은 곧 내 마음의 방향이 밖으로 향하는 것을 뜻한다. 마음의 방향이 밖으로 향하면 '내가 곧 육신'이 되어 세상 쪽으로 나가게 되고, 육신에서 일어나는 생각을 따라 살 수밖에 없다. 이렇게 되면 탕자처럼 고통만 있다는 것이다. 그러나 마음의 방향을 돌이켜 내면으로 향하면 육신의 생각에서 벗어나게 되고, 내 안의 영, 곧 생명의 신과 하나가 되기 때문에 아버지 집에 돌아온 탕자처럼 생명과 복을 얻게 된다는 것이다.

마음이 밖으로 향하면 내가 육신과 하나가 되므로 필연적으로 죽음이 뒤따르겠지만, 마음이 내면으로 향하면 나는 육신의 한계를 벗어나 영과 하나가 되므로 죽음에서 벗어날 수 있고 영원한 생명을 얻게 된다.

모든 사람의 내면에 지금 분명히 존재하고 있는 그 영이 이 글의 서두에서 말한 완전한 생명의 근원이자 자연 치유 시스템이다. 이러한 자연 치유 시스템과 온전한 생명의 에너지는 지금도 쉬지 않고 우리 내면에서 생명을 살리는 일을 계속하고 있다.

그래서 우리가 내 마음 밖에 있는 육신과 세상을 바라보는 데서부터 마음의 방향을 돌이켜 내 마음 안에 있는 생명의 영을 바라볼 때 참행복과 참생명을 얻을 수 있다. 이것이 곧 '생명의 근원과 하나 되기'이며 '죽음에서 벗어나기'이다.

마음이 밖을 향하면 자동적으로 '이 몸이 나다.'라고 생각하게 된다. 육신의 나에게서 일어나는 수많은 생각과 욕망을 따라 이리 끌리고 저리 끌리며 행복을 찾지만 내 마음 바깥에는 본래 행복이 없다. 세상 가운데서 나를 높이고 나를 나타내려고 애를 쓰지만 결과는 스트레스뿐이다.

생각을 가득 채우고 나를 높이는 것이 고통과 불건강으로 가는 길이고, 생각을 모두 비우고 나를 낮추는 것이 행복과 건강으로 가는 길이다.

　물이 낮은 곳으로, 빈 공간으로 흘러가듯이 생명의 에너지도 낮은 마음, 텅 빈 마음으로 흘러간다.

　생각을 비우고 나를 낮추려면 마음의 방향을 내면으로 돌이켜야 한다. 그리고 '생각이 누구에게서 일어나는가?'를 묻고, 또 '나라는 생각은 어디에서 일어나는가?'를 계속 물으면 모든 생각이 비워지고 나는 저절로 낮추어지게 된다. 이것은 이처럼 쉽고도 단순하다. 그리고 무엇이든지 이루고자 원한다면 그것이 이미 이루어졌다고 믿고 이루어진 모습을 마음의 눈으로 보는 것이다.

건강 Hot Issue

효소와 발효액, 인체에 얼마나 좋은가?

효소란 촉매제로써 스스로는 변화되거나 파괴되지 않으면서 다른 물질의 화학적인 활동과 변화를 촉진시키는 물질이다. 우리 몸에 일어나는 모든 화학적인 반응에 효소는 관여한다. 미국의 효소 연구 선구자라 할 수 있는 의사 에드워드 하웰(Edward Howell)은 효소를 일컬어 "생명체가 생명을 유지할 수 있도록 하는 물질이다. 탄수화물, 단백질, 지방이 건축물의 자재라면 효소는 그 자재들을 가지고 건물을 짓는 일꾼들이다."라고 한다.

효소는 우리가 먹는 음식물의 영양소를 인체 내로 흡수될 수 있는 형태로 분해하는 역할을 한다. 아무리 좋은 음식을 먹어도 효소가 없으면 제대로 소화, 흡수되지 못한다. 음식물의 탄수화물과 단백질 등의 영양분을 효소가 포도당과 아미노산 등으로 분해하면 몸에 유용하게 흡수되어 우리가 활동하는 데 필요한 에너지로 바뀌게 되는 것이다. 뿐만 아니라 효소는 체내의 노폐물이나 불필요한 물질을 배설하는 데도 필수적인 요소이다. 이와 같이 효소는 우리 생존과 건강 유지를 위해 꼭 필요한 것이다.

이 외에도 효소는 체내에서 면역 기능을 높이는 데 도움을 준다. 면역 세포의 작용은 면역 세포 내의 효소에 의해 이루어지므로 면역 효소가 활성화되어 있는 경우 면역력도 높다. 예를 들어 NK세포는 퍼포린이라는 분해 효소로 암세포의 세포막에 구멍을 내고, 또 그 구멍을 통하여 그랜자임이라는 단백질 분해 효소를 분비하여 암세포를 녹인다. 효소는 산소와 이산화탄소를 운반하는 데에도 쓰인다. 적혈구 내의 효소가 산소를 적혈구의 헤모글로빈에 결합시켜 세포에 전달한다. 산소를 분리하여 세포에 전달하고 난 텅 빈 헤모글로빈에 이번에는 적혈구 내의 효소가 이산화탄소를 결합시켜 혈류를 타고 심장을 거쳐 폐로 보낸다. 또한 효소는 알코올, 약 등의 유독성 물질, 노폐물, 불필요한 호르몬 등을 분해하는 작용도 한다.

현대인들의 체내에 효소가 부족한 이유는 동물성 식품, 가공식품 자체가 효소가 부족하고, 또 그러한 음식을 섭취할 때 체내의 효소도 고갈시키기 때문이다. 화학비료, 살충제 등으로 재배한 식재료 또한 효소 결핍의 원인이 된다. 과로와 스트레스, 휴식 부족도 체내 효소를 소모시킨다. 정신적 스트레스 및 육체적 스트레스도 교감신경을 항진시키고 만병의 원인이 되는 활성산소를 대량으로 발생시켜 체내 효소를 소모시킨다. 이와 같은 잘못된 생활 습관으로 효소가 부족하게 되면 먹은 음식의 영양분 흡수율이 떨어지고 체내에 쌓인 노폐물 배출이 어려워진다.

나는 1991년 미국의 위스콘신대학교 의과학센터 연구교수로 있을 때 하워드 루미스(Howard Loomis) 교수로부터 '영양 효소의 지원 체계'라는 주제의 강의를 들은 적이 있다. 한마디로 "화학비료를 사용하지 않고 유기농으로 재배한 가공하지 않은 자연 그대로의 식품, 예를 들면 생야채즙, 생채소, 과일, 정제되지 않은 곡식, 해조류, 견과류 등을 매일 일상생활에서 섭취하는 식습관이 우리 몸의 정상적인 영양 효소의 수준을 유지하는 가장 좋은 방법"이라고 강조하였다. 그는 현재 이 분야 연구에 있어서 세계 최고의 학자라고 평가받고 있다.

시중에는 효소나 발효액 같은 효소 관련 제품들이 많이 소개되는데, 이들이 정말 양질의 효소가 함유되어 있는지 잘 살펴볼 필요가 있다. 이런 제품을 선택할 때는 살아 있는 효모, 곧 효소가 함유되어 있는지 확인할 필요가 있다.

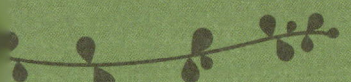

세균이 병을 일으킨다. 발암물질이 암을 발병한다. 잘못된 섭생이 병을 부른다.
음양오행의 부조화가 만병의 원인이다. 척추의 역학적 구조의 잘못이
모든 병의 원인이다……. 질병이 일어나는 원리와 메커니즘을 설명하는
수많은 관점과 이론들이 있다. 이런 이론들은 연극에 비유하자면
몇 개의 중간 장면을 보여 줄 뿐 그 주제와 전체 줄거리를 모두 전해 준다고 할 수는 없다.
사람의 생명과 몸은 헤아릴 수 없을 만큼 많은 요인이 복합적으로
작용하고 있는 것이라서 몇 개의 차원이나 관점만으로는 전체를 이해할 수 없기 때문이다.

자연 치유를 추구하는 세계의 의사들

| 네 번째 이야기 |

고오다와 자연치료 의학

고오다 미츠오(甲田光雄) 의사는 일본 오사카대학 의학부 학생 시절에 만성간염, 소화성 궤양, 만성 대장염 같은 질환으로 병원에서 장기간 입원 치료를 받은 적이 있다. 병원의 약물 치료만으로 완치가 되지 않자 그는 여러 가지 자연요법들을 자신에게 적용하였고, 그 결과 건강을 되찾았다고 한다.

그때부터 서양의학을 공부하면서도 서양의학의 철학과 방법에 대하여 회의를 품게 되었다. 그는 여러 가지 자연치료 의학 방법들을 자기 자신에게 시험하였는데, 한때는 스스로 5년 동안 일반 식사 대신에 완전 생식만 하는 실험도 하였다.

동양에서 오랜 전통이 있는 생식법은 곡류와 야채만을 날것으로 먹는 방법이다. 생식법은 자연과 인간에게 최선의 조화 유지라는 사상에서 출발한 것이지만, 칼로리 영양학의 입장에서 볼 때는 납득할 수 없는 방법이다. 생채식만으로는 하루 800칼로리 정도의 열량밖에 섭취할 수 없으며, 이는 기초대사 열량에도 미치지 못하는 수준이기 때문이다. 그렇지만 고오다는 5년간이나 생식을 계속하였고, 이 생식요법을 통해 그의 건강은 크게 호전되었다. 이때부터 그는 칼로리 영양학을 반대하여 생태학적 영양학을, 서양의학을 비판하여 자연의학(自然醫學) 이론을 제시하기 시작하였다. 특히 임상 경험을 통해서 확인한 바로는 종래의 의학은 건강에 대한 바른 이론, 건강을 지키는 합리적인 방법, 질병의 원인에 대한 통일적이고 전체적인 해석, 질병의 예방 및 치료에 대한 근본적인 해결 방법을 가지고 있지 못하다. 현대 의학은 세균병인설이나 화학요법 같은 매우 국부적이고 제한된 함정에 빠져 있으므로 그 사상과 응용 등 모든 구조가 바뀌어야 하며, 새로운 의학 체계에 의해 대치되어야 한다고 보았다. 그가 보는 새로운 의학이란 인간을 종합적, 총괄적으로 설명할 수 있는 철학에 근거한다. 즉 인체의 여러 가지 기능, 예를 들어 정신과 육체, 심리와 생리, 각 기관과 조직 등을 상호 의존하고 상호 작용하고 상호 제약하는 불가분의 통일체로써 전체적으로 관찰해야 한다. 그의 건강관은 개인 심신의 관계, 그리고 그 개인과 환경이 융화적이고 통일적인 평형 상태를 유지하는 것이다.

　일반적으로 서양의학에서는 환자에게 다양한 증상이 나타나면 대증요법으로 이를 제거하려고 시도한다. 고오다는 이에 반대한다. 그에게서 증상이란 독성, 세균, 물리적 침해와 같은 인체에 해를 끼치는 조건이 나타날 때 심신이 취하는 대응 수단이며, 이러한 증상의 발현을 수단으로 해서 생체를 정상적인 상태로 복귀시킨다. 즉 인체는 수많은 평형 관계 중 한 가지나 그 이상이 어떤 원인에 의해 평형을 상실할 때 다른 2차적인 평형 관계를 희생시켜 본래의 장해를 보상하려는 기전을 갖게 되는데, 이것이 바로 증상이다. 그러므로 그 증상의 강도가 인체에 위협적인 정도가 아니라면 생리적 방어 메커니즘으로 해석되어야 한다. 이런 관점에서 보더라도 증상을 무조건 없애려 하는 서양의학의 대응 태도는 비과학적이다.

　고오다의 전체적 사상과 의학 방법론은 니시 가츠조(西勝造)라는 한 과학자가 정리한 의학 사상에 근거를 두고 있다. 니시는 토목공학자 출신으로 공식적인 의학 수업은 받은 바 없지만 서양의학 사상과 방법을 비판하여 니시의학(西醫學)이라는 독창적인 체계를 만들었으며, 특히 민간 의료 쪽에 큰 영향을 미치고 있다. 니시는 '모든 존재는 하나(一者)'라는 주장을 했던 고대 그리스의 철학자 플로티노스(Plotinos)의 사상을 자신의 학설의 핵심으로 삼고 있다. '인간의 건강이란 그 심신이 완전히 하나를 유지하는 것이며, 건강의 진수는 하나를 유지하면서 각 기관과 조직, 그를 둘러싼 환경을 무(無)로 보는 데 있다.'는 사상은 이 일자설(一者設)로부터 응용한 것이다. 여기서 '무(無)'란 아무 것도 없다는 의미가 아니다. 이를테면 교감신경과 부교감신경이 평형을 이루고 있을 때 인체 내의 각 기관의 위치, 형상, 구조, 기능, 상태 등을 거의 인식하지 못할 정도로 불편함을 느끼지 못한다. 이때는 아무런 통증이나 고통이 없으며 따라서 생각할 것도 느낄 것도 없다. 이러한 상태를 '무'라고 하며, 반대로 인체의 어느 부위에 고통이 있을 때 그 부위에 느낌이 있고 인식이 주어지는데 이를 '유(有)'라고 한다. 모든 사물이 발전하기 위해서는 서로 대립하고 길항하고 부정하는 요소가 필요하며 이를 '유'로 파악한다. 이들 '유'가 갖는 모순, 부정, 대립은 '무'를 매개로 하여 통일되고 새로운 발전 단계로 나아간다. 이 '무'는 '유'가 갖는 대립을 극복하여 새로운 더 높은 차원의 '유'의 존재로 몰아세운다. 곧 세계란 '유'가 '무'로 이행하고, '무'가 '유'로 이행하는 무한의 발전 과정인 것이다.

  그는 의학 철학의 중요한 두 가지 명제인 기계론과 생기론을 뛰어넘어야 한다는 입장을 가지고 있다. 생기론이란 초과학적인 원리를 내세워 생명 현상을 신비적으로 다룸으로써 과학 밖으로 일탈한 오류이다. 그렇다고 기계론을 주장하면 할수록 인간의 통일성, 전체성을 놓치게 되고 따라서 새로운 생기론이 다른 형태로 나타나는 악순환이 계속될 뿐이다. 생기론과 기계론은 동시에 부정되어야 하고, 변증법적으로 통일된 입장에 서야 한다. 변증법이란 결코 양자의 절충이 아니며, 생기론과 기계론을 참으로 지향하여 한 단계 높은 입장에 서는 것이다. 예를 들면 생기론에서는 증상을 초자연적인 생기 혹은 아니마의 작용이라고 보고 자연 치유 능력이나 정신 작용으로 대응해야 한다는 입장인데 반해서 기계론에서는 증상은 곧 질병이라고 보고 기계적인 화학요법으로 대응하고 있다. 그러나 양자 모두 오류이다. '증상이야말로 곧 자기치료 과정이다'가 양자를 극복한 바른 견해라는 것이다.

고오다는 니시의 이러한 사상에서 출발하여 의료에 대한 관점을 정리하고 실천 방법들을 개발하였다. '증상 즉 치료'와 '심신은 하나'가 사상적 핵심이다. 현대 의학은 '증상 즉 질병'이라고 보기 때문에 특히 임상 교과서는 방대하고 혼잡한 질병 목록표처럼 구성되어 있다. 의학의 핵심적 명제는 건강과 질병을 일관하는 법칙을 발견하는 일이고, 의학의 각 분과에서 얻어지는 성과를 인간의 건강이라는 목표에 한 줄로 종합하려는 노력이 기울어져야 하는데도 현대 의학은 이러한 노력이 너무 부족하다. 의학이란 단순히 물리학, 화학, 생물학, 심리학의 성과들을 인간에게 기계적으로 적용하는 학문이어서는 안 되며 인간에 대한 참된 이해의 바탕 위에서 출발해야 한다. 특히 현대 의학은 '심신은 하나'라는 원리에 대한 이해가 너무나 부족하다. "육신으로 표현되지 않은 정신은 없으며, 정신이 구현되지 않은 육신은 없다."가 고오다의 심신론이다. 따라서 모든 불건강의 문제는 반드시 심신일원론(心身一元論)으로 조명되어야 한다. 그는 이론에서만이 아니라 실천과 기술의 응용에 있어서도 나름대로 독특한 원리와 방법을 가지고 있다. 실천의 기술이란 우선 일상생활 속에서 이상적인 건강 상태를 유지할 수 있는 구체적이며 실용성 있는 생활양식이어야 한다(건강 유지 및 증진). 다른 편으로는 어떤 증상이 나타날 때는 희생을 최소화하면서 신속하게 원래의 건강 상태로 회복하는 방법이어야 한다(질병의 치료).

인간의 건강에 관여하는 4대 요인을 인간의 보호(피부), 인간의 양육(영양), 인간의 운영(사지), 인간의 통일(정신)이라는 이념에 근거하여 정리하였다. 이상 네 가지 기능에 과부족이 생기거나 평형을 잃으면 질병의 근원이 되기 때문에 각각을 활성화시키면서도 하나로 조화시키는 일이 건강 유지와 질병 치료의 실천적 핵심이다. 이 이론에 근거하여 구체적인 생활양식과 많은 실천 기술들을 하나의 체계로 묶어 내놓고 있다.

그는 절식과 생식의 의학적 이론과 응용에 대하여 장기간 연구하였고, 임상 경험을 통해 그것의 뛰어난 장점을 증명하였다. 오사카대학의 연구교수로서 절식의 과학적 연구에 대한 그의 성과는 매우 방대하였으므로 절식의 이론과 임상 응용에 있어서 그는 세계적인 개척자로 인정받을 만하였다. 그는 오랫동안 국제절식의학회와 생태학적영양학회의 중심 연구가로 활동하였는데, 이 분야에 대한 그의 연구 성과는 자주 노벨의학상의 심사 대상으로 거론되기도 하였다.

고오다 교수는 한때 오사카 지역에서 건강회관을 운영하면서 주로 지역 주민들에게 보건 교육과 인성 개발 프로그램을 운영한 바 있다. 이 프로그램은 자기암시법, 내관(內觀), 40분 합장법 같은 명상법을 비롯하여 일체의 생활 방식을 망라하고 있다. 그는 말기 암을 비롯하여 수많은 난치병을 치료한 임상 치료 사례를 가지고 있다.

다케구마와 생태주의 의학

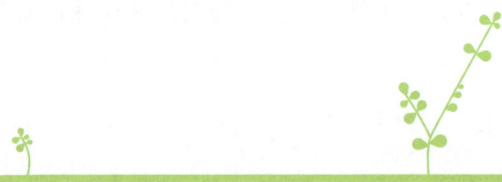

　　다케구마 요시미츠(竹雄宣孝) 의사는 젊은 시절 일본 구마모토대학에서 임상교수로 재직하며 혈액내과를 전공하였다. 대학 재직 기간 중 그는 만성간염에 걸려 여러 차례 병원에 입원한 경험이 있었다. 현대 의학의 방법으로 장기간 치료하였으나 호전되지 않자 그는 치료 방향을 바꾸어 절식, 생채식 등 자연요법을 실행하여 지병으로부터 회복하였다. 이때부터 약물 위주의 서양의학적인 치료와 병원 중심의 의료에 회의가 들었다. 현미경을 들여다보는 생활에 만족할 수 없었다. 그는 대학의 교수직을 사직하고 구마모토 현의 한 농촌진료소에 공의로 부임하였다. 이곳이 지금은 세계적으로 유명해진 공립기쿠치양생원진료소

(公立菊地養生園診療所)이다. 다케구마의 양생 보건 운동의 새 출발이 시작된 것이다.

　오늘날 보건 의료의 문제는 병원과 의학만으로는 해결할 수 없으며 사회와 문화를 변화시키는 생활 운동을 통해서 바르고 효율적으로 해결할 수 있다는 것이 그의 생각이다. '의학은 농업에서, 농업은 자연에서 배우자', '의·식·농(醫食農)은 하나', '한손에 청진기를, 한손에 농기구를'이라는 그의 슬로건 대로 그는 직접 농사를 짓고 가축을 기르며 환자를 진료한다. 건강과 질병의 문제를 환경문제와 한 덩어리로 이해하고 해결책을 구하는 생태주의적 입장을 강조한다. 다케구마는 현대 화학농법과 현대 의학을 반자연적·반생태주의적인 구조로 보고 이를 비판하고 있다. 현대 농업은 주로 화학비료에 의존하는데, 화학비료는 토양을 산성화·황폐화하여 지력의 감퇴 → 병충해의 만연 → 농약 사용의 증대라는 악순환을 초래하여 환경 파괴와 건강 파괴의 위기를 몰고 왔다. 마찬가지로 현대인들은 화학적 식품에 의존하고 자연과 부조화된 생활양식에 따라 생활함으로써 체력의 저하 → 각종 난치병의 만연 → 의약품 소모의 증대라는 구조 속에 있으므로 현대 의학은 무력하기 짝이 없다. 결국 현대 농법과 현대 의학은 이러한 구조에서 벗어나기 전에는 아무리 좋은 농약과 의약품을 개발한다고 해도 농작물의 병충해와 인간의 고질병을 해결하지 못한다. 다케구마는 한때 한국에서 한

의학 수업을, 중국에서 기공(氣功) 수련을 받은 적이 있다. 이때부터 동양의 전통적 자연관과 더욱 친숙해졌다.

그의 생태주의적 사고는 동양의 전통 철학에서 비롯되었다. 그의 우주관과 생명관은 '기(氣)'의 세계관이다. 자연과 생태계의 실재에 대한 최고의 표현은 '기'이다. 기란 생명현상을 만들어내고 유지하는 에너지이며, 우주에 흐르는 생명력의 총칭이다. 사람 몸의 기, 환경의 기, 우주의 기는 별개가 아니고 전체가 하나의 기이며, 우주는 통일된 기의 장이다. 기는 물질로, 물질은 기로 전환될 수 있다. 기란 한마디로 눈에 보이는 물질세계의 배후에 저장된 보이지 않는 힘이라고 정의할 수 있다. 기는 고정된 형태를 취하지 않고 항상 유동하는 흐름이다. 사람의 생명을 낳고 유지하는 근원의 힘은 육신의 배후에 흐르는 기이므로 건강한 기가 많이 모여 흐트러지지 않도록 하는 것이 기의 양생법이 추구하는 목표이다. 천기(天氣), 지기(地氣), 사람의 원기(元氣)가 조화와 통일을 이루어야 한다. 공기처럼 형상화된 천기, 흙·물·식품처럼 형상화된 지기가 오염되지 않을 때 사람 원기의 건강이 보장될 수 있다.

기의 세계란 추상적인 가공의 세계가 아니고 구체적인 에너지의 형상화이다. 기공이란 기를 쌓아 올리는 훈련이다. 기공에서 인체의 생명을 설명하는 이론적 기초는 의념력(意念力)과 심물변증(心物辯證) 이론이다. 의념력은 하나의 힘이며, 일정한 조건하에서 마음과 물질은 상호작용하며 상호 전환한다. 물질이 정신으로, 정신이 물질로 변화할 수 있다. 이러한 상호작용, 상호 전환의 원동력이 바로 기이다. 따라서 육신과 정신은 하나이며, 기의 서로 다른 표현에 불과하다. 기가 생성되는 근원은 사람의 마음과 생각이며, 물질이란 기의 작용에 의한 형상화이다. 인체의 질병이나 불건강은 병적인 기의 형상화이며, 이는 신체나 환경에 대응하는 개인이나 집단의 왜곡된 신념, 의념의 반응이기도 하다. 따라서 질병 치료, 건강 증진을 위해서는 개인과 집단의 건강에 대한 신념을 세우고, 고상한 의념을 구사하는 생활이나 훈련을 통해 병적인 기를 소멸하고, 개인과 환경에 건강한 기를 쌓아 가야 한다. 건강한 신념과 상념은 건강한 기를 생성하고, 건강한 환경은 건강한 기로 전환된다. 따라서 건강한 생각이 건강한 개인과 환경을, 건강한 환경이 건강한 개인과 신념을 만들도록 건강한 기가 매개 역할을 한다.

다케구마의 진료소 활동은 이러한 사상에 근거한 양생 보건 교육이 주가 된다. 지금까지 이곳의 교육 프로그램을 이수한 사람은 일본 전역에서 약 10만 명이나 된다. 이 프로그램 속에는 유기농업에 의한 농산물 위주의 소식과 절식, 환경오염을 막는 생활법, 적당한 노동, 인류 공동체 의식 등이 포함된 일상적 생활양식을 담고 있다. 이 진료소에서 행하는 환자 치료법은 약물 위주의 치료가 아니다. 식이요법, 기공 수련, 약초(herb), 침술 등 자연요법을 우선적으로 적용하며, 경우에 따라 서양의학의 방법을 배합하고 있다.

다케구마는 일본유기농업연구회, 새로운 의료제도를 창조하는 모임, 구마모토 건강을 지키는 부인회 등의 모임을 주관하고 있으며, 마을 주민들과 함께 무농약 유기농업 생산자 그룹을 만들어 유기 농산물 유통센터를 통해 도시의 소비자들과 함께 생활공동체를 조직하고 있다. 대학의 의학 교육이 생물의학 위주에서 벗어나야 하며, 생태학, 농업, 영양학, 사회과학 등이 포함되어야 한다고 그는 생각하고 있다. 따라서 이 진료소에서는 전국의 의과대학생들이 안목을 넓히기 위해 정기적인 프로그램을 진행한다. 학생들이 농업 노동에도 참가하고 주민 교육과정에도 관여하게 한다.

양생원에서는 해마다 연말연시 주민들이 과식, 과음하는 시기를 절식 기간으로 정하고 있다. 이 행사는 이제 유명해져서 일본 전역에서 많은 사람들이 동참하고 있다. 현대병의 원인은 과식과 과잉 소비에서 온다는 문명 비판론에 동의하는 사람들이 많아지고 있기 때문에 이러한 행사가 발전한다고 보고 있다.

몇 년 전 이 양생원진료소에서 국제농촌의학회가 열렸으며, 그 무렵 다케구마는 국제농촌의학회 회장직을 맡은 바 있다. 이처럼 이 진료소는 농촌 의료 운동의 중심지이기도 하지만 사회와 문화를 변화시키는 주민 운동의 중심지이기도 하다.

사이먼튼과 심신의학

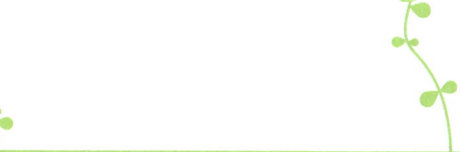

칼 사이먼튼(Carl Simonton)은 의사 생활 초기에 방사선과를 전공하였으며, 주로 암 환자에 대한 방사선치료에 관여하였다. 그는 학생 시절부터 건강과 질병의 심리적 배경에 대하여 늘 관심을 가지고 있었다. 미국 오리건대학 병원의 수련 기간 중에도 심리적 치료법을 시도하곤 하였다. 그가 사용하는 방법의 핵심인 긴장 이완과 시각화 요법의 실험은 이때부터 시작되었다. 시각화는 일종의 상상법으로, 이 방법을 암 환자에 적용한 결과 가끔 놀라운 치료 효과가 있었다.

암의 원인을 해명하기 위해서는 무엇이 암세포를 발생시키는가와 무엇이 면역 체계를 약화시키는가 두 가지 방향을 추적하는 것이다. 사이먼튼과 정신과 의사인 그의 부인 스테파니 (Stephanie Mattheus Simonton)는 마음의 상태와 암 진행과의 관계를 장기간 주의 깊게 관찰하였고, 자신들의 임상 경험을 통해서 암의 발병에 심리적 배경이 크게 작용한다는 사실을 발견하였다. 이들은 암이란 단순히 특정한 물리적 요인이 생물학적 메커니즘에 작용하여 발생하는 것이 아니라고 본다. 물리적·사회적·문화적 제반 조건 속에 가득 찬 부조화와 불균형이 암의 중요 원인이며, 특히 이러한 환경의 영향에 대응하는 개인의 심리 상태가 핵심적 원인이다. 이러한 근원적 사정을 고려하지 않은 채 단순히 수술, 화학요법, 방사선치료와 같은 기술적 치료만 강행한다면 환자에게 도움이 되는 쪽보다 오히려 악영향을 미칠 수도 있다.

사이먼튼 그룹은 마음과 육신이 어떻게 상호 작용하여 변화하는가를 보여 주는 일종의 정신 신체 상관 모델을 개발하였다. 정신적 스트레스가 신체를 변화시키는 생리학적 메커니즘은 확인할 수 없으나 이러한 스트레스가 면역 체계를 약화시키고 내분비계의 균형을 파괴시킴으로써 암세포가 발생할 수 있는 최적의 조건을 형성함에는 틀림없다. 따라서 암 치료의 목표는 스트레스가 암을 일으키고 진행시키는 통로를 추적하여 그 통로를 역으로 활용하는 데 있다. 그 활용 기법은 심신의 긴장을 이완시키는 과정을 거쳐서 암세포가 소멸되어 가는 형상을 상상하도록 하는 내용이다.

　사이먼튼 요법의 특징 중 하나는 환자가 자기 암의 상태를 사실대로 인지하고 스스로가 적극적인 치료의 주체로 나서도록 하는 데에도 있다. 암은 불치병이라는 종래의 통념을 뒤엎고 환자, 가족, 치료자 모두가 암의 극복을 확신하는 믿음을 갖는 데서부터 치료 과정이 시작된다. 이처럼 환자나 관련 구성원이 하나의 신념 체계 안에서 집단적으로 대응하는 태도는 큰 의미가 있다. 이것이야말로 신념의 공명 효과이다. 나아가서 치료자는 환자가 축적해 온 과거의 모든 심리적 문제들을 정기적인 상담을 통해 해결 방안을 함께 모색하며, 환자가 여생의 목표를 설계하는 데까지 인도한다. 이처럼 미래에 대하여 낙관적인 전망을 갖도록 격려하면서 자신이 품고 있는 원한, 적대감, 비애, 공포감 등 치료에 부정적 요인으로 작용할 수 있는 감정들을 지우도록 여러 기법을 구사한다.

　사이먼튼은 암에 대한 정통적 치료법을 완전히 배제하지 않으며 경우에 따라 적절하게 배합한다. 단지 우선적으로 고려하여야 할 조치는 심리적 상태와 생활양식을 교정하는 데 맞추어져야 하며, 전인적(全人的) 치료 프로그램을 세우는 것이다. 이 프로그램 가운데는 긴장 이완과 상상요법 외에도 운동, 식이요법, 카운슬링, 대중 집단치료 등도 포함된다. 지금까지 이 프로그램에 따라 치료받은 환자의 평균 생존 기간은 첨단 의학적 방법으로만 치료받은 환자의 약 2배이며, 미국 전체 암 환자의 3배라고 보고하고 있다. 생존 기간의 연장 이상으로 중요한 것은 치료 불가능이라고 진단받은 환자가 이 요법에 의해서 여생을 보다 적극적이고 의미 있게 보낼 수 있게 됨으로써 삶의 질이 향상되었다는 점이다. 삶의 질 향상뿐 아니라 죽음의 질을 높이는 데도 사이먼튼 방법은 성공적이다. 말기 암 환자가 직면하는 죽음에 대하여 그 본질적 실체를 자각하게 해 주고 환자로 하여금 생명의 근원, 삶의 의미, 여생의 목표를 성찰할 수 있도록 한다. 사이먼튼 그룹이 개발한 일종의 '죽음 다루기' 훈련을 통해서 환자는 늘 죽음과 친숙해지고, 드디어는 죽음을 여유 있게 맞이하게 된다. 이 훈련이 생사를 완전히 초월할 수 있는 의식 수준을 경험할 정도로 발전할 때 가끔 말기 암이 기적처럼 소멸되는 경우도 있다. 사이먼튼 방법의 핵심은 환자의 신념 체계를 전환시키는 것이다. 환자와 치료자의 일치된 신념 체계가 치료의 성패를 판가름하는 주요한 변수이며, 환자의 잠재력을 개발하는 가장 강력하고 확실한 무기이다.

 사이먼튼 스스로는 자신의 우주관이나 생명관을 분명하게 밝히고 있지 않으나 동양의 전통 사상 내지는 신과학의 세계관과 맥락을 함께 하는 듯하다. 마음은 육체 속에 내재해 있기도 하지만 육체와 환경 간의 통로 속에도 내재해 있다. 자연의 질서 속에서 인간 개인의 마음은 생태적·사회적 구조의 더 큰 마음속에 들어 있으며, 이것들은 다시 어떤 우주적 근원의 마음 가운데 포함된다. 이러한 개념은 신(神)이라는 관념과도 대비될 수 있다. 다만 신은 창조자가 아니라 우주의 마음인 것이다. 따라서 개인은 자연 내지 우주라는 전체성 속에서 이해되어야 한다. 사람의 각 구성 성분은 서로 의존하고 교호하는 생명체이며, 나아가서 개인은 자연환경, 사회 환경과 끊임없이 상호작용한다는 의미의 전체성이다. 그러므로 개인은 환경에 의해서 영향을 받는 한편, 환경에 작용하여 이를 변화시킨다. 건강 상태란 물리적·사회적·심리적 조건들이 상호 연관되는 복합적이고 다차원적인 현상으로 표현된다. 질병이란 이러한 복합적이고 중층적인 상호작용 과정에서 초래되는 불균형, 부조화의 생물학적 표현이다. 어떤 의미에서 질병이란 비평형의 상태에서 탈출하는 출구이거나 평형으로 돌려놓으려는 메커니즘의 표현이다. 따라서 질병 내지 증세를 제거하는 것이 반드시 좋은 치료라고 할 수 없으며, 증세는 환자의 근원적 문제를 해결하도록 요구하는 내면의 신호로 해석되어야 한다.

사이먼튼 그룹은 현재 미국 텍사스에서 사이먼튼 암센터를 운영하며, 암 환자를 돕는 정기적 프로그램을 진행하고 있다. 지금까지 이곳에서 훈련받은 약 4000명의 카운슬러들은 미국을 비롯한 여러 나라에서 활동하고 있다.

초프라와 아유르베다 의학

디팍 초프라(Deepak Chopra)는 인도 뉴델리 출신 의사로, 미국 보스턴대학에서 내분비학을 전공한 뒤 한때 이 대학에서 조교수를 지낸 바 있다. 지금은 매서추세츠에서 아유르베다(Ayurveda) 메디칼센터를 운영하고 있으며, 미국 아유르베다의학회 회장을 맡고 있다. 그는 마음과 신체의 완전 건강을 실현하는 '자기 각성 이론'으로 주목을 받고 있는데, 이 이론은 전통적인 인도 아유르베다에 뿌리를 두고 있다. 아유르베다라는 이름은 산스크리스트 어로 생명을 뜻하는 '아유르(ayur)'와 지식을 뜻하는 '베다(veda)'로 이루어졌다. 아유르베다는 의학 역사상 세계 최초로 체계화된 의학으로 알려져 있다. 아유르베다의 철학적 배경은 대개 이러하다. 인간을 포함한 우주의 현상적 존재가 생성되는 근원은 의식의 통일장(unified field of consciousness)이다. 이 의식의 통일장은 시공(時空)을 초월해 있으며, 인간의 두뇌와 언어로 헤아릴 수 있는 것이 아니다. 이 의식의 세계는 창조적 지성을 가지고 있으며, 이 지성은 스스로를 나타내는 성질을 가지고 있다. 이 의식과 창조적 지성을 총칭하여 '마음'이라고 부를 수 있다. 이 창조적 지성은 현상세계를 만들어내는 조직적인 힘을 가지고 있는데, 이 창조적 지성에 신념 체계가 합쳐짐으로써 그 신념 체계의 수준이나 내용에 합당할 만한 세계를 창조한다. 따라서 건강이나 질병의 창조도 모두 마음이 결정적 역할을 수행한다.

모든 질병은 창조적 지성이 비뚤어진 신념 체계에 의해 혼란되게 작용한 결과이며, 건강은 조화로운 작용의 결과이다. 지성이란 단지 사람의 두뇌 속에만 따로 존재하는 것이 아니며, 중추신경계, 세포나 조직 차원, 세포 이하의 수준에까지도 고루 존재한다. 감각기관, 신경세포, 호르몬, 항체, 효소 등도 모두 지성의 나타남이다. 현대 과학은 지성의 표현으로써의 신체 기능과 작용에 관해서는 이해하고 있으나 지성 자체는 이해하지 못한다. 지성이란 마음이며, 우주를 포괄한다. 따라서 모든 질병이나 건강도 우주적인 의식, 우주적인 마음과 관련되어 있다. 사고나 신념은 의식의 지배 아래에 있는데, 사랑, 평화, 안락, 행복 같은 사고는 중추신경계에 작용하여 신경 전달 물질이나 호르몬 분비를 촉진하여 그에 상응한 생리적 상태를 형성함으로써 신체를 건강한 상태로 만든다. 분노, 증오, 원한, 비애는 역으로 면역력을 저하시켜 질병을 초래토록 한다. 따라서 창조적 지성이 조화롭게 작용하도록 하는 것이 아유르베다의 목표이며, 그 기술의 핵심은 균형 유지이다. 인간에 의해 생태계의 균형이 흐트러지게 되면 자연의 여러 부분도 파괴 위기를 맞게 된다. 부분이 건강하기 위해서는 전체로서의 자연과 사이에 균형 잡힌 창조적 지성의 작용이 유지되어야 한다. 현대 의학의 항상성과 아유르베다의 균형론 사이에는 모순이 없다. 이 양쪽의 세계관에 다리를 놓으면 된다. 이 일을 수행한 대표적 연구자가 초프라이다.

그는 아유르베다의 중심이라 할 수 있는 명상법의 수행을 통해 깊은 의식의 세계를 체험한 것으로 알려져 있다. 초프라는 아유르베다의 고전을 서양의학의 내용과 대비시켜 과학적인 언어로 재정리하고 재구성하였다. 아유르베다는 이제 독특한 하나의 실용적인 체계로 다듬어져 있다.

아유르베다의 기본 전제는 다음과 같다. 1. 자연은 창조적 지성을 가지고 있다. 2. 인간은 자연의 한 부분이다. 3. 창조적 지성이 자연과 인간을 유지시킨다. 따라서 아유르베다의 목표는 인간의 건강만이 아니고 창조적 지성을 나누어 가지는 자연 전체의 건강이다. 아유르베다는 음식, 생활 리듬, 행동, 환경, 신념과 같은 다양한 내용을 총괄하면서도 항상 전체와 연관시켜 개인의 문제를 해석하고 있다. 아유르베다 의사는 약초, 여러 가지 정화 요법, 질병 치료 기술 등을 자연의 질서에 순응시켜 구사함으로써 질병 치료와 건강 증진에 대응한다. 아유르베다는 그 실행 과정에 일체 부작용이 없는 장점도 있다. 인간과 자연에 공통된 창조적 지성 차원에서 작용하기 때문이다.

아유르베다는 인간을 자연에 내재된 무한한 힘의 표현체로 보고 있으며, 따라서 그 목표는 영원한 삶, 곧 불사(不死)이다. 그러므로 환자나 의사는 다 함께 질병을 매개로 하여 생명의 완벽한 깨달음이라는 공동 목표를 성취하기 위해 노력한다. 생명의 실상과 본질에 대한 깨달음이야말로 영생의 길이다. 그러므로 아유르베다에서 가장 강조하는 바는 개인과 집단이 생명의 근원인 의식의 통일장과 하나가 되는 체험을 얻기 위해 노력하는 것이다. 이에 대한 성취의 지름길이 '초월 명상'이다. 이 명상 방법은 아주 쉽고 단순하며, 이를 통해 의식의 통일장에 어렵지 않게 도달할 수 있다. 개인이나 집단은 자신들이 각성하는 의식의 수준만한 현실을 경험하게 된다. 이는 다만 개인의 건강이나 행복에만 적용되는 것이 아니다. 현실 세계는 인간 집단의 집합 의식이 형상으로 나타나는 것이므로 만일 인류가 공포, 증오, 탐욕, 전쟁, 질병을 선택하기를 원치 않는다면 대중이 높은 수준의 집합 의식으로 각성하면 된다. 이런 점에 비추어 볼 때 아유르베다는 개인의 건강뿐 아니라 사회의 건강까지를 포괄하고 있다.

아유르베다 의학의 진찰 방법의 하나로 맥진법이 있는데, 이는 그 환자 의식의 각성 수준과 건강 상태를 탐지해 내는 독특한 방법이다. 이 맥진법은 현재의 건강 상태를 알아낼 뿐 아니라 예비되어 있는 미래의 병증을 예측하고 사전에 예방할 수 있는 탁월한 기법이다. 현대 의학으로는 상상할 수 없는 일이지만 이러한 일이 가능한 것은 환자나 의사가 의식의 통일장에서 함께 만날 수 있기 때문이다.

만성 퇴행성 질환자들에게 아유르베다는 특히 유효하다. 아유르베다 프로그램을 적용한 결과 서양의학 방법만으로 치료받은 대조군에 비해 병원 입원 기간이 3분의 1로 단축되었다는 조사 결과가 있다. 미국에서 가장 많은 심혈관계 질환자들에 대한 생화학적 검사 결과도 대조군과 비교해서 현저하게 개선된 성과를 보이고 있다. 특히 마약이나 알코올 중독 환자에 대한 치료에서 아유르베다 프로그램은 탁월한 효과가 있다. 명상에 의한 행복감이 알코올이나 마약에 의한 정신적 충만감보다 뛰어나기 때문이다. 건강을 증진시키고 노화의 속도를 줄이는 데도 이 방법은 매우 효과적이다. 이 프로그램의 실행을 통해 정신적 행복감, 체력, 식욕 및 소화력의 증진, 숙면, 젊어지는 기분을 느끼게 된다. 이와 같은 건강 증세들이 대조군에 비해 거의 두세 배 이상 높다. 집단 명상은 그 지역에 높은 의식의 장을 형성하여 강한 에너지를 통해 사회 환경을 변화시키기도 한다. 명상 기간 중 그 지역의 범죄나 교통사고 발생률이 현저히 감소하거나 넓게는 국제 분쟁의 빈도가 떨어지기도 한다. 이를 뒷받침할 만한 많은 실험 자료가 있다.

  초프라는 급성 세균성 질환, 사고나 기타 응급 질환 등에 대한 서양의학의 뛰어난 장점을 인정하고 있으며, 아유르베다와 서양의학의 배합을 통해 양자가 모두 더 높은 수준으로 발전할 수 있다고 믿고 있다. 그는 또한 인류가 인식의 새로운 패러다임으로 전환하도록 아유르베다가 촉매 역할을 하게 될 것이며, 새로운 의학의 틀이 될 것이라고 주장한다. 아유르베다는 현재 미국이나 유럽의 여러 의과대학에서 연구되고 있으며, 이를 임상에 응용하고 있는 의사도 미국 내에서만 약 3000명에 달한다.

건강 Hot Issue

칼로리 영양학의 진실

　성인의 경우 하루 평균 2400kcal 이상의 열량을 단백질, 탄수화물, 지방, 미네랄, 비타민 등 각종 영양소와 함께 골고루 섭취해야 한다는 것이 칼로리 영양학의 골자이다. 지난 100년간 칼로리 영양학은 불패의 신화가 되어 세계적으로 인류의 식생활에 강력한 영향력을 행사해 왔다.
　사람들에게 "아침은 생야채즙이나 과일로, 점심과 저녁은 현미밥과 채식 위주로 식사를 하는 것이 건강에 좋습니다."라고 일러 주면 십중팔구는 "단백질과 칼로리가 부족하지 않습니까?"라는 반응을 보인다. 그만큼 사람들은 압도적으로 칼로리 영양학에 세뇌되어 있다.
　19세기나 20세기 초와 같이 영양의 절대적 결핍, 결핵과 같은 세균성 전염병이 질병의 중심 유형이던 시절에는 칼로리 영양학이 그 가치를 크게 인정받을 수 있었다. 지구 인류 5분의 1이 과식에 의한 난치병으로 고통받고 있는 오늘날 많은 사람에게 이 영양학은 이제 더 이상 신화가 될 수 없다.
　칼로리 영양학을 가장 신봉하고 있는 미국의 경우, 전체 인구의 3분의 1에 가까운 약 1억 명이 만성질환 때문에 병원을 이용하고 있어 지나친 의료비 부담이 나라 경제를 위협하고 있다는 것은 잘 알려진 사실이다. 1978년 미국 상원의 영양문제특별위원회가 "과잉의 단백질과 지방 위주의 고칼로리 음식이 암, 심장병, 뇌졸중처럼 음식과 관련된 죽음의 병을 유발시키고 있으므로 즉시 20세기 초와 같은 곡채식 위주의 식사법으로 돌아가야 한다."고 보고했던 것은 유명한 일이다.
　지금 한국인의 절반에 가까운 인구가 고지혈증, 고혈압, 당뇨, 비만 같은 대사장애를 가지고 있고, 3대 사망 원인인 암, 심장병, 뇌졸중 환자 수가 빠른 속도로 증가하는 데 있어서 칼로리 영양학이 큰 공헌을 하고 있다는 것을 부정할 수 없다. 이러한 칼로리 영양학의 폐해에서 벗어나기 위한 대안이 바로 생태주의적인 영양학이다. 생태주의 영양학의 골자는 곡채식 위주의 소식이다. 화학비료, 농약, 화학물질로 오염되지 않은 곡식, 채소, 과일, 해조류, 발효 식품, 견과류 등을 주식으로 하는 저단백, 저지방, 저칼로리 음식이 오늘날 대부분 한국인의 건강을 위해서 가장 좋은 식단이라고 말할 수 있다.

나는 1986년 여러 나라의 장수학자들과 함께 일본의 전통적 장수촌인 유즈리하라를 방문한 일이 있다. 그곳은 세계보건기구가 공인한 장수촌으로, 전통적으로 노인 장수자들이 많이 나오고 있어서 그곳의 자연환경과 주민들의 생활양식이 주목을 받아 왔다.

야마나시 현의 깊은 산골인 이 마을은 예로부터 주민들은 전통적 농법으로 농사를 짓고 곡채식 위주의 소식을 하며 낙천적으로 살아왔다. 젊어서 죽는 사람은 거의 없었고 대부분 팔십, 구십이 넘도록 농업 노동을 할 수 있을 만큼 장수한 이 마을에 이변이 생겼다. 1950년대부터 고속도로가 뚫리고 산업 문명의 바람이 불기 시작하자 젊은이들은 대도시로 일자리를 찾아 나섰다. 이들은 장수촌의 전통 음식인 곡채식 위주의 소식 대신에 고기, 계란, 우유, 빵, 가공식품 같은 서양식 식생활 곧 고단백, 고칼로리 식문화에 젖어 살게 되었다. 이러는 사이에 젊은 세대에서는 난치병 환자가 생기고 일찍 죽는 사람들이 늘어났다.

'장수촌 유즈리하라의 단명화(短命化) 교훈'은 국제장수학회에서 세계보건기구에 제출한 보고서의 제목이다. 그 내용 가운데는 "늙은 부모들이 젊은 자식들의 장례식에 참가하는 일이 빈번해졌다."라는 뼈아픈 말이 있다.

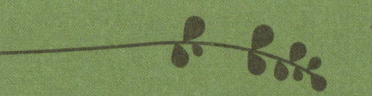

여기에 실린 수십 가지 병증에 대한 자가 치유법들이 병증에 따라
크게 다르지 않은 이유는 모든 병의 뿌리는 피의 독이기 때문이다.
따라서 피에 들어 있는 독을 제거하면 우리 내면에 감추어져 있는
밝은 생명력이 그대로 드러나면서 병증은 다 사라진다.
피를 맑게 하고 혈액순환이 잘 되도록 일상적 삶에서 누구나 쉽게 활용할 수 있는
실천법을 음식, 운동, 마음의 관리, 참고 사항 등 네 부분으로 나누어 설명한다.
그리고 이런저런 만성질환으로 고통받는 환자나 가족에게 도움이 되기를 바라는
마음에서 질환에 따른 저자의 임상 체험 이야기도 소개한다.
병을 고치려 애쓰지 말고 몸과 마음 전체가 변화되기를 믿으며
이 치료법들을 실천한다면 어느새 질병이 사라진 건강한 자신을 발견하게 될 것이다.
인간 전체가 치유되면 이 병은 낫고 저 병은 낫지 않는 일은 생기지 않는다.
따라서 이 병 따로, 저 병 따로 치료할 필요가 없는 것이다.

※ 몇몇 치료 사례와 실천법은 이미 앞에서 언급한 바 있으나
　 질병에 따라 참고하기 쉽도록 다시 정리하여 두었다.

| 전홍준 의사의 자연치료 진료실 |

만성질환과 난치병,
이렇게 하면
쉽게 낫는다

· 음식과 식사법 ·

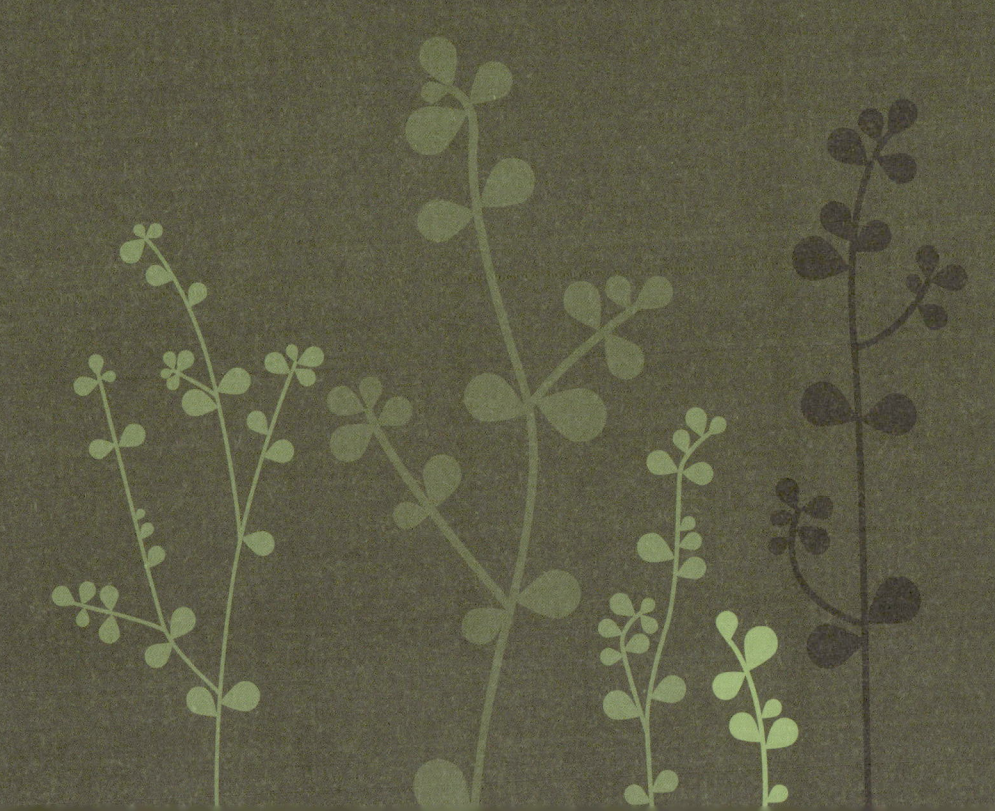

과식 습관을 버리고 곡채식 위주의 소식을 한다. 더 적극적으로는 생채식과 절식 방법을 활용한다.

소식

아침 식사는 생야채즙 또는 야채 과일 발효액이나 생강차 한 잔 정도로 가볍게 한다.

【 생야채즙 만들기 】

될 수 있는 대로 화학비료와 농약을 사용하지 않은 유기농 생채소를 사용한다. 잎채소, 줄기채소, 뿌리채소 등을 각각 몇가지씩 혼합하여 생즙기(녹즙기)를 사용하여 생즙을 만든다. 가능하면 많은 종류의 잎채소와 뿌리나 줄기채소를 혼합해야 필수 영양소가 풍부한 생즙이 된다. 겨울철에 여러 가지 채소를 구하기 어려울 경우에는 당근과 사과만으로 주스를 만들어 음용하는 것도 좋다. 방법은 보통 크기

> Memo
> 〈잎채소〉 배추, 양배추, 시금치, 케일, 양상추, 무청, 쑥갓, 깻잎, 부추, 미나리, 파슬리, 엉겅퀴, 신선초 등
> 〈뿌리·줄기채소〉 당근, 비트, 무, 마, 더덕, 연근, 도라지, 고구마, 셀러리, 야콘 등

당근 2개와 사과 1개를 잘라서 녹즙기로 생즙을 만든다. 찌꺼기는 버리고 즙만 마신다.

  생즙을 만들 때는 회전 속도가 빠른 고속의 믹서기나 주서기보다는 저속의 생즙기(녹즙기)를 사용하도록 권한다. 고속의 기계는 회전 과정에서 발생하는 열이 비타민C 등 좋은 영양소를 파괴할 수 있기 때문이다.

【 야채 과일 발효액 만들기 】

농약과 화학비료로 재배한 채소나 과일, 비닐하우스에서 자란 채소나 과일은 사용하지 않는다. 깨끗한 흙에서 단단히 뿌리를 내리고 대지의 에너지를 흡수한 산야초나 유기농 채소, 과일 등을 재료로 한다. 1년에 봄과 가을, 두 차례 산야초나 채소를 채취하여 발효액을 만드는 것이 기본이며, 될 수 있으면 그 고장에서 제철에 나는 신선한 식물을 사용한다. 봄철에 나는 재료로는 여러 가지 산야초, 나무의 새잎이나 어린잎, 가을철에 나는 것으로는 뿌리, 열매, 과일, 곡류 등을 활용한다.

  재료들을 잘 씻어 물기를 뺀 후 껍질이나 씨 등은 버리지 말고 그대로 가늘게 썰어서 항아리에 넣는다. 그 위에 식물 재료의 무게와 같은 양의 백설탕을 넣고 잘 섞는다. 예를 들어 재료의 양이 10kg 이라면 백설탕도 같은 양을 넣어 깨끗한 손으로 잘 젓는다. 햇볕이 잘 들지 않는 장소, 약 20~22℃에 두고 매일 한 번씩 깨끗하게 씻은 손으로 뒤섞어 약 1주일 동안 발효, 숙성시킨다. 이렇게 하면 재료나 손에 묻어 있던 미생물이 백설탕을 먹이로 하고, 미생물의 침 속에 있는 효소가 숙성, 발효된다. 약 3개월 정도 지나면 백설탕 속의 당분이 천연 포도당이나 과당으로 변하기 때문에 백설탕의 독성은 남아 있지 않으며 우리 몸속에서 소화, 흡수, 에너지 대사, 배설되는 데 유익한 좋은 성분들이 많이 생성된다.

그 후 그물이나 소쿠리 등을 이용해 엑기스를 걸러 낸다. 너무 인위적으로 힘을 주지 말고 자연스럽게 걸러지도록 하고, 보관하기 쉽게 유리병 등에 담는다. 냉장고에 두고 필요할 때마다 물이나 생즙에 타서 음용한다.

【 생강차 만들기 】

농약이나 화학비료를 쓰지 않고 재배한 유기농 생강을 잘 씻어 껍질을 벗긴 후 믹서에 곱게 간다. 유리병에 담아 꿀이나 흑설탕으로 재워 냉장고에 보관한다. 뜨거운 물이나 홍차와 혼합하여 음용한다.

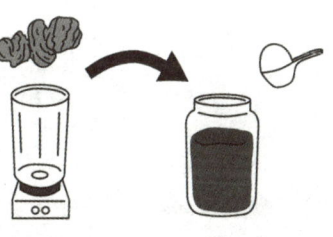

점심과 저녁 식사는 현미밥, 잎과 뿌리를 곁들인 생채소, 해조류, 과일, 견과류, 발효 음식 등을 주로 섭취한다. 화학 첨가물이 들어 있지 않은 자연 조미료로 맛을 낸 반찬을 곁들인다. 된장, 간장, 깨소금, 통깨, 들기름, 식초, 들깨 가루, 마늘 다진 것, 다시마, 멸치 가루 등으로도 아주 좋은 음식 맛을 낼 수 있다. 건강 유지와 개선, 질병 예방을 위한 최선의 식사법이다.

찬물, 고기, 생선, 우유와 유제품, 계란, 백설탕, 흰 밀가루, 흰 쌀밥, 하얀 정제염, 화학조미료 등은 피하거나 주의를 요한다. 물은 되도록 더운물을 마시되 식사 2시간 전부터 식후 2시간 사이에는 마시지 말고, 저녁 식사 2시간 후부터는 마음껏 마시는 것이 좋다. 음식은 될수록 충분히 오래 씹고, 모든 음식에 감사하는 마음으로 즐겁게 식사하는 습관을 가진다.

【 생야채와 해조류 준비하기 】

생야채는 다양한 색깔의 유기농 잎채소 4~5종류와 뿌리나 줄기채소 4~5종류를 골라 잘 씻는다. 각각의 채소를 모두 가늘게 채 썰어 큰 그릇이나 양푼에 담아 섞는다. 볶은 깨소금을 뿌려 간을 맞춘 뒤 살짝 구운 김에 싸서 먹으면 아주 맛이 있다. 볶은 깨소금은 볶은 깨 70%와 볶은 소금 30%를 섞어 만든다. 볶은 깨소금 대신 올리브유와 식초를 혼합한 드레싱, 생과일을 직접 갈아서 만든 드레싱, 들기름, 유기농 겨자 소스 등에 곁들여 먹어도 좋다. 천연 조미료인 식초, 된장, 볶은 소금, 양파, 들깨, 참깨, 마늘, 사과 등을 섞어 믹서로 갈아 만든 소스를 드레싱으로 사용해도 맛이 있다.

생미역, 다시마, 파래, 김 등 해조류는 초장 또는 양념장에 찍어 먹는다.

【 견과류 준비하기 】

호두, 잣, 호박씨, 해바라기씨, 아몬드 등을 준비한다. 땅콩은 쓰지 않는 것이 좋다.

【 현미밥 짓기 】

농약, 화학비료, 제초제를 쓰지 않은 유기농이나 자연농법으로 재배한 현미를 사용한다. 현미야말로 그 중요성을 아무리 강조해도 모자랄 만큼 좋은 음식 재료이다.

밥을 지을 때는 주로 현미와 현미 찹쌀을 1:1 비율로 하고, 여기에 검정쌀, 기장, 수수, 조, 율무 등을 조금씩 넣고, 메주콩, 완두콩, 쥐눈이콩, 강낭콩, 넝쿨콩, 동부, 녹두, 팥, 완두콩 등과 같은 콩류를 약간씩 혼합하여 밥을 지으면 영양도 뛰어나다. 이런 밥 자체가 우리 몸을 살리는 약이 된다고 해도 지나친 말이 아니다. 더 맛있고 영양이 풍부한 밥을 원한다면 감자, 고구마, 호박, 옥수수, 잣, 호두, 버섯 등을 추가해도 좋다. 이와 같은 현미 잡곡밥을 먹게 되면 영양도 아주 뛰어나고 씹는 맛도 좋다.

현미밥은 압력 밥솥을 사용하고 여기에 소량의 죽염을 넣으면 밥이 더 잘 퍼지고 맛도 좋아진다.

생채식

생채식이란 말 그대로 살아 있는 음식, 생명력이 있는 음식을 말한다. 유기농으로 재배한 싱싱한 채소나 곡식, 과일, 해조류, 견과류 등을 불로 조리하지 않고 날것으로 먹는 식사법이다. 생채식 식단은 잎과 뿌리로 균형이 맞춰진 생야채가 중심이며, 여기에 생곡식 가루, 해조류, 과일, 견과류를 곁들여서 먹는다.

생채소와 생곡식, 생과일 등에는 햇빛에 의한 광합성 작용으로 만들어진 엽록소가 많기 때문에 체내에 흡수하여 대사가 될 때 세포 재생작용, 조혈작용, 면역력 증강작용을 높여 준다. 생채소와 생곡식 가루, 과일에는 비타민과 미네랄 등의 필수영양소가 가득하며 약 2000종류가 넘는 살아 있는 효소가 함유되어 있다. 만일 불로 조리한다면 이런 영양소와 효소들은 많이 파괴되고 만다.

생채식을 하는 동안에는 반드시 나체요법, 곧 풍욕을 병행하는 것이 좋다. 생채식 요법의 세계적인 권위자인 일본 오사카대학의 고오다 미츠오 교수의 연구에 따르면, 나체요법으로 피부를 통해 흡수된 대기 중의 질소와 산소가 체내에서 생채소 속의 풍부한 엽록소와 신진대사 작용을 일으켜 세포 재생작용 및 조혈작용을 하는 데 큰 도움을 준다는 것이다. 소나 말이나 코끼리와 같은 초식동물들이 아무런 영양가가 없이 보이는 풀만 먹는

데도 강한 체력과 근육을 지니고 있는 것은 평소 나체요법, 곧 풍욕을 하고 있기 때문이라고 한다. 피부를 통해 충분히 흡수된 질소와 산소가 풀 속의 엽록소와 함께 대사작용을 일으켜 단백질을 형성하고 세포의 생성과 조혈작용을 돕는다는 것이다.

【 생채식의 효과 】

- 세포가 새로운 건강한 세포로 바뀌도록 도움을 주므로 체질이 개선되고 건강해지며 젊어지게 한다.
- 병적인 사람들의 체질은 대부분 산성인데, 생채식을 하게 되면 약알칼리성으로 바뀌어 건강한 체질이 된다.
- 생채식 속에 들어 있는 섬유질은 위나 장의 운동을 촉진시켜 소화·흡수·배설 작용을 좋게 하고, 습관적인 변비가 근본적으로 치유된다.
- 생채식은 창자 내의 해로운 세균을 억제하고 우리 몸에 유익한 미생물을 배양시켜 줌으로써 결과적으로 살균·해독·항암·면역 작용을 증강시킨다.
- 혈액 내의 콜레스테롤과 같은 노폐물을 배설시켜 정상화시킴으로써 고지혈증·동맥경화·고혈압·심장병 등 혈관성 질환과 당뇨의 근본 치료에 특효가 있다.
- 생채식은 몸을 건강하게 할 뿐 아니라 사람의 마음을 온화하고 편안하게 만들어 준다. 육식동물과 초식동물을 비교해 보면 육식

동물은 성질이 급하고 사납지만 생채식을 하는 초식동물은 성질이 유순하고 느긋하다.
- 생채식은 특히 눈빛과 피부를 맑게 하고, 탈모를 근본적으로 치료해 주는 최상의 미용법이다.
- 생채식은 아토피, 알레르기 비염, 관절 류머티즘, 자가면역질환과 같은 난치병을 근본적으로 낫게 해 주는 훌륭한 자가 치유법이다.

아침 식사는 생야채즙 또는 야채 과일 발효액이나 생강차 한 두 잔 정도를 마신다. 점심과 저녁 식사는 잎과 뿌리를 곁들인 생야채, 미역이나 다시마와 같은 생해조류, 현미와 잡곡으로 만든 생곡식 가루, 견과류, 과일 등을 주식으로 한다. 불로 조리하지 않는 생식을 하는 것이다.

【 생야채와 해조류 준비하기 】
소식의 재료와 같다.

【 견과류나 과일 준비하기 】
견과류는 소식의 재료와 같으며, 과일은 제철에 난 것을 먹되 과식하지 않도록 주의한다. 당뇨 환자는 감이나 곶감은 피하는 것이 좋다.

> **Memo**
> **생채식 재료로 쓰지 말아야 할 채소**
> 고사리, 토란, 가지, 버섯 등은 날것으로 먹을 때는 독성이 있으므로 생 재료로 사용하지 말고 반드시 불로 조리해서 먹는다. 그리고 치아가 좋지 않아 생채소를 씹기 어려운 노약자나 어린이들의 경우에는 야채 범벅이나 생즙 등으로 대신할 수 있다.

【 생현미 잡곡 가루 만들기 】

농약, 화학비료, 제초제를 쓰지 않은 유기농이나 자연농법으로 재배한 현미를 사용한다. 현미와 현미 찹쌀을 1:1의 비율로 혼합한다. 잘 씻은 후 하루 정도 그늘에 말려서 방앗간에서 가루를 만든다. 생곡식 가루만을 침과 함께 잘 씹어 먹어도 되고, 물이나 맑은 된장국 또는 두유와 혼합하여 먹어도 좋다. 생곡식 가루 2~3숟가락(밥숟가락 크기)을 따뜻한 물과 혼합한다. 이때 물의 양은 혼합물이 걸쭉하도록 조절한다. 혼합한 것을 50~100회 이상 잘 씹어 먹는다. 음식은 항상 충분히 씹어 음식이 침과 잘 섞이게 해야 한다. 침이 덜 섞인 음식물은 소화, 흡수가 잘 이루어지지 않으니 많이 씹는 것이 좋다.

【 볶은 곡식 만들기 】

생곡식 가루만 먹기 불편한 경우 약간의 볶은 곡식을 곁들일 수 있다. 만드는 방법은 다음과 같다.

정제되지 않은 통곡류(현미, 현미 찹쌀, 검정쌀, 콩, 조, 수수, 옥수수 등)를 준비한다. 성질이 냉한 보리나 밀은 가급적 피한다. 준비한 곡식을 잘 씻어서 찐다. 찐 곡식을 채반에 골고루 잘 펴서 햇볕이나 실내에서 1~2일 정도 말린다. 딱딱해지지 않고 약간 고슬고슬해질 정도로 말려야 볶은 후 아삭아삭하게 씹히고 맛도 좋다. 팬이나 냄비를 달군 후 말린 곡식을 3~5분 정도 볶는다. 현미와 같은 통곡류는 껍질에 섬유질과 영양분이 풍부하지만 인체에는 섬유질을 소화하는 기능이 없다. 곡식을 쪄서 말린 후 볶으면 껍질이 탄화되고 섬유소에 균열이 생겨 영양물질을 녹여 내어 영양이 소화, 흡수되기 쉬운 형태로 바뀌게 된다. 또한 곡식을 볶을 때 생기는 탄산칼륨이 체내의 노폐물, 독소, 기름기를 녹여 내어 정화시키는 효과가 있다. 볶은 곡식을 먹을 때는 강력한 천연 효소인 침과 잘 섞이도록 여러 번 잘 씹어 먹도록 한다.

절식

평소의 식사를 잠시 중단하고 생야채즙, 야채 과일 발효액, 생강차나 감잎차, 죽염, 더운물만 섭취하는 방법을 말한다. 흔히 단식이라고도 한다. 1970년대 절식요법을 추구하는 의학자들이 일본 도쿄에서 국제절식요법학회를 창립하였는데, 이 자리에서 단식과 절식 용어를 구분해서 쓰기로 약속한 바가 있다. 단식이란 정치적·종교적 목적으로 굶는 경우를 말하고, 절식이란 건강을 개선시키기 위한 의학적 목적으로 식사 대신에 야채 주스와 같은 대용식을 섭취하는 경우를 말한다. 사정에 따라 절식 기간을 3일, 5일, 7일, 10일간 등으로 정하고, 절식이 끝난 후에 회복식 기간을 거쳐 정상적인 식사로 돌아간다.

【 절식의 원리와 효과 】

- 절식을 하는 동안에 인체는 그동안 몸 안에 축적하고 있던 영양분으로 살아가게 된다. 칼로리 공급이 갑자기 줄어드니까 인체는 체내에 있는 과잉 영양분, 중간대사 산물, 노폐물, 여러 가지 독성 물질, 노화된 조직이나 세포, 염증 세포, 죽은 세포 등 많은 불순물들을 분해하고 연소시켜 칼로리로 이용하게 된다. 절식을 '쓰레기 재활용' 또는 '찌꺼기 대청소'라고 표현하는 것은 이와 같은 이유에서이다. 그러나 우리 몸의 중요한 기관이나 조직, 세포 등은 절식 기간 동안에도 손상되거나 분해되거나 연소되지 않는다.

- 절식 기간 동안 노화된 세포나 병에 걸린 여러 조직들은 분해되고 연소되어 사라지는 반면에 우리 몸에 필요한 새롭고 건강한 세포의 생성과 발육은 더 빠른 속도로 촉진된다. 절식 기간 동안 혈당치나 혈중 단백질이 정상 수준으로 항상 일정하게 유지되는 이유는 노폐물과 불건강한 세포는 사라지지만 우리 몸에 꼭 필요한 세포와 영양분은 절식 기간에도 체내에서 필요한 만큼 새로 생성되고 재합성되기 때문이다.

- 절식 기간 중에는 간·콩팥·폐·피부 등 배설기관의 노폐물 배출 기능이 더 활발해지고, 세포의 정화 능력이 증가되어 몸속의 노폐물과 독성 물질이 신속하게 제거된다. 절식 기간 중에 오줌을 통해서 배출되는 독소의 농도가 평소보다 대체로 10배나 더 높게 나타나는 것을 보아도 알 수 있다. 절식 기간에는 호흡수가 증가

하고, 오줌 색깔이 어두운 갈색으로 변하며, 악취가 나는 대변이 대량으로 배설되고, 냄새가 나는 땀과 가래나 콧물, 눈곱 같은 점액이 더 많이 배출되는 것을 보아도 알 수 있다.

- 절식 기간 동안은 위나 장과 같은 소화기 계통, 대사 기관들에 휴식을 주므로 절식 기간이 끝난 후 음식물의 소화와 흡수 능력이 더욱 향상되고 몸속에 노폐물의 축적과 정체를 예방하는 효과가 있다.

- 절식을 하고 난 후에 모든 사람이 한결같이 머리가 맑고 눈이 밝아지며 몸이 가벼워진다고 이야기한다. 이는 정신과 신경의 기능도 함께 향상되고 내분비기관의 호르몬 분비가 촉진되고 있기 때문이다.

- 절식하기 전에 세포와 조직에 축적되어 있던 독소, 노폐물, 병적인 세포, 죽은 세포처럼 노화를 일으키는 많은 물질들이 배설된다. 따라서 건강한 세포의 기능이 강화되기 때문에 자연 치유력이 높아지고, 면역력이 증강되며, 인체는 더 젊어지고, 얼굴과 피부와 눈빛이 아주 맑고 깨끗해진다.

【 절식을 해서는 안 되거나 주의해야 하는 경우 】

심한 위·십이지장 궤양, 진행성 폐결핵, 체력이 고갈된 말기 암, 스테로이드를 장기간 복용하고 있는 환자, 인슐린에 의존하고 있는 중증 당뇨, 복수가 있는 간경화, 정신 질환, 치매 환자 등이다.

【 절식 후 주의할 점 】

- 절식 후 약 한 달 동안은 우유 및 유제품, 백설탕, 밀가루 음식, 육류, 생선, 너무 맵고 짠 자극성 있는 음식, 너무 찬 음식, 소화가 잘 되지 않는 거친 음식 등을 삼간다. 떡, 빵, 과자류와 같은 당분이 많은 음식도 피하는 것이 좋다.
- 술, 담배, 커피 등을 삼가고 금욕 생활을 한다.
- 절식 후 회복식 기간부터 약 1개월 동안 과식은 절대 금물이다. 소식을 하면서 식사량을 점차 증가시키고, 음식은 오래 씹어야 한다.
- 절식 기간 동안에 건강이 개선되는 여러 가지 호전 반응이 나타날 수 있다. 일시적으로 두통, 어지럼증, 복통, 구역질, 피부 발진, 전신 근육통 등이 흔히 보이는 증상이다. 이것은 건강이 개선되는 좋은 반응이므로 걱정할 필요가 없으며, 수일 내에 반드시 사라지기 때문에 이런 증세를 억세하기 위해 어떤 약물을 사용할 필요도 없다.

【 절식 후 회복식 】

프로그램	절식 기간	회복식 기간
3일 절식 프로그램	3일간	1일간 미음 → 1일간 죽 → 평소 식사
5일 절식 프로그램	5일간	2일간 미음 → 2일간 죽 → 평소 식사
7일 절식 프로그램	7일간	2일간 미음 → 2일간 죽 → 평소 식사
10일 절식 프로그램	10일간	3일간 미음 → 3일간 죽 → 평소 식사

*회복식 기간과 식사법 원칙을 반드시 지켜야 한다.

【 회복식 기간의 식사 내용 】

- 아침 식사 : 생야채즙 또는 생강차
- 점심, 저녁 식사 :

  미음을 먹는 기간—현미쌀 미음 + 맑은 된장국 또는 청국장국+ 부드러운 나물(호박, 무, 오이, 가지)

  죽을 먹는 기간—현미쌀 죽+된장국이나 청국장국+여러 가지 부드러운 나물+채 썬 생야채+과일, 견과류

〈3일 절식 프로그램 식단〉

	준비식(1일간)	준비식(1일간)	3일간 절식	미음 회복식(1일간)	죽 회복식(1일간)
아침	생야채즙 또는 생강차				
점심	볶은 곡식 또는 현미 잡곡 죽, 국, 나물, 채 썬 생채소, 과일, 견과류	볶은 곡식 또는 현미 잡곡 미음, 맑은 된장국 또는 청국장국, 부드러운 나물	야채 과일 발효액+물, 생야채즙을 수시로 음용	볶은 곡식 또는 현미 잡곡 미음, 맑은 된장국 또는 청국장국, 부드러운 나물	볶은 곡식 또는 현미 잡곡 죽, 국, 나물, 채 썬 생채소, 과일, 견과류
저녁	볶은 곡식 또는 현미 잡곡 죽, 국, 나물, 채 썬 생채소, 과일, 견과류	볶은 곡식 또는 현미 잡곡 미음, 맑은 된장국 또는 청국장국, 부드러운 나물		볶은 곡식 또는 현미 잡곡 미음, 맑은 된장국 또는 청국장국, 부드러운 나물	볶은 곡식 또는 현미 잡곡 죽, 국, 나물, 채 썬 생채소, 과일, 견과류
간식	야채 과일 발효액+물, 생야채즙, 당근 사과 주스, 생강차, 과일, 견과류	야채 과일 발효액+물, 생야채즙, 당근 사과 주스, 생강차		야채 과일 발효액+물, 생야채즙, 당근 사과 주스, 생강차	야채 과일 발효액+물, 생야채즙, 당근 사과 주스, 생강차, 과일, 견과류

〈5일 절식 프로그램 식단〉

	준비식(2일간)	준비식(2일간)	5일간 절식	미음 회복식(2일간)	죽 회복식(2일간)
아침	당근 사과 주스나 생야채즙 또는 생강차		야채 과일 발효액+물, 생야채즙, 생강차, 죽염을 수시로 음용	당근 사과 주스나 생야채즙 또는 생강차	
점심	볶은 곡식 또는 현미 잡곡 죽, 국, 나물, 채 썬 생채소, 과일, 견과류	볶은 곡식 또는 현미 잡곡 미음, 맑은 된장국 또는 청국장국, 부드러운 나물		볶은 곡식 또는 현미 잡곡 미음, 맑은 된장국 또는 청국장국, 부드러운 나물	볶은 곡식 또는 현미 잡곡 죽, 국, 나물, 채 썬 생채소, 과일, 견과류
저녁	볶은 곡식 또는 현미 잡곡 죽, 국, 나물, 채 썬 생채소, 과일, 견과류	볶은 곡식 또는 현미 잡곡 미음, 맑은 된장국 또는 청국장국, 부드러운 나물		볶은 곡식 또는 현미 잡곡 미음, 맑은 된장국 또는 청국장국, 부드러운 나물	볶은 곡식 또는 현미 잡곡 죽, 국, 나물, 채 썬 생채소, 과일, 견과류
간식	야채 과일 발효액+물, 생야채즙, 당근 사과 주스, 생강차, 과일, 견과류	야채 과일 발효액+물, 생야채즙, 당근 사과 주스, 생강차		야채 과일 발효액+물, 생야채즙, 당근 사과 주스, 생강차	야채 과일 발효액+물, 생야채즙, 당근 사과 주스, 생강차, 과일, 견과류

〈7일 절식 프로그램 식단〉

	준비식(2일간)	준비식(2일간)	7일간 절식	미음 회복식(2일간)	죽 회복식(2일간)
아침	당근 사과 주스나 생야채즙 또는 생강차		야채 과일 발효액+물, 생야채즙, 생강차, 죽염을 수시로 음용	당근 사과 주스나 생야채즙 또는 생강차	
점심	볶은 곡식 또는 현미 잡곡 죽, 국, 나물, 채 썬 생채소, 과일, 견과류	볶은 곡식 또는 현미 잡곡 미음, 맑은 된장국 또는 청국장국, 부드러운 나물		볶은 곡식 또는 현미 잡곡 미음, 맑은 된장국 또는 청국장국, 부드러운 나물	볶은 곡식 또는 현미 잡곡 죽, 국, 나물, 채 썬 생채소, 과일, 견과류
저녁	볶은 곡식 또는 현미 잡곡 죽, 국, 나물, 채 썬 생채소, 과일, 견과류	볶은 곡식 또는 현미 잡곡 미음, 맑은 된장국 또는 청국장국, 부드러운 나물		볶은 곡식 또는 현미 잡곡 미음, 맑은 된장국 또는 청국장국, 부드러운 나물	볶은 곡식 또는 현미 잡곡 죽, 국, 나물, 채 썬 생채소, 과일, 견과류
간식	야채 과일 발효액+물, 생야채즙, 당근 사과 주스, 생강차, 과일, 견과류	야채 과일 발효액+물, 생야채즙, 당근 사과 주스, 생강차		야채 과일 발효액+물, 생야채즙, 당근 사과 주스, 생강차	야채 과일 발효액+물, 생야채즙, 당근 사과 주스, 생강차, 과일, 견과류

〈10일 절식 프로그램 식단〉

	준비식(2일간)	준비식(2일간)	10일간 절식	미음 회복식(3일간)	죽 회복식(3일간)
아침	당근 사과 주스나 생야채즙 또는 생강차		야채 과일 발효액+물, 생야채즙, 생강차, 죽염을 수시로 음용	당근 사과 주스나 생야채즙 또는 생강차	
점심	볶은 곡식 또는 현미 잡곡 죽, 국, 나물, 채 썬 생채소, 과일, 견과류	볶은 곡식 또는 현미 잡곡 미음, 맑은 된장국 또는 청국장국, 부드러운 나물		볶은 곡식 또는 현미 잡곡 미음, 맑은 된장국 또는 청국장국, 부드러운 나물	볶은 곡식 또는 현미 잡곡 죽, 국, 나물, 채 썬 생채소, 과일, 견과류
저녁	볶은 곡식 또는 현미 잡곡 죽, 국, 나물, 채 썬 생채소, 과일, 견과류	볶은 곡식 또는 현미 잡곡 미음, 맑은 된장국 또는 청국장국, 부드러운 나물		볶은 곡식 또는 현미 잡곡 미음, 맑은 된장국 또는 청국장국, 부드러운 나물	볶은 곡식 또는 현미 잡곡 죽, 국, 나물, 채 썬 생채소, 과일, 견과류
간식	야채 과일 발효액+물, 생야채즙, 당근 사과 주스, 생강차, 과일, 견과류	야채 과일 발효액+물, 생야채즙, 당근 사과 주스, 생강차		야채 과일 발효액+물, 생야채즙, 당근 사과 주스, 생강차	야채 과일 발효액+물, 생야채즙, 당근 사과 주스, 생강차, 과일, 견과류

운동과 휴식

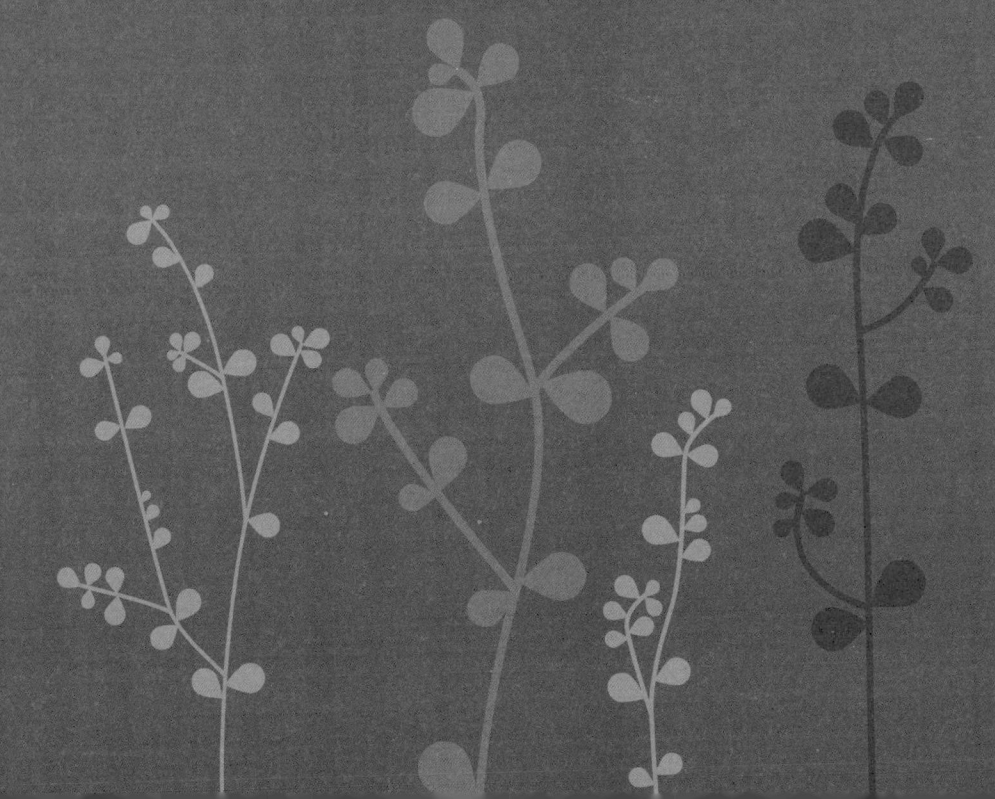

과로하는 습관을 버리고 충분한 휴식과 경쾌한 운동 습관을 유지한다.

햇볕 쪼이며 걷기

운동 중에 가장 좋은 운동 하나만 고르라고 한다면 햇볕을 쪼이며 천천히 걷기이다. 오전 10시에서 오후 1시 사이가 가장 좋은 시간대이며, 이 시간을 이용하기가 어렵다면 다른 시간도 좋다. 30분이나 1시간 또는 2시간 정도 될 수 있는 대로 햇볕을 쪼이며 천천히 무리하지 않고 걷는다. 공기가 좋은 숲속 길이면 더욱 좋다. 힘들지 않고 즐거운 놀이와 같은 걷기여야 하고, 자연환경과 한데 어울려 즐기는 시간이 되어야 한다. 이때 천천히 숨을 내쉬는 호흡법을 같이 하는 것도 좋고, 걸음걸음마다 삶에서 원하는 것이 '다 이루어졌다', '온전케 되었다'와 같은 내용의 자기암시를 스스로에게 속삭이는 방법을 활용하는 것도 좋다. 또는 천천히 걸으면서 자연 속의 대상들에게 말을 걸거나 그 대상 하나하나를 호기심을 갖고 예술 작품을 감상하듯 해도 좋다. 자연의 대상들을 "하나, 둘, 셋……" 하고 숫자 헤아려 가기를 하는 방법도 좋다. 이렇게 하면 마음속의 생각이 현저히 줄어들면서 마음이 고요해지고 기분이 좋아지는 것을 느낄 수 있다.

걷기는 전신운동으로도 최선의 방법이지만 마음속의 불편한 생각과 감정을 털어 버리고 유쾌한 생각과 감정으로 재충전하는 데도 아주 좋은 방법이다.

저녁 일찍 잠자리에 들고 충분히 휴식하기

심신을 쉬게 하는 제일 좋은 방법은 밤에 일찍 잠자리에 들어서 잠을 충분히 자는 것이다. 현대인의 절대다수는 긴장과 과로와 스트레스 때문에 교감신경이 지나치게 긴장되어 있고 부교감신경이 억제되어 있는데, 충분한 휴식이 교감신경과 부교감신경의 불균형을 조화롭게 해결하는 최선의 자기 치유법이다.

잠자리는 오동나무나 편백나무 등으로 만든 딱딱한 평상에 누워서 목에 반달 모양의 경침을 베고 자는 것이 가장 좋다. 이렇게 하면 잠든 사이에도 척추가 자연스럽게 교정되고, 지압이나 마사지와 같은 효과도 있다. 사람은 서서 걸어다니므로 대체로 척추가 굽어지기 쉽다. 따라시 부달구(척추가 비뚤어지는 것)가 일어날 수 있다. 이렇게 되면 신경을 압박하여 통증뿐 아니라 여러 내장 기관의 기능을 위축시키게 된다. 따라서 잠잘 때 척추가 일직선이 되도록 딱딱한 평상 위에서 목에 동그란 반달 베개를 베고 자는 것이 생리적으로 가장 적합하다. 두껍고 부드러운 요

위에서 자면 피부의 기능도 활발하지 못하며, 간이나 신장 기능도 억제되는 것으로 알려져 있다. 딱딱한 평상을 사용하면 피부도 좋아지고, 두뇌도 명석해질 뿐만 아니라 어깨나 목, 등과 허리의 통증이나 굽어 있는 증상도 낫게 된다.

〈방법〉 평상은 두께가 약 1~2cm, 폭 80~90cm, 길이는 180~190cm 정도가 적당하다. 소재는 오동나무나 편백나무나 나왕의 합판 같은 것이 좋다. 평상이 없을 경우에는 담요를 접어서 딱딱한 방바닥에 깔고 자는 것도 좋다. 처음에는 딱딱한 평상에 적응하는 것이 불편할 수 있지만 1주일 정도 지나면 익숙해져서 부드러운 요 위에서 자는 것보다 훨씬 좋다는 것을 누구나 경험한다.

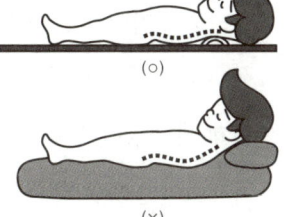

취침 전 반신욕, 수족 온욕, 냉온욕

반신욕, 수족 온욕, 냉온욕과 같은 목욕 요법은 건강 유지를 위해 매우 필요한 방법이다. 현대인들의 건강을 해치는 가장 큰 원인 중 하나가 냉기이다. 특히 밤에 잠자리에 들기 전 반신욕이나 수족 온욕을 통해서 체온을 높이면 심신이 이완되고 기분이 편안해지는 것을 경험할 수 있다. 체온을 1℃만 올려도 면역력이 5~6배 이상 늘어난다는 면역학자들의 연구 결과도 있다.

【 반신욕 방법 】

욕조에 38~42℃ 정도의 더운물을 채우고 하반신만 담그는 목욕법을 말한다. 배꼽 위 상반신은 수면 밖으로 노출함으로써 심장에 열과 물의 압력에 의한 부담을 주지 않고 콩팥 등 하반신 기관만 따뜻하게 덥혀 준다. 목욕 시간은 10~20분 정도 또는 본인이 가장 기분이 좋을 정도로 하되 무리하게 땀을 흘릴 필요는 없다. 처음부터 무리해서 땀이 나올 때까지 탕 속에 있을 것이 아니라 정해진 시간을 지키면서 매일 실행하면 땀이 나지 않던 사람도 서서히 땀을 흘리게 된다. 반신욕을 할 때 땀이 나지 않는 사람은 호르몬 분비가 불균형하다는 증거이다.

  반신욕을 하기 어려운 환경에 있거나 반신욕을 하는 것이 무리인 중환자나 노약자는 손과 발만 따뜻한 물에 10~15분 담가 주어 전신을 따뜻하게 하는 방법도 좋다.

【 냉온욕 방법 】

냉수욕(14~15℃)과 온수욕(41~43℃)을 교대로 행하는 목욕법을 말한다. 온욕만 하는 경우 땀을 너무 많이 흘리게 되면 수분, 염분, 비타민C의 손실을 초래하기 쉽다. 또 체액의 산과 알칼리의 불균형이 일어날 수도 있다. 그러나 냉온욕은 땀 흘리는 것을 막고 산과 알칼리의 평형을 유지시킴으로써 특히 고혈압, 당뇨, 심장병, 관절류머티즘, 신경통, 두통, 감기 등의 병증에 효과가 있고, 피로를 푸는 데도 도움을 준다.

방법은 처음에 냉탕에 1분 들어갔다가 다음에 온탕에 1분 들어가는 식으로, 본인이 기분 좋을 정도의 횟수를 한다. 보통 7~11회 정도가 좋다. 여기서 1회란 냉탕과 온탕을 한 번 왕래하는 것을 말한다. 제일 좋은 방법은 꼭 냉탕에서 시작해서 냉탕으로 끝내고, 시간은 각각 1분씩으로 하는 것이다. 욕조가 하나밖에 없으면 욕조에는 더운물을 채우고 냉수욕은 밖으로 나와서 샤워기로 하면 냉수욕과 온수욕을 교대로 할 수 있다.

척추 교정과 위장관 연동운동 촉진하는 금붕어 운동

딱딱한 방바닥이나 평상 위에서 물고기가 헤엄치는 듯한 동작을 빠른 속도로 하는 것이다. 사람들은 상체를 좌우 어느 한쪽으로 습관적으로 구부리는 경향이 있다. 이때 척추가 좌우로 탈구를 일으킬 수 있고, 심할 때는 척추측만증을 초래하기도 한다. 양쪽 어깨의 높이가 다른 사람들이 많은데, 그것은 대체로 척추

측만증이 있다는 뜻이다. 금붕어 운동을 매일 규칙적으로 실행하면 척추가 비뚤어진 증세가 호전되고, 척추 신경 압박이나 말초신경 마비를 제거하여 전신의 신경 균형을 바로잡을 수 있다.

금붕어 운동은 위나 장에 자극을 주어 위장의 연동운동을 촉진시켜 소화 및 배변 기능도 좋게 해 준다. 또 골수에 자극을 줌으로써 적혈구 생성 기능을 도와 조혈 기능에도 도움을 준다.

<방법> 평상이나 방바닥에 반듯이 누워 천장을 쳐다본다. 몸은 일직선이 되도록 펴고, 두 발끝을 가지런히 놓고, 두 손은 깍지를 끼어 목 뒤에 대고, 두 팔꿈치를 옆으로 펴서 물고기가 헤엄치는 흉내를 짧게 빠른 속도로 반복한다. 1~3분 동안 실행한다.

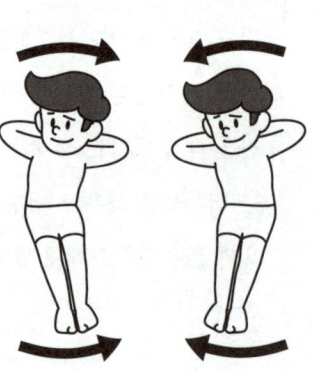

말초 혈관의 혈액순환 돕는 모세혈관 운동(모관 운동)

하루 종일 걷거나 일을 하고 나면 보통 저녁때에 다리나 발이 붓거나 무거워지는데, 이때는 신장도 부담을 받는다. 그런데 취침 전에 모관 운동을 1~2분 동안만 하고 자도 발이 가벼워지며 기분 좋게 잠들 수가 있다. 이 운동은 혈액순환을 도와주므로 고혈압, 동맥경화, 심장병 등을 예방하고, 자기 치유에도 도움이 된다.

취침 전에 1~2분 동안 모관 운동을 매일 하면 얼마나 큰 효과가 있는지 모른다. 아침에 일어나 모관 운동을 하고 하루를 시작하면 손발이 가벼워지고 몸과 마음이 상쾌해지는 것을 느낄 수 있다. 인체의 모세혈관은 전신의 70퍼센트가량이 팔다리에 분포되어 있기 때문이다.

손발을 위로 올려서 미세 진동하게 되면 손과 발의 모세혈관의 순환 작용을 향상시켜 혈액순환을 좋게 한다. 이렇게 하여 심장과 콩팥, 전신의 혈관 계통의 기능을 향상시킬 수 있다. 따라서 고혈압, 심장병, 당뇨, 동맥경화, 파킨슨병, 간질과 발작 등 뇌혈관계 질병의 예방과 치료에 효과가 있다.

〈방법〉 평상이나 방바닥에 반듯이 누워서 경침을 목에 베고 양손과 두 발을 되도록 수직으로 하늘을 향해 높이 올린다. 발바닥은 수평으로 한 뒤 손가락은 가볍게 편다.
이 상태에서 미세 진동을 빠른 속도로 반복하는데, 1회에 보통 2~3분 동안 하면 된다.

합장 합척 운동

합장 합척 운동이란 천장을 보고 바로 누워 양 손바닥과 양 발바닥을 서로 맞댄 상태에서 팔과 다리를 위아래로 펼쳤다 오므렸다를 반복하는 운동이다. 마치 개구리가 헤엄을 치는 형상과 같다.

이 운동은 몸 좌우 양쪽의 근육과 신경의 불균형을 바로잡아주고, 특히 하지와 복부의 근육, 신경, 내장, 혈관을 강화시키는 데 효과가 있다. 이 운동의 효능을 극찬하는 애호가들은 이 운동만으로도 생리통과 자궁근종이 100퍼센트 낫는다고 주장한다. 산모가 아기를 순산하는 데, 자궁암을 예방하는 데 도움이 되는 운동으로도 알려져 있다.

여성들은 아침에 막 잠에서 깨어났을 때 잠자리에서 몇 분 동안, 밤에 잠자리에 들기 전에 몇 분 동안 이 운동을 하는 것만으로도 여성 질환을 예방하고 치료하는 데 특별히 좋은 효과가 있다.

발목 상하 운동

발목 상하 운동을 매일 하면 보행 부족과 운동 부족을 해소해 주고 전신의 혈액순환을 원활하게 하여 건강 상태가 점점 좋아지는 것을 느낄 수 있다.

이 운동에 이용되는 기구는 길이 30cm 이상, 지름 7~12cm 정도의 동그란 통나무이다. 통나무가 없으면 맥주병이나 이와 비슷한 동그란 플라스틱 배트를 대신 사용해도 된다. 처음 시작하는 사람에게는 발목이 통나무에 닿을 때 충격을 완화하기 위해 타월을 감아서 사용한다. 하루 2~3회씩 공복 때나 취침 때 시행하는 것이 좋다. 발목 상하 운동을 계속하면 어느새 혈액순환이 좋아져서 혈압이 정상을 되찾게 되고, 정맥류나 치질이나 무좀도 개선되는 것을 볼 수 있다.

〈방법〉 통나무나 맥주병을 발아래에 놓고 똑바로 누워 취침하는 자세 또는 앉아서 두 다리를 길게 편 자세를 취한다. 그리고 발 뒤쪽 아킬레스 힘줄에서부터 장딴지 사이에 걸친 부분을 통나무 위에 올려놓고 무릎을 편 상태로 한쪽 발을 20~30cm 정도 위로 올렸다가 자연스럽게 통나무 위로 떨어뜨린다. 먼저 오른발을 20~30회 반복해서 떨어뜨리기를 한 다음 왼발도 같은 횟수를 시행한다. 점점 익숙해지면

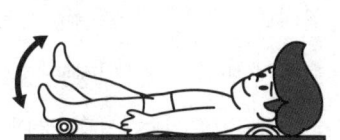

약 50회씩 시행해도 좋다. 처음 하는 사람은 한쪽 발을 5~10회 정도 하고, 반대편 발을 5~10회 하는 식으로 하다가 그 횟수를 점점 늘려 가는 방식으로 한다. 처음부터 무리하게 오래 하지 말고, 자신의 몸 상태에 따라서 가장 기분 좋을 정도로 알맞은 횟수를 정하면 된다. 오른발과 왼발을 교대로 한 번씩 반복하는 방법은 좋지 않다. 그렇게 하면 복근과 대퇴근이 쉽게 피로해지기 때문이다.

전신 좌우 회전운동

전신 좌우 회전운동은 '온살도리'라고 불리는 전통 기공법으로 몸도 고르게, 숨도 고르게, 마음도 고르게 하는 것을 목표로 한다. 이 운동을 규칙적으로 실행해 온 많은 사람들에게서 예상 밖의 놀라운 효과가 확인되었다.

전신 좌우 회전운동의 동작을 살펴보면 마치 무한대(∞) 꼴의 운동을 계속 반복하고 있는 것으로, 무한한 근원 에너지에 접근하고 있다는 느낌을 가져다준다. 마치 원심력과 회전력을 이용한 순환 펌프와 같은 구실을 하여 인체 내에 잠재하는 에너지를 최대한 끌어낼 수 있도록 응축시키고 확대시킨 것처럼 보인다. 그동안 변비, 만성 위장관 질환, 편두통, 디스크 탈출증, 만성 고관절통, 고혈압, 협심증, 불면증, 우울증, 불안신경증, 중풍 속발증 등을 비롯한 많은 만성질환자가 큰 도움을 얻는 것을 보았다. 특히 공부와 업무에서 비롯되는 심리적 억압과 스트레스를 해소하고 긴장을 이완하는 데 이 방법은 매우 효과가 있다. 운동 방법은 다음과 같다.

1. 두 다리를 어깨 너비 정도로 벌리고 서서 양발을 11자 모양으로 평행되게 놓는다. 온몸과 마음의 긴장을 풀고 시선은 눈높이에 둔다.

2. 몸의 무게중심을 왼쪽 다리에만 두면서(이때 자연히 오른쪽 다리에는 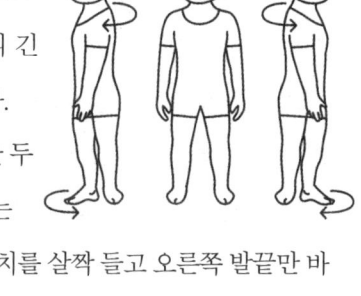 힘이 가지 않는다) 오른쪽 발뒤꿈치를 살짝 들고 오른쪽 발끝만 바닥에 댄 채로 왼쪽으로 90도 돌려(이때 상체는 자연히 오른쪽으로 돌아간다) 발뒤꿈치를 바닥에 놓는다.

3. 다시 그 오른쪽 발뒤꿈치를 살짝 들어 발끝만 바닥에 댄 채 원래의 자리로(발뒤꿈치는 오른쪽으로, 상체는 왼쪽으로) 돌려놓는다.

4. 이제 반대로 몸의 무게중심을 오른쪽 다리에만 두면서(이때 자연히 왼쪽 다리에는 힘이 가지 않는다) 왼쪽 발뒤꿈치를 살짝 들고 왼쪽 발끝만 바닥에 댄 채로 오른쪽으로 90도 돌려(이때 상체는 자연히 왼쪽으로 돌아간다) 발뒤꿈치를 바닥에 놓는다.

5. 다시 그 왼쪽 발뒤꿈치를 살짝 들어 발끝만 바닥에 댄 채 원래의

자리로(발뒤꿈치는 왼쪽으로, 상체는 오른쪽으로) 돌려놓는다.

6. 1~5의 동작을 좌우로 번갈아 가면서 계속 반복한다.

이처럼 매우 쉽고 단순한 방법으로, 남녀노소를 막론하고 누구나 할 수 있다. 이 운동 초기에 더러는 어지럼증을 느끼거나 몸의 병증이 더 크게 드러나 불편할 수 있고, 많은 생각이 떠오를 수 있으나 이러한 현상을 잘 받아들여 느끼면서 계속해 가면 결국은 다 사라지게 된다.

발을 돌리는 각도를 90도라고 했지만 꼭 여기에 맞출 필요는 없다. 이것을 기준으로 해서 자신의 몸 상태에 따라 자연스럽게 하면 되고, 동작 속도도 자신에게 편안한 대로 한다. 다만 처음 시작할 때는 약간 빠른 속도로 진행하는 것이 중심축에 바로 서기가 쉬우며, 나중에는 곧 관성이 생겨 저절로 돌아간다. 30분 이상 계속할 때 호흡과 마음이 고요해지고, 몸도 아주 편안해지는 느낌이 찾아오므로 최소한 30분 이상 하는 것이 좋다. 건강 회복이나 증진을 목표로 하는 경우에는 아침에 한 시간, 저녁에 한 시간씩 하루에 최소 두 시간 이상 실천할 것을 권한다. 몸이 허용하는 한 그보다 더 많은 시간을 할수록 좋지만 그렇다고 무리할 필요는 없다. 무슨 방법이든지 한결같이 꾸준하게 실행하는 것이 중요하다.

이 운동법만으로도 매우 뛰어난 효과가 있지만 자기암시법이나 자기관찰법과 함께 했더니 더 좋은 효과가 있었다. 예를 들면 전신 좌우 회전운동을 하면서 자기가 좋아하는 문구인 '다 나았다', '다 좋아졌다', '다 이루어졌다', '온전케 되었다' 등과 같은 단정적인 내용을 마음속으로 반복해서 속삭일 때 기분이 전환되고 마음이 편안해지는 것을 경험할 수 있다. 또한 운동을 하고 있는 자기 자신의 육체를 다른 사람이나 애완동물을 관찰하듯이 계속 관찰하면서 하는 것이다. 이 방법을 늘 반복하다 보면 모든 생각이 사라지고 마음이 순수하고 고요해지는 것을 경험할 수 있다.

• 마음과 스트레스관리 •

불편한 생각과 감정을 버리고 유쾌한 생각과 편안한 마음을 유지하는 것을 목표로 한다.

호흡법

호흡은 산소를 받아들이고 탄산가스를 내보내는 일을 하므로 생명을 유지하는 데 필수적이다. 또한 긴장을 이완시키는 효과가 있으므로 스트레스를 해소하고 마음을 편안하게 하는 방법으로도 쓰여 왔다.

아랫배로 깊게 숨을 쉬는 복식호흡 대신 숨을 가슴으로 급하게 몰아쉬는 가슴호흡은 신체를 스트레스에 쉽게 노출시키고, 심장박동 수의 증가, 혈관 수축, 근육 긴장과 부정적인 생각에 빠지게 한다. 그러므로 스트레스 해소, 긴장 이완과 맑은 정신 상태를 유지하기 위해서는 천천히 아랫배로 숨을 쉬는 복식호흡, 즉 단전호흡을 해야 한다. 따라서 요가나 기공, 명상뿐 아니라 여러 심신의학적 치료법에서는 항상 긴장 이완 상태로 가기 위해서 기본적으로 이 호흡법을 활용하고 있다. 호흡법을 활용하는 의학자들의 임상 경험에 따르면 기관지천식, 관상동맥질환, 고혈압, 우울증, 불면증을 비롯한 많은 만성질환의 증세가 현저하게 감소되었고, 약물 사용량도 많이 줄일 수 있다는 것을 발견하였다.

  호흡법을 할 때는 편안한 자세로 방바닥 또는 의자에 앉거나 누운 자세를 취한다. 의도적으로 긴장을 풀고 숨을 코로 들이마시고, 코로 내쉰다. 코로 들이마시고 입으로 가늘게 내쉬는 방법으로 해도 좋다.

  숨을 들이마실 때는 풍선이 볼록해지는 것처럼 아랫배가 볼록해지도록 들이마시고, 내쉴 때는 풍선의 바람이 빠지는 것처럼 아랫배가 들어가는 식으로 내쉬는 것을 기본으로 한다. 자신의 의식을 아랫배에 집중하고 깊고(深), 길게(長), 가늘고(細), 고르게(均) 아랫배로 숨을 쉬는 것이 예로부터 전해 내려오는 호흡법의 원칙이다. 솜털을 코끝에 가까이 대도 움직임이 없을 만큼 고요하게 숨 쉬는 것을 권유하지만, 처음부터 너무 무리하지 말고 위의 원칙을 염두에 두되 각자에게 자연스런 호흡이 되도록 한다.

  숨을 내쉴 때 마음속으로 '호(呼)~' 하고, 들이마실 때 마음속으로 '흡(吸)~' 하는 식으로 계속 반복하는 호흡을 할 수도 있다. 숨을 천천히 길게 내쉬면서 '하나~' 하고, 들이마신 후 내쉬면서 '둘~' 하는 식으로 내쉬는 숨의 숫자를 헤아려 가는 방법도 있다.

  이때 내쉬는 숨의 숫자를 천천히 헤아리면서 300까지 헤아리는 호흡법을 매일 하루에 한 차례씩 한다면 놀라운 효과가 있다.

머릿속의 많은 근심과 걱정, 불편한 생각이 모두 사라지면서 마음은 고요하고 평화로워진다. 특히 불면증이나 우울증, 불안신경증, 기타 여러 만성질환자들이 숨 쉬는 숫자 헤아리기를 하루에 한 차례씩 계속한다면 놀라운 효과가 있다.

이러한 호흡법과 자기암시법을 결합할 때 뛰어난 치료 효과가 있다는 것을 의학자들이 확인한 바 있다. 숨을 들이마시면서 마음속으로 '우주의 무한한 치유력이 들어온다~', 천천히 내쉬면서 '완전히 건강해졌다~' 하는 식으로 계속 반복하는 호흡법이 임상적으로 큰 도움이 되고 있다. 이러한 암시법은 본인이 소망하는 어떤 내용의 말이라도 지어서 쓸 수 있으나 이루어지기를 바라는 표현이 아니라 이미 이루어졌다고 믿는 표현을 쓰도록 한다. 예를 들면 '다 나았다', '다 이루어졌다', '영원히 온전케 되었다'와 같은 단정적이며 완료된 상태의 용어를 쓰도록 한다. 이와 같은 호흡법을 1회에 20~30분 정도 매일 아침에 한 번, 저녁에 한 번 정해진 시간에 규칙적으로 실행하면 틀림없이 좋은 효과가 있다.

나는 오랫동안 환자들을 보살피면서 불과 2~3분간의 호흡법만으로도 효과가 있는 방법을 발견했는데, 손톱 마사지 요법과 호흡법을 결합하는 것이다.

손톱 마사지 요법이란 긴장과 스트레스로 교감신경이 흥분되어 있는 많은 현대인들에게 아주 좋은 건강법으로, 방법은 다음과 같다.

1. 손톱 양끝 모서리를 반대쪽 손 엄지손가락과 집게손가락으로 깊게 누르면서 주무른다.
2. 한쪽 손가락을 10~20초 동안 주물러 준다.
3. 약간의 통증이 느껴질 정도로 주물러 준다.
4. 엄지, 검지, 중지, 새끼손가락 등 네 개의 손가락만 하고, 네 번째 손가락인 약지는 주무르지 않는다. 약지에는 교감신경이 많이 분포되어 있기 때문에 약지는 제외하고 나머지 네 개의 손가락만 주물러 준다. 이 네 개의 손가락에 부교감신경이 밀집되어 있으므로 손톱 마사지 요법은 억제되어 있는 부교감신경에 힘을 부여하여 자율신경의 균형을 회복하도록 하는 것이다.
5. 하루에 3회씩 시행하며, 한 번에 2~3분 정도면 충분하다. 발가락도 똑같은 방법으로 주물러 주면 더 좋다. 역시 네 번째 발가락은 주무르지 않는다.
6. 이 요법만으로도 혈압이 조절되고, 면역력이 증강되며, 비만이 해소되는 등 여러 가지 좋은 효과가 확인되었다.

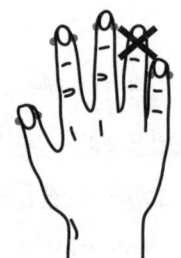

이와 같은 손톱 마사지 요법을 시행할 때 손톱을 깊게 누르면서 숨을 길게 내쉰다. 마치 "휴~" 하고 한숨을 내쉬거나 촛불을 불어 끄는 것처럼 길게 끝까지 내쉬면서 손톱을 약간 아플 만큼 깊게 눌러 주는 방법을 함께 한다. 숨을 더 이상 내쉴 수 없을 때까지 눌러 주고, 숨을 멈출 때 손톱 누르는 것을 멈춘다. 이때 들이마시는 숨이 저절로 들어오고, 다시 두 번째 손톱 끝을 누를 때 똑같이 숨을 "휴~" 하며 끝까지 길게 내쉰다. 이와 같은 방식으로 좌우 8개의 손가락을 누르면서 길게 내쉬는 호흡법을 하는 데 걸리는 시간은 약 3분 정도인데, 짧은 시간 동안 자율신경의 균형을 회복하고 긴장을 이완시키며 면역력을 증강시켜 주는 놀라운 효과가 있다는 것을 확인하였다.

특히 이 호흡법은 불면증, 우울증, 불안신경증, 과민성 소화기 장애, 위식도 역류 장애, 긴장성 두통, 공황장애, 과호흡증, 만성 피로증후군, 만성 호흡기 질환, 심혈관 질환, 각종 암, 자가면역 질환 등을 비롯해서 다양한 만성 퇴행성 질환자들의 증세를 완화시키고 면역력을 증강시키는 데 도움이 된다.

【 호흡법을 할 때 주의사항 】

- 위에서 제시한 호흡법의 실행 지침을 따르되 무리한 호흡은 하지 말고 그때그때 자연스러운 호흡이 되게 한다.
- 숨을 들이마실 때 아랫배가 꺼지게 하고, 내쉴 때 볼록해지는 것

과 같이 거꾸로 하는 역(逆) 복식호흡은 하지 말아야 한다.
- 호흡법은 시작하는 초기부터 효과를 경험할 수 있지만 큰 효과와 변화를 경험하려면 꾸준히 규칙적으로 실행하여야 한다.
- 호흡법 훈련 과정에 여러 가지 심신의 변화가 나타날 수 있는데, 불편한 증세가 나타날 때는 전문가의 도움을 받는 것이 좋다.

손뼉 치며 웃기

어떤 사람이 전쟁 포로로 지금 수용소에 갇혀 있다고 상상해 보자. 언제 죽을지도 모른다는 두려움 속에 떨고 있는데, 갑자기 "자, 이제 석방이다. 너는 이제 집으로 돌아가라."라는 말을 들었다면 기분이 어떠하겠는가? 뛸 듯이 기쁠 것이다. 어떤 암 환자가 절망과 죽음의 공포 속에서 살다가 의사가 "당신은 완치되었소. 이제 염려할 필요가 없소."라고 완치 선언을 했다면 그 환자의 기분이 어떠하겠는가? 어떤 사람이 평생 합격하기를 원하는 어떤 시험에 합격했을 때의 기분을 상상해 보라. 아마 이런 사람들은 저절로 손뼉을 치고 발을 구르며 기뻐하면서 웃게 될 것이다. 우리가 이런 사람들의 기분을 상상하면서 손뼉을 치고 발을 구르며 기뻐하면서 웃는 연습을 해 보자.

여러분의 삶에서 가장 중요하고도 절박하게 해결하고자 하는 문제가 무엇인가? 그것이 어떤 어려운 문제라도 지금 당장 완벽하게 해결되었다고 상상해 보라. 그리고 내가 원하는 일이 지금 이 자리에 다 이루어졌다고 믿고 상상해 보라. 그럴 때 여러분의 기분은 어떠한가? 그런 기분을 느끼면서 지금 힘껏 손뼉을 치고 발을 구르며 "아~ 좋다~ 기쁘다~"라고 소리를 지르면서 웃는 연습을 해 보라. 제일 좋은 자세는 의자에 앉아서 발을 구르면서 손뼉을 치고 큰 소리로 이와 같이 외치면서 웃는 연습을 하는 것이다. 한 번 하는 데 3~5분 정도면 좋다. 특히 절망적인 상태의 환자, 우울증, 불면증, 불안신경증과 같은 환자들, 그리고 어떤 질병이 없는 건강한 사람들도 이 방법을 하루에 세 번씩만 한다면 심신의 건강과 마음의 스트레스 관리에 뛰어난 효과가 있다는 것을 발견하게 될 것이다.

불쾌한 생각에서 벗어나기

마음이 불쾌한 생각들로 꽉 차있는 상태를 스트레스라고 한다. 불쾌한 생각들에 마음이 오랫동안 잡혀 있을 때 건강을 해치게 된다. 불쾌한 생각을 다 비워 버리고 유쾌한 생각만 마음의 공간에 남게 하는 것이 목표이다. 이러한 불쾌한 생각들을 즉시 사라지게 하는 쉬운 방법이 있다.

어떤 불쾌한 생각이 일어날 때 '이 생각이 누구에게서 일어나는가?' 하고 스스로에게 물어보면, '나에게서!' 라는 것을 깨닫게 된다. 그러면 이어서 '나라는 생각은 어디에서 일어나는가?' 하고 물어보면 그 순간 모든 생각이 다 사라져 버리게 된다. 왜 그 불쾌한 생각이 사라지는가 하면 '나'가 모든 생각의 뿌리이자 최초의 생각이기 때문이다. 모든 생각의 뿌리인 '나'에게 주의를 집중하면 '내가 있다'는 생각 외에 다른 어떤 생각도 일어나지 않는다. 이것은 매우 쉽고도 단순하지만 모든 생각을 즉각적으로 사라지게 하는 효과가 있다. 이때 계속해서 '나라는 생각은 어디에서 일어나는가?' 하고 깊게 묵상하면 '나'라고 하는 것이 실제는 존재하지 않으며, 다만 하나의 생각일 뿐이라는 것을 발견하게 된다. 스스로에게 이와 같이 묻기를 계속하면 모든 생각이 비워지고 '나'라는 생각까지도 다 비울 수 있는데, 이처럼 모든 생각이 비워지는 공간을 순수의식이라고 부른다. 이러한 순수의식의 상태가 가장 고요하고 평화로운 마음의 상태이다.

불쾌한 생각에서 벗어나기 위한 또 다른 방법은, 어떤 불쾌한 생각이 일어날 때 '이 생각이 진실인가?' 라고 자신에게 물어보라. 그리고 이 불쾌한 생각이 일어날 때 자기가 어떤 기분인지를 느껴 보라. 그리고 마지막으로 '이 생각이 사라지고 없다면 나는 어떤 존재인가?'라고 물어보라. 이와 같이 어떤 불쾌한 생각이 일어날 때 위와 같은 세 가지 질문을 반복해서 계속 물어본다면 곧 불쾌한 생각에서 벗어나서 마음의 평화를 쉽게 회복할 수 있을 것이다.

긴장이완과 상상법

긴장 이완과 상상법은 대체로 심장박동 수를 느리게 하고 스트레스를 완화시키는 좋은 효과가 있다. 면역계와 내분비계에 작용하여 통증을 완화시키는 등 긍정적인 신체 반응을 가져온다. 이 방법은 누구라도 쉽게 익혀서 곧바로 사용할 수 있을 만큼 단순하지만 그 치유 효과는 뛰어나다.

 다음을 상상해 보라. 얇게 자른 노란색 레몬 한 조각이 당신 앞에 놓여 있다. 물기가 촉촉하게 배어 있고 레몬 씨가 한두 개 박혀 있다. 그 레몬 조각을 포크로 찍어 당신의 코 가까이 가져다가 냄새를 맡아 보라. 어떤 냄새인가? 이제 그 레몬을 입 안에 넣고 천천히 씹어 보라. 어떤 맛인가? 당신이 실감나게 상상을 했다면 벌써 입 안에 침이 고이고, 어쩌면 얼굴이 찡그려졌을지도 모른다. 실제로는 당신 입 안에 지금 레몬은 없고 다만 위와 같이 상상만 한 결과이다.

긴장 이완과 상상법만으로 치료되는 원리는, 환자 자신이 이미 치유되었다는 이미지를 마음속에 상상하고 그리면 그 이미지의 정보가 에너지화하여 마음의 파동체를 통해 몸의 파동체로 전달되면서 몸의 입자에 변화를 가져온다는 것이다. 이때 상상 속의 이미지가 이미 현실로 이루어졌다고 믿는 믿음의 확신성 정도만큼 치료의 효율성도 높다.

〈긴장 이완과 상상법의 실행 순서〉
1. 조용한 장소에서 편안한 자세를 취한다. 앉아도 좋고 누워도 좋다.
2. 천천히 아랫배로 숨쉬기를 한다.
3. 숨을 천천히 길게 내쉴 때마다 '긴장이 이완된다.'라고 속으로 말한다.
4. 머리에서 발끝까지 전신의 긴장이 풀리는 것을 상상한다.
5. 다음에는 즐거운 자연환경 속에 있는 자신의 모습을 그려 본다. 어느 곳이라도 편안하게 느껴지는 곳이면 좋다. 2~3분간 이곳에서 편안히 있는 모습을 그려 본다.
6. 만일 암 환자라면 암이 자신의 몸 어느 부위에 존재하는지 그 모습을 떠올리며, 암은 아주 나약하고 혼란된 세포로 구성되어 있다고 상상한다. 그러나 자신의 면역 체계와 자연 방어력은 강력하여 암세포를 완전히 제압하고 녹여 버린다고 믿고 상상한다.

7. 지금 화학요법이나 방사선 등 어떤 치료를 받고 있다면, 그러한 치료가 암을 완전히 제압하여 체내에 암은 남아 있지 않고 건강한 세포는 더욱 건강해진다고 상상한다.
8. 어딘가에 통증이 있다면 통증 부위로 백혈구 군단이 흘러들어가 통증을 사라지게 하는 상황을 그린다. 몸의 문제가 무엇이든지 다 소멸되고 신체가 차츰 회복되어 가는 모습을 그린다.
9. 이제 어떤 병도 없는 건강한 몸으로 회복되었고 활기가 넘치는 모습을 그려 본다.
10. 다음에는 자기 생애에서 참으로 이루고 싶은 목표를 떠올린다. 그 목표 또한 달성되어 가족이나 친구들과 함께 기뻐하는 모습을 그려 본다. 건강 회복과 삶에서 승리를 이룬 자기 자신에게 찬사를 보낸다.
11. 이제 눈을 뜰 준비를 하며 자기가 지금 있는 방을 의식한다.
12. 눈을 뜨고 평상시 활동으로 돌아간다.

이와 같은 긴장 이완과 상상법이 잘 안 되는 사람은 자신이 원하는 바가 이미 이루어져 있는 모습을 그림으로 그려 놓고 늘 가까이에서 그 그림을 바라보면서 '이 그림이 바로 나의 모습'이라고 믿고 그 이미지를 마음속에 각인시키는 방법을 쓸 수도 있다. 그 그림을 벽이나 천장에 붙여 놓고 늘 바라볼 수도 있고, 그 그림을 몸에 지니고 다니면서 수시로 꺼내 볼 수도 있다. 이외에도 어떤 식으로든지 자기가 원하는 바가 이미 이루어졌다고 확실히 믿기만 하면 된다.

　긴장 이완과 상상법은 다만 건강을 개선시키는 데만 쓸 수 있는 것이 아니라 무슨 일이든지 본인이 지금 구하고 원하는 일에는 다 활용할 수 있다. 왜 이런 일이 가능한가 하면 나의 내면에는 지금 이대로 완벽한 치유 시스템과 온전한 생명이 다 갖추어져 있기 때문이다.

　긴장 이완과 상상법은 암, 에이즈, 만성 통증, 스트레스, 자가 면역질환, 고혈압, 심장병, 비만, 기관지천식, 만성 피부질환, 외상 후 기능장애, 관절염, 소화성 궤양 등 여러 만성질환에도 효과가 있다.

【 긴장 이완과 상상법을 할 때 유의사항 】
- 환각 상태에 있는 정신질환자에게는 사용해서는 안 된다.
- 하루에 2~3회 규칙적으로 꾸준히 실천하되 원한다면 몇 차례라도 반복할 수 있다.
- 치료자나 다른 사람이 방법의 순서를 읽어 주면서 유도할 수도 있고, 준비가 되었다면 혼자 해도 좋다.
- 치료 과정에 과거의 정신적 충격이나 상처를 건드릴 수 있으므로 이에 대한 대비가 있어야 한다.

빛의 명상

프랑스 의사 고드 프로이가 처음 제안한 방법으로, 앞에서 소개한 '긴장 이완과 상상법'의 하나이다. 환자, 가족, 치료자가 이 방법을 함께 한다면 공명 파동을 일으켜 상승효과를 기대할 수 있다. 환자나 가족, 치료자가 늘 함께 같은 장소에서 연습해야만 하는 것은 아니다. 서로 다른 장소에서 연습하더라도 자주 하되 연습이 끝난 직후에도 빛의 이미지가 계속되도록 노력을 할 필요가 있다. 빛의 명상법은 다음처럼 매우 쉽고도 단순하다.

1. 편한 자세로 앉아도 좋고, 환자의 경우는 누워서 해도 좋다. 처음에는 눈을 가볍게 감는 편이 좋으나 숙달이 된 뒤에는 눈을 뜨고 해도 상관이 없다.
2. 심신의 긴장을 이완시킨 후 아랫배로 천천히 자연스럽게 호흡을 한다. (약 1분간)
3. 이제 호흡에 대한 생각은 잊어버리고 밝고 영롱한 빛이 자신의 머리 위에서 정수리를 비추고 있다고 상상한다. 그 빛의 색깔은 자신에게 편안함을 주는 색깔이라면 무슨 색이든 상관없다. (약 1분간)
4. 이제 그 빛이 정수리를 통해서 머릿속으로 스며들어 온다. 머리 내부는 빛으로 가득 차 있다. (약 1분간)

5. 빛은 목을 통해 양쪽 어깨로 흘러가 손가락 끝까지 가득 채우며, 다시 목을 통해 흘러내리는 빛은 온 가슴을 가득 채운다. 머리에서 가슴까지 온통 빛뿐이다. (약 1분간)

6. 빛은 가슴에서 배로 천천히 흘러내려 복부를 가득 채운다. 머리에서 배까지 온통 빛으로 충만해 있다. (약 1분간)

7. 빛은 이제 양쪽 대퇴부를 타고 두 다리로 흘러내려 간다. 이제 머리끝에서 발끝까지 온몸은 오직 영롱한 빛으로 충만하다. (약 1분간)

8. 빛만 존재할 뿐 이제 내 몸은 없으며, 내 몸이 없으니 자연히 병도 없다. 있는 것이라곤 오직 빛뿐이다. (약 1분간)

9. 이제 이 빛은 모든 방향으로 확산되면서 밖으로 흘러 나간다. 한없이 멀리 퍼지는 빛이 온 우주를 가득 채운다. 이제 우주는 오직 맑고 고요한 빛으로 충만해 있다. (약 1분간)

10. 이제 내 몸도 어떠한 물질도 없으며 영원히 계속될 생명의 빛만 가득하다. 자, 이 빛이 바로 나의 참생명이다. (약 2분간)

11. 이제 온 우주가 하나의 생명이므로 모두를 용서하고 받아들일 수 있으며, 이제 온 우주가 바로 내 생명이므로 모두를 무조건 사랑할 수 있다. 큰 사랑이 담긴 생명의 빛이 온 우주로 한없이 멀리 퍼져 나가고 있는 인상과 느낌을 가진다. (시간제한 없음)

눈을 뜬 후에도 연습하는 동안과 같은 빛의 이미지와 사랑의 느낌을 계속 간직하도록 하는 것이 이 연습의 목표이다. 가장 이상적인 것은 연습을 자주 되풀이하여 하루 24시간 한순간도 놓치지 않고 이 느낌 속에 있는 것이지만, 그것이 힘들다면 적어도 아침에 일어난 직후와 밤에 잠자리에 들기 전 반드시 이 연습을 하는 것이 좋다. 잠들기 전의 마음 상태는 아주 중요하다. 잠들기 직전의 마음이 잠자는 동안 의식 흐름의 방향을 결정짓기 때문이다. 마치 마른 논에 물을 댈 때 물꼬 방향을 어디로 돌려놓는가에 따라 물의 흐름이 달라지듯이 말이다.

지난 몇 년 동안 이 방법으로 환자들을 안내해 보았는데 거의 모든 환자가 이 방법을 아주 좋아했고, 실제로 치료에도 큰 도움이 되었다. 생명의 근원과 하나가 되는 것은 몸이 아픈 환자에게만 도움이 되는 것은 아니다. 일상생활 가운데서 갖가지 형태의 고통들을 덜어 주는 데도 이 방법이 큰 도움이 된다는 것을 발견했다. 사실 몸의 질병이나 교통사고, 생활상의 다양한 고통들, 이러한 것들은 겉모양만 다를 뿐 한결같이 나의 어두운 신념이 서로 달리 투영된 것에 불과하다. 모두를 하나의 생명의 빛으로 간주하며, 모두를 내 생명처럼 사랑할 수 있는 마음이 마련된다면 그때부터는 고통에서 풀려날 수 있는 직관적인 지혜와 구체적인 방법이 현실로 나타날 것이다. 더불어 마음으로부터 저절로 우러난 사랑의 파장을 세상 한가운데로 확산시키고 있을 때는 이미 행복한 존재가 되어 있는 자신을 발견할 것이다.

40분 합장법

양 손바닥을 마주 합해서 행하는 동작이라서 합장법이라 한다. 중지는 적어도 두 번째 마디까지, 나머지 손가락은 첫 마디까지 서로 떨어지지 않도록 한다. 손의 위치는 얼굴 높이에 두고 가능한 합장한 팔을 수직으로 똑바로 한다. 이 자세를 40분 동안 유지하는데, 이 방법은 일생에 한 번만 해도 도움이 될 정도로 좋은 방법이라고 한다. 매일 일정한 시간에 규칙적으로 실천한다면 뛰어난 효과가 있다.

합장한 손의 위치를 얼굴 높이에 두는 것은 팔꿈치를 심장보다 높게 올림으로써 혈액순환을 돕기 위해서다. 인체의 혈액순환 시간은 1회에 19~23초로, 100회 순환을 목표로 하면 1900~2300초가 소요된다. 그런 까닭으로 합장의 자세를 40분 동안 유지하는 것이다.

합장의 자세는 척추를 축으로 하여 인체의 좌우대칭이 균형 상태가 되도록 한다. 자세도 바르게 되고, 교감신경과 부교감신경의 균형도 잡히며, 체액도 산성과 알칼리성의 중화 상태가 된다.

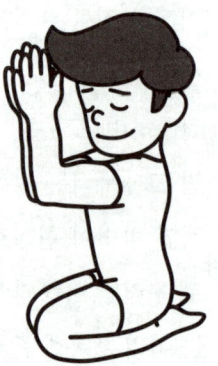

40분 합장법을 하는 동안 앞에서 소개한 빛의 명상법을 적용하는 것도 좋다. 곧 손이

라는 안테나를 통해서 하늘로부터 밝은 빛이 흘러들어와 그 빛이 내 몸의 어두운 병적 요소들을 모두 밝은 빛으로 바꿈으로써 전신이 빛으로 가득 차게 되는 이미지를 상상하는 것이다.

신념 요법

자신이 믿고 있는 종교와 신앙, 철학적 신념이 무엇이든지 자신의 신념 체계에 따라서 기도하거나 어떤 문구, 주문, 노래 가사를 지어서 활용할 수 있다. 중요한 것은 마음 가운데 의심의 여지가 없는 확실한 믿음이 있어야 효과가 있다. 믿는 척하거나 믿도록 노력해야지 해서는 효과가 없다.

기도의 말이나 문구를 쓸 때는 '나를 낫게 해 주십시오.' 나 '낫게 해 주시기 바랍니다.', '앞으로 낫게 될 것을 믿습니다.' 가 아니라 '이미 나았음을 믿습니다. 그러니 감사합니다.' 와 같이 다 이루어졌다는 완료형의 단정적인 말을 쓰는 것이 좋다. 치료가 이미 완결되었다고 믿고 선언하는 것이다. 사실 몸은 지금도 아프지만 마음속으로는 다 나았다고 믿는 것이다. 약을 쓰거나 의학적인 방법을 계속하더라도 마음속으로 병은 나았지만 더 건강해지기 위해서 자기 관리를 한다고 생각을 질병에서 건강 증진 쪽으로 돌려놓는다.

이 믿음에서 후퇴하지 않는 하나의 방법은 '이제 병이 다 나았으니 내 인생에서 참으로 이루고자 하는 목표와 꿈을 향해 나아간다.' 하고 관심과 주의를 몸의 병으로부터 벗어나서 더 큰 목표 쪽으로 옮겨 놓는다. 이와 같이 마음속에서 믿음이 일어나게 하고, 또 자신에게 맞는 목표를 발견하여 현실로 이루도록 도움을 줄 수 있는 가장 효과적인 도구 중의 하나가 아바타 (Avatar) 프로그램이다.

아바타 프로그램은 미국의 교육심리학자 해리 팔머(Harry Palmer)에 의해 개발된 후 지금 전 세계적으로 광범하게 실행되고 있다. 아바타 프로그램에는 '몸 다루기 런다운'이라는 기법이 있다. 이것은 자기를 육체와 동일시하게 만드는 신념, 곧 '이 몸이 나다.'라고 의심할 바 없이 믿고 있었던 그 믿음이 다만 하나의 생각이었음을 깨닫게 해 준다. 그리고 원한다면 몸과는 떨어져서 독립적으로 존재하고 기능하는 방법도 알려 준다. 자기가 물질적인 육체가 아니라 진실로는 비물질적인 영적 존재임을 체험할 수 있게 되는 것이다. 생명의 본성은 결코 죽음이 없는 영생의 존재임을 자각하게 해 준다.

몸 다루기 런다운 기법은 또 실제로 자신의 몸 안에 심어 왔던 바람직하지 못한 지각이나 감각을 규명해 내도록 도와준다. 불쾌한 몸의 감각이 몸으로부터 오는 것처럼 느껴지는 것이 사실은 착각이었음을 알아차리는 것이다. 그 결과로 몸은 더 이상 몸에 해로운 신념이나 판단에 의해 조화 상태를 잃지 않게 된다. 자신이 몸속에 불쾌한 감각을 스스로 심어 왔음을 깨닫게 되면 이제는 원하는 감각으로 되돌려 놓을 수 있다. 이때 놀라운 치유가 일어난다.

화해와 축복의 산책

이 방법은 아바타 프로그램 제1부에서 발췌한 것으로, 제대로만 한다면 기적 같은 효과를 얻을 수 있다. 장소는 산길이나 숲길 또는 계단을 오르면서 하는 것이 좋다. 한 걸음 한 걸음 의도적으로 걸으면서 아래 방법대로 해 나가기만 하면 아무 데서나 연습해도 된다. 이것은 삶 전반에 관하여 또는 어떤 특별한 상황이나 특정인에 관해서도 적용할 수 있다. 방법은 다음과 같다.

1. 먼저 걸어갈 방향과 목표 지점을 정한다.
2. 목표 지점을 향해 나가는 걸음마다 자기가 두려움이나 노여움이 동기가 되어 했던 행동, 가졌던 생각 또는 의도를 속삭인다. 무엇이든 말하기 싫은 또는 죄의식을 느끼는 행동, 자신을 합리화하려는 신념이 있는 행동 또는 변명할 필요를 느끼는 행동 모두를 포함시킨다. 또한 마땅히 했어야 하는데 하지 않았던 행동도 모

두 포함시킨다.

3. 목표 지점에서 '시간의 길이'에 대해 깊이 생각해 본다.
4. 돌아오는 걸음마다 누군가를 생각하며 "행복하게 잘 지내라."고 축복의 말을 속삭인다.
5. 과거의 모든 생각과 사건들을 놓아두고, 현재의 모든 상황이나 사물에 대하여 감사하며 바라본다.

묶인 주의에서 풀려나기

이 방법도 아바타 프로그램 제1부의 내용에서 발췌한 것이다. 이것을 평소에 늘 활용하면 육체적·감정적 치유에 큰 도움이 된다. 주의가 묶여 있는 곳으로 주의를 보냈다가 거두어들이기를 반복하면 그곳에 고정되어 있던 주의가 회수된다. 대개 그런 과정은 느닷없이 이루어지며, 아래와 같은 결과를 하나 또는 그 이상 얻게 된다.

- 그곳을 어느 순간 꿰뚫어보게 된다.
- 어떤 해결책이 나타난다.
- 그곳이 그저 몽땅 사라져 버린다.
- 고통이 사라진다.

- 괴로움이 홀연히 사라지거나 감정이 평온해진다.
- 과거의 충격이 발산된다.
- 관점이 변화한다(중요성의 순위가 바뀜).

방법은 다음과 같다. 자기 삶에서 어떤 민감한 부분을 하나 골라낸다.

1. 그곳을 아주 자세히 묘사하되, 자기의 주의가 거기에 집중될 때까지 한다.
2. 주변에 있는 어떤 것을 자세히 묘사하되, 자기의 주의가 앞서의 민감한 곳을 떠날 때까지 한다.
3. 이렇게 왔다 갔다 하기를 위의 결과가 한 가지 이상 나타날 때까지 반복한다.

* 이 과정은 상당히 긴 시간 계속할 수 있도록 준비해야 한다. 이것은 지난 상처를 건드릴 수 있으며, 잘 안 된다고 해서 포기해서는 안 된다. 여러분 자신은 그것보다 강하다. 끝을 보도록 하자.

감사의 마음 회복하기

이 방법은 《생명의 실상》 가운데 있는 '감사행(感謝行)'에서 힌

트를 얻어 조금 변형시킨 것이다. 낮에 해도 괜찮지만 이왕이면 밤에 전깃불을 끄고 촛불 하나만 밝히고 고요한 가운데 그 촛불을 바라보면서 감사의 마음 회복하기를 실행한다면 더욱 효과적일 수 있다.

이 연습의 목표는 먼저 자신의 부모에 대해 진심으로 감사하는 마음을 회복하고, 이어서 배우자나 다른 가족 그리고 더 나아가서는 모든 불편한 감정의 대상을 다시 사랑하고 감사하는 마음을 갖는 것이다.

방법은 다음과 같다.

1. 편한 자세로 앉아 촛불을 바라보면서 먼저 자신의 부모에 대해 감사하는 마음으로 "아버지, 감사합니다. 어머니, 감사합니다."를 반복해서 큰 소리로 말한다. 만일 당신이 절실한 마음으로 이 말을 하고 있다면 뜨거운 눈물이 쏟아질 것이다.
2. 부모에 이어서 배우자나 가족, 그리고 평소 불편한 마음을 가졌던 대상에 대해서도 똑같이 감사하는 마음을 가지고 "아무개씨, 당신을 사랑합니다. 감사합니다."라고 반복하면서 큰 소리로 말한다.
3. 일단 시작하면 한 시간 이상 계속하는 것이 좋다.

이 방법을 직접 실행해 보지 않고 머리로만 상상해서 '설마

그럴 리가?' 하고 의구심을 가져서는 안 된다. 말과 뜻이 가져다 주는 힘은 대단히 크다는 것을 알아야 한다.

자비심 연습

자비심 연습은 아바타 프로그램 제1부 '다시 떠오르기'에서 발췌한 것이다.

 이 연습은 '자기 자신에게 정직해지는 것이 남들에 대한 자비심으로 이어진다'는 원리에서 만들어졌다. 자비심 연습을 자주 하다 보면 누구나 스스로 마음이 평화로워지는 효과가 있다. 많은 사람들이 이 연습을 하게 된다면 세상 가운데 자비심을 증가시키는 효과도 있을 것이다. 자비심, 곧 사랑이란 어떤 대상이 변화해 갈 수 있도록 공간을 마련해 주려는 적극적인 의지의 표현이기 때문이다.

 자비심 연습은 어디든 사람들이 모여 있는 곳(상가, 공원, 직장, 학교 등)에서 할 수 있다. 다만 상대의 눈에 띄지 않게 좀 떨어져서 하는 것이 좋다.
 부부 또는 가족이 서로의 이해를 높이기 위해서 함께할 수도 있고, 자기의 기억 속에 지금도 남아 있는 과거의 적대적인 사람들이나 마음속으로 거부감을 주는 사람들에 대해서도 이 연습을 할 수 있다.

같은 사람에 대해 다음과 같이 다섯 단계 모두를 연습한다.

- 첫째 단계

그 사람에게 주의를 쏟으면서 혼잣말로 한다.

"나와 똑같이 이 사람도 자기 삶에서 행복을 찾고 있다."

- 둘째 단계

그 사람에게 주의를 쏟으면서 혼잣말로 한다.

"나와 똑같이 이 사람도 자기 삶에서 고난을 피해 보려 하고 있다."

- 셋째 단계

그 사람에게 주의를 쏟으면서 혼잣말로 한다.

"나와 똑같이 이 사람도 슬픔과 외로움과 절망을 겪어 알고 있다."

- 넷째 단계

그 사람에게 주의를 쏟으면서 혼잣말로 한다.

"나와 똑같이 이 사람도 자기의 욕구를 충족시키려 하고 있다."

- 다섯째 단계

그 사람에게 주의를 쏟으면서 혼잣말로 한다.

"나와 똑같이 이 사람도 삶에 대해 배우고 있다."

• 참고하면 좋은 여러 실천법 •

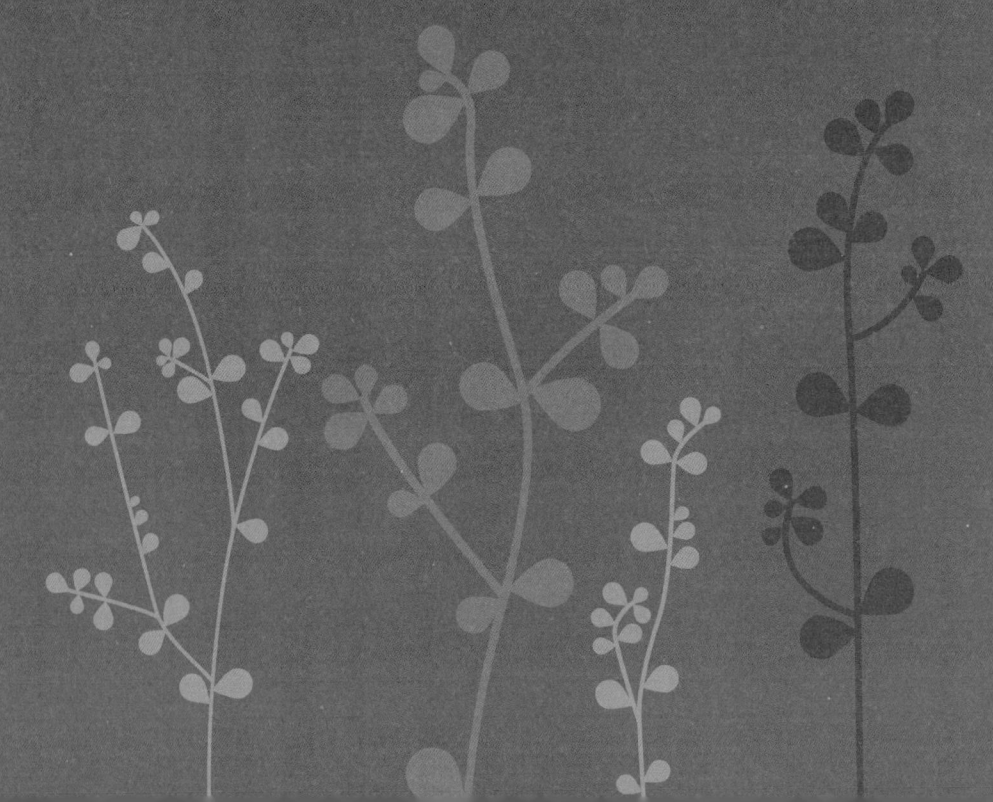

복부 마사지

임상에서 오랫동안 많은 환자들을 관찰하면서 발견한 바로는 건강 상태가 좋지 않은 환자일수록 복부를 만져 보면 차고 딱딱하게 굳어 있거나 이곳저곳을 살짝만 눌러도 통증을 호소한다. 특히 배꼽 주변을 손으로 눌러 보면 거의 대부분의 환자들은 심한 압통을 느낀다. 배를 만졌을 때 부드럽고 통증을 느끼지 않는 사람은 대체로 건강하고, 차고 딱딱하게 굳어 있거나 여기저기 압통을 느끼는 사람은 건강이 나쁘다고 해도 틀림이 없을 것이다. 복부 상태가 그 사람의 건강의 상태를 보여 주는 거울이라고 해도 과언이 아니다.

왜 복부가 차고 굳어 있으며 문질렀을 때 아픔을 느낄까? 긴장, 과로, 과식, 스트레스 등에 따른 교감신경의 흥분과 자율신경의 부조화, 혈액 오염과 혈액순환 장애, 장내 유익균의 약화, 숙변 때문이다. 따라서 배를 따뜻하고 부드럽게 하고, 압통을 완화시키는 것이 모든 병의 치료와 건강 개선을 위해 매우 중요한 일이다.

그 방법은 매우 쉽고도 단순하다. 아침에 잠에서 깨었을 때나 밤에 잠들기 전에 편안히 누워서나 의자에 기대고 앉아 있는 상태에서 복부 여기저기 특히 배꼽 주변을 만져 보고 양쪽 팔꿈치가 닿는 옆구리나 갈비뼈 등을 문질러 보고 눌러 본다. 이때 특별히 통증이 느껴지는 부위는 다섯 손가락을 펴서 손가락 끝으로 부드럽게 문질러 주고 마사지를 한다. 복부와 옆구리 등 이곳 저곳을 눌러서 아픈 곳은 모두 손으로 문지르고 마사지를 해서 풀어 주면 여러 가지 불편한 증세가 완화되는 것을 느낄 수 있다. 물론 배를 따뜻하고 부드럽게 하고, 통증을 효과적으로 완화시키기 위해서는 절식과 생채식 요법, 그리고 다음에 소개할 온열요법이나 다른 운동 방법들을 함께 하는 것이 좋다. 그러나 기본은 복부 마사지를 매일 아침저녁으로 규칙적이고 습관적으로 하는 것이다.

낮에도 틈나는 대로 복부 마사지하는 습관을 들인다면 병증 완화와 건강 개선에 틀림없이 좋은 효과가 있을 것이다. 암 환자나 중환자들에게는 가족이나 다른 간병인들이 틈나는 대로 복부 전체를 부드럽게 만져 주고 마사지를 해 준다면 큰 도움이 될 것이다.

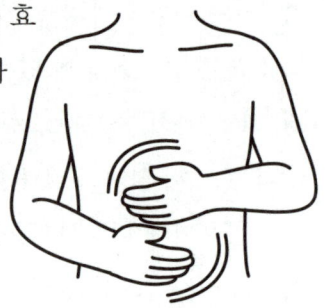

온열요법

모든 병의 원인이 몸이 차가운 상태, 곧 냉기라고 할 수 있을 정도로 현대인들에게서 냉증은 질병과 불건강을 부르는 큰 요인 가운데 하나이다. 냉기란 심장에서 멀리 떨어져 있는 손이나 발이 차고, 나아가서는 하복부나 옆구리, 허리까지도 차가워지는 상태를 말한다. 그 원인은 한마디로 혈액순환이 나쁘기 때문이다.

우리 몸의 어느 부위에 병증이 있는 사람은 거의 틀림없이 그 부위를 만져 보면 차가운 상태, 곧 냉기가 느껴진다. 간이 나쁜 사람은 간 부위를 만지면 차갑고, 위가 나쁜 사람은 상복부를 만지면 차갑고, 자궁이나 방광에 병이 있는 사람은 아랫배를 만지면 차가운 것을 확인할 수 있다. 그것은 곧 병증이 있는 부위의 혈액순환이 나쁘기 때문이다. 냉증은 혈액순환 장애에 의한 것으로 많은 병의 원인이 되므로 몸을 따뜻하게 하여 혈액순환을 개선시키면 병은 자연 치유된다고 말할 수 있다.

우리 몸의 냉증이란 항상 교감신경의 흥분으로 혈관이 수축되고 혈액순환이 나빠져 생긴다. 이런 상태가 지속되면 영양분이나 효소, 산소를 세포에 충분히 공급할 수 없으므로 자연히 신체의 면역력이 떨어지게 되는 것이다. 이런 냉증을 일으키는 주요 원인으로 긴장과 스트레스, 그리고 음식의 과식이나 약물의 과용 등을 들 수 있다. 지나친 긴장과 스트레스, 과로를 하게 되면 앞에서 살펴본 대로 피로가 누적되고 혈액순환 장애가 발생한다. 따라서 이럴 때 휴식을 취하고 긴장을 이완하여 마음을 편히 가지면 자율신경은 부교감신경이 우위가 되어 결과적으로 혈액순환이 개선된다. 따라서 이처럼 냉증을 가진 사람은 스트레스 해소와 건전한 식생활도 해야 하지만 적당한 운동과 더운물 목욕 등으로 혈류를 개선하여 신체의 냉증이 사라지도록 해야 한다. 냉기가 심각하여 건강이 손상된 암 환자라든가 만성 통증, 자가면역질환, 아토피, 알레르기 비염, 천식과 같은 알레르기 질환자들에게는 적극적인 온열요법이 필요하다.

온열요법이란 한마디로 말해서 몸의 여러 가지 장기에 더운 열을 가해서 따뜻하게 해 주는 것을 말한다. 이렇게 하면 면역계, 순환계, 신경계, 호르몬계 등의 활동이 왕성해진다.

암이나 만성질환을 가진 환자들의 장기는 대체로 생체 에너지가 부족한 상태이다. 이때 외부로부터 에너지를 보충해 줄 수 있는 가장 쉽고도 단순한 방법이 바로 온열요법이다. 열을 가하게 되면 혈액과 체액이 순조롭게 흐르면서 몸 구석구석으로 영양분과 산소, 에너지를 전달하게 되어 대사 활동을 항진시킬 수 있다.

몸의 장기 중에서도 흉선, 간, 비장, 소장, 신장, 선골(엉치뼈), 발바닥이 생명의 방어선인 면역 방어 시스템과 깊게 관련되어 있다. 이런 면역 방어 시스템 관련 장기들의 기능을 높이기 위해서는 늘 이 장기 부위에 온열요법을 사용하면 혈액순환을 도와주고 면역력을 증강시킬 수 있다. 이 온열 치료는 혼자서도 쉽게 할 수 있지만 중환자의 경우에는 가족이나 간병인이 도와줄 수 있다. 온열요법의 도구는 전자파가 나오지 않는 여러 가지 온열 찜질기를 사용할 수도 있고, 이런 것이 없을 때는 다리미나 불에 달군 돌을 타월에 싸서 화상을 입지 않도록 주의하면서 사용할 수 있다.

위에서 소개한 일곱 가지 장기를 따뜻하게 덥혀 주는 온열요법의 순서는 다음과 같다.

〈준비〉 소형 온열 찜질기나 다리미(재봉용, 여행용 등)를 준비하고, 타월 등을 덧씌운 후 온도를 조절한다.

〈방법〉 속옷 위에 또는 타월을 피부 위에 대고 기분 좋을 정도의 온도로 마사지를 한다. 전체 온열 찜질 시간은 15~30분으로 한다. 한 부위를 대략 1~2분 정도 또는 기분 좋게 느껴질 정도의 시간 동안 찜질을 하고 다음 위치로 옮겨 간다.

1. 흉선 : 1~2분 : 목과 쇄골 바로 아래에 흉선이 있다. 이곳에 온열기를 지긋이 대거나 문지른다.
2. 간장 : 1~2분 : 오른쪽 팔꿈치가 닿는 간 부위를 넓게 문지른 후 간에서 배꼽을 향해 담즙을 흘리는 식으로 온열기를 문지른다.
3. 소장 : 1~2분 : 배꼽 주위를 구석구석 덥힌다. 냉한 체질의 경우 배꼽 밑 심부의 단전에까지 열이 전달되도록 열을 가한다.

4. 비장 : 1~2분 : 왼쪽 팔꿈치가 닿는 부위가 비장이다. 이곳에 열을 가한다
5. 양쪽 콩팥 : 1~2분 : 등 부분의 허리 위에서 제일 아래쪽 갈비뼈 끝 근처의 좌우 두 군데가 콩팥 부위이다
6. 선골 : 1~2분 : 골반 위 삼각형의 평평한 뼈가 선골이다.
7. 발바닥 : 1~2분 : 양쪽 발바닥에 따뜻한 온기가 충분히 느껴질 때까지 열을 가한다.

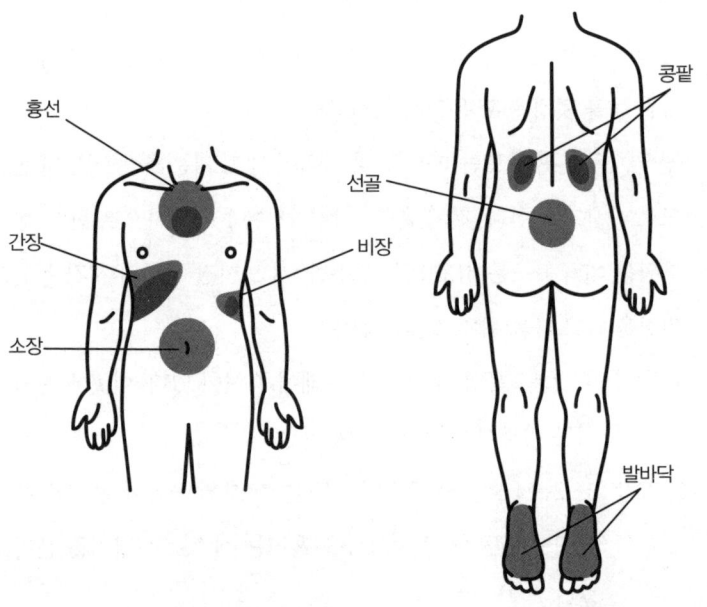

위와 같이 1~7을 매일 3회 이상 규칙적으로 반복하면 좋고, 자주 많이 할수록 더 좋다.

암 환자나 냉증이 심한 환자들은 위의 방법과 함께 아침저녁으로 하루 2회 집중적으로 70℃가량의 고온으로 온열요법을 해주는 것이 좋다. 이때는 원적외선이 방출되고 전자파가 없는 온열 치료기를 구해서 아침에 20~30분, 저녁에 20~30분 정도 전신을 가열하여 땀을 내게 하는 방법이다. 특히 암 환자에게는 이 집중적 온열 치료는 다음에 소개할 나체요법과 함께 가장 중요한 치료법이다. 체온을 1℃만 올려도 면역력이 5~6배 증강된다는 실험 결과도 있다.

이때 온열요법을 하면서 앞서 소개한 긴장 이완과 상상법 같은 자기암시법을 병행하면 더욱 좋다. 예를 들면 온열 치료를 할 때 땀이 많이 나오게 되는데, 가열된 열에 의해서 체내의 암세포나 모든 병이 다 녹아서 땀을 통해 밖으로 배출되어 체내에는 완전히 깨끗한 세포만 남았다고 믿고 상상하는 것이다. 그래서 온열요법을 하고 나면 '내 몸에는 모든 병이 사라져 없고 이제 완전히 건강해졌다.'고 믿고 상상한다.

나체요법(산소요법, 풍욕)

옷을 발가벗고 전신의 피부를 바깥 공기에 접촉하게 하여 피부의 호흡 작용을 활발하게 하는 일종의 풍욕, 곧 공기 목욕이다.

피부를 통해서 체내의 모든 노폐물이 밖으로 발산되고 외부로부터 신선한 산소와 질소가 체내로 유입됨으로써 피가 깨끗해지고 혈액순환이 좋아지면서 건강해진다.

나체요법은 온열요법과 더불어 암 치료에 가장 중요한 양대 요법이다. 암은 체내에 일산화탄소가 축적된 것이 큰 원인 중 하나이므로 평소에 나체요법을 실행하는 사람은 일산화탄소가 밖으로 배출되고 신선한 산소가 늘 몸에 들어오므로 암에 걸리지 않게 되고, 암에 걸린 사람도 하루 7~10회의 나체요법을 하면 암을 자연 치유하는 데 큰 도움을 줄 수 있다. 암에만 국한된 것이 아니라 기관지천식, 관절 류머티즘, 심장병, 만성 간질환, 만성 신장질환, 소화성 궤양, 알레르기, 만성적인 피부병에도 효과가 있다.

집에서는 창문을 열고 방에 신선한 공기가 들어오도록 한 후 가능하면 옷을 모두 벗고 전신을 바깥 공기에 접촉시켜 담요나 이불로 덮었다 벗었다 하는 것을 반복한다. 의자에 앉아서 해도 좋고 누워서 해도 좋다. 건강한 사람은 혼자서 하겠지만 중환자라면 다른 사람의 도움을 받아서 하면 된다. 방법은 223쪽의 시간표대로 따라서 하면 된다.

대개 이른 아침이나 밤 취침 전에 하는 것이 좋으나 환자들의 경우에는 낮에도 자주 하는 것이 좋다. 1회 하는 데 걸리는 시간은 30분가량으로 하고, 다음번 할 때까지는 최소한 30분가량 간격을 두어야 한다. 풍욕을 한 직후에 목욕을 하는 것은 좋으나 목욕을 한 직후에는 풍욕을 하지 않으며, 목욕 후 최소한 1시간 정도 지난 다음에 풍욕을 하는 것이 좋다.

풍욕을 계속하다 보면 여러 가지 좋은 호전 반응이 일어난다. 이를테면 피부 발진이나 가려움증과 같은 반응이다. 이것은 내 몸속에 있는 여러 가지 노폐물과 독소가 피부를 통해 밖으로 잘 배출되고 있다는 좋은 신호이므로 걱정할 필요가 없으며, 얼마 안 가서 저절로 사라진다. 풍욕을 하고 나면 기분이 상쾌하고 몸이 가벼워지며 피로가 회복되는 것을 경험할 수 있다.

【 나체요법 실행 시간표 】

횟수	창문을 열고 나체로 있는 시간	담요를 덮고 있는 시간
1	20초	1분
2	30초	1분
3	40초	1분
4	50초	1분
5	60초	1분 30초
6	70초	1분 30초
7	80초	1분 30초
8	90초	2분
9	100초	2분
10	110초	2분
11	120초	옷을 입고 담요를 덮고 누워서 2~3분 동안 쉰다.

앞가슴에 쑥뜸하기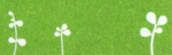

나는 앞가슴에 쑥뜸 하는 방법을 1980년대에 일본의 내과 의사 안도 박사에게 처음 배웠는데, 그 효과가 아주 좋아 그동안 많은 사람들에게 가르쳐 주었다. 특히 각종 심장 질환, 교감신경의 긴장 상태, 만성적인 위장 장애, 위식도 역류 질환, 우울증, 불면증, 불안신경증, 공황장애, 각종 정신 신체장애, 만성피로 증후군, 편두통, 긴장과 스트레스, 잦은 체기, 목 부위의 이물감 등을 비롯한 여러 만성적인 질환에 큰 도움이 된다는 것을 확인한 바 있다.

누구라도 가정에서 쉽게 할 수 있다. 다른 가족이 뜸을 떠 줄 수도 있고, 도와주는 사람이 없다면 혼자서도 거울을 보고 쉽게 할 수 있다. 방법은 다음과 같다.

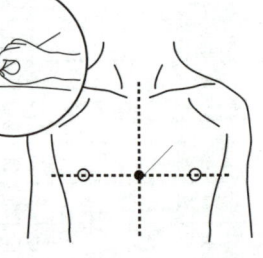

1. 양쪽 젖꼭지를 연결하는 선과 정중선이 만나는 지점, 곧 앞가슴의 중앙 부위를 손가락으로 눌러 보면 거기에 특별히 압통을 느끼는 지점이 있다(반듯하게 누운 자세에서 확인해야 한다).
2. 바로 그 자리에 쌀알 반 개 크기의 부드러운 약쑥을 놓고 불을 붙인 향으로 태워 준다.

3. 같은 자리에 같은 크기의 약쑥을 놓고 불을 붙이는 식으로 하루에 20~50개의 뜸을 뜬다.
4. 이렇게 최소한 한 달 동안 뜸을 뜬다. 중증 심장병이나 우울증 경우에는 몇 달간 또는 그 이상 장기적으로 해도 아무런 무리가 없다. 어떤 부작용이나 위험성도 없으며, 쑥뜸 부위에 가끔 물집이 생기거나 딱지가 생길 수 있으나 결코 염증은 생기지 않으므로 그 부위를 알코올로 소독할 필요는 없다. 딱지가 있다가 떨어져 나간 다음에도 쉬지 않고 계속한다.

지금까지 수만 명에게 이 방법을 가르쳐 주었는데 모든 사람에게 도움이 되었으며, 단 한 명도 부작용이 생긴 일이 없다. 여기서 꼭 알아야 될 일은 반드시 부드러운 뜸쑥을 써야 하고, 크기는 쌀알 반쪽보다 커서는 안 된다는 것이다. 그러니까 잠깐 따끔하게 자극을 하고 또 따끔하게 자극하기를 반복하는 것이므로 결코 오래 타는 쑥뜸을 올려놓고 길게 오랫동안 열을 가하는 방법은 절대 해서는 안 된다. 이 점이 아주 중요하다.

겨자팩 찜질

겨자팩 찜질은 폐렴, 폐결핵, 늑막염, 목감기, 기침, 천식, 신경통, 인후통, 기관지염 등에 아주 효과가 좋다. 특히 암 환자를 위한 온열요법으로 뛰어난 효과가 있다. 종양 부위에 매일 규칙적으로 2~3회 정도 계속하면 암의 크기가 줄어드는 것을 볼 수 있다. 이 요법이 방사선 효과를 능가할 만큼 종양의 크기를 줄여주는 온열 효과가 있다고 일본 오사카대학 고오다 교수는 임상적 성과를 발표한 일이 있다.

방법은 다음과 같다.

1. 겨잣가루와 밀가루를 각각 절반씩 섞어서 따뜻한 물에 개어 겨자 반죽을 만든다. 반죽할 때 물의 온도는 약 55℃ 정도로 따뜻한 물이 가장 효과가 있고, 30℃ 이하의 찬물에는 별로 효과가 없다.
2. 비닐봉지 위에 빈대떡처럼 얇고 넓게 편 후 그 위에 거즈나 천을 덮는다.
3. 천을 댄 쪽이 피부의 환부에 닿도록 한다. 피부에 대기 전에 피부 보호를 위해 알로에 젤이나 바셀린 등을 피부에 바른 후 겨자팩을 한다.

4. 1~2분 후에는 피부 발진이 어느 정도인가 살피고, 붉으면 바로

떼야 한다. 찜질 부위에서 곧 바로 뜨거운 열감을 느낄 수 있는데, 이때 너무 오래 참으면 피부에 손상을 줄 수 있으므로 무리하게 참지 말고 이곳저곳으로 자리를 옮겨가면서 찜질을 한다.
5. 찜질을 한 후에는 반드시 따뜻한 물수건으로 찜질한 부위를 잘 닦아 내고, 다시 알로에 젤이나 바셀린을 발라 피부를 보호하는 것이 좋다.

각탕법

각탕법은 열이 나는 일체의 병(감기나 열병 등), 심장질환, 손발의 부종, 불면증 등에 효과가 있다. 특히 어린이들이 열이 오를 때 곧바로 해열제를 쓰지 말고 관장법으로 대변을 보게 한 다음 이 요법을 써서 열을 내리게 하면 대부분의 감기는 곧 좋아진다. 방법은 다음과 같다.

1. 그림과 같이 큰 용기에 40℃ 가량의 더운물(어린이는 38℃가량)을 부은 뒤 양쪽 장딴지와 발을 담그고 누워 전신에 이불이나 담요를 덮고 땀을 낸다.
2. 5분마다 더운물을 조금씩 보충하여 온도를 높여 43℃(어린이는

40℃)까지 되게 하고, 20분간(어린이는 15분간) 더운물에 발을 담근다.

3. 대개는 땀이 많이 나지만 땀이 나지 않는다 해도 20분 이상(어린이는 15분 이상)은 하지 말고 발을 꺼내서 수건으로 닦고 이불을 젖힌 다음 이번에는 냉수에 1~2분간 발을 담근다.

4. 각탕을 마친 후에는 물수건으로 닦거나 잠깐 미지근한 물로 샤워를 하여 땀을 씻은 후 따뜻한 물이나 약간의 염분, 비타민C가 들어 있는 감잎차 등을 충분히 마신 후에 반듯이 누워서 쉬거나 잠을 자는 것이 좋다.

소금물 마사지

소금물 마사지는 모든 피부 가려움증이나 알레르기 피부염 등의 증세를 완화시키는 데 효과가 있다. 하루에 한 번씩 한 달 동안 계속한다면 웬만한 피부 가려움증, 아토피와 같은 알레르기 피부 반응에도 큰 효과가 있다. 물론 절식과 생채식, 나체요법 등을 병행하면 상승효과가 있다. 방법은 다음과 같다.

1. 깨끗한 물 2 l에 천일염이나 볶은 소금을 밥숟가락으로 5숟가락 정도 타서 잘 저어 녹인 후 100℃로 끓인다. 이때 흰 소금, 즉 정

제염은 쓰지 않는다.
2. 소금물을 약 40℃로 식혀서 머리끝에서부터 발끝까지 마사지한다. 특히 가려운 부위를 소금물로 집중적으로 마사지하면 가려움증이 많이 완화된다.
3. 15~20분가량 마사지한 후 따뜻한 물로 가볍게 몸을 씻는다. 이때 절대 비누를 사용하지 않는다. 물로 씻은 후 중요한 것은 타월로 몸의 물기를 닦지 않고 그대로 실내에서 마를 때까지 기다린다는 것이다. 다 마른 다음에 깨끗한 내의로 갈아입는다.

흡각요법

흡각(吸角)요법이란 피부에 흡각기를 붙여 음압을 이용해 잡아당김으로써 피부의 혈관이 확장되어 혈액순환이 좋아지면서 피부의 온도를 상승시키는 작용을 하는 것이다. 신체의 어느 부위라도 냉증이 있는 경우 흡각기를 붙여서 잡아당기면 어느새 그 피부가 따뜻하게 변하는 경험을 하게 된다.

흡각이란 말은 서양의학의 시조인 히포크라테스 당시 소의 뿔(角)의 뾰족한 끝을 잘라서 구멍을 낸 다음에 넓은 쪽을 피부에 대고 뾰족한 쪽을 입으로 빨아(吸) 잡아당겼다는 데서 유래되었다. 동양에서는 전통적으로 부항요법이라고 하는 것이 있는데, 이 흡각요법과 유사하다.

  나는 이 방법을 일본의 내과 의사 안도 박사에게 배웠는데 지난 20년 동안에 많은 환자들을 통해서 그 효과가 탁월하다는 것을 확인하였다. 이 방법은 누구라도 흡각기만 있다면 가정에서 가족끼리 쉽게 할 수 있고, 어떤 부작용도 없다. 특히 각종 통증, 교통사고 후유증, 관절 류머티즘, 아토피, 무좀, 습진 등 피부 질환, 간질환, 심장질환, 신장질환, 전신 상태가 좋은 암 환자, 비만 등 여러 만성질환에 큰 도움이 된다.

  흡각요법이 신체에 미치는 작용은 다양하다. 막혀 있는 피부의 숨구멍을 열리게 하여 피부호흡을 활발하게 촉진시키므로 피를 맑게 하고 허파의 호흡 작용을 도와준다. 체내의 독소와 노폐물을 피부의 땀구멍과 지방샘을 통해서 몸 밖으로 빼내는 작용을 하며, 피가 흐르지 못하고 갇혀 있어서 생기는 통증 부위에 이 요법을 시행하면 혈액순환이 원활해져 통증을 완화시킨다. 피부에 숨구멍을 열리게 함으로써 오줌이 잘 나가게 하는 이뇨 작용의 효과도 있다. 위아래가 뚫려 있는 가는 유리관에 물을 넣고 윗부분을 손가락으로 막고 있으면 물이 빠져나오지 않지만 손을 떼면 곧 물이 밑으로 새어 버리는 것과 같은 원리이다. 흡각요법을 며칠 동안 하는 사이에 몸속의 독소가 피부로 많이 빠져나와 피부의 숨구멍이 열리면 역시 많은 독소가 오줌으로 빠져나가서 오줌 빛깔이 짙고 독한 냄새가 나는 것을 확인할 수 있다.

흡각기를 몸 전체에 빈틈없이 다 붙이는 방법을 쓸 수도 있고, 통증이 있거나 가려움증이 느껴지는 부위에 몇 개를 붙이는 방법도 있다. 흡각기를 붙였을 때 대체로 건강한 사람은 색깔 반응이나 물집 반응 등이 없다. 그에 비해 몸에 노폐물이나 독소가 많거나 건강이 좋지 못한 경우에는 검붉은 색깔 반응, 피부에 깨알 크기의 응어리가 올라오는 반응, 피부에 물집이나 수포가 생기는 반응 등이 나타나거나 흡각요법 부위에 통증이나 전신에 몸살기 같은 증세가 나타날 수도 있다.

다음에 소개하고자 하는 흡각요법은 전신에 흡각기를 모두 붙여서 약 40분 동안 유지하는 방법이다.

1. 처음 시행하는 날은 몸을 엎드려서 등 전체와 다리 전체에 수십 개의 흡각기를 붙인다. 이때 더운물에 가볍게 목욕을 하고 피부가 촉촉해진 상태에서 바셀린을 살짝 바른 다음에 몸의 뒷면 전체에 흡각기를 빈틈없이 붙인다. 흡각기를 붙일 때 처음에는 살갗에 통증을 느끼지 않을 정도로 조금만 잡아당겨 피부에 흡각기가 고정되기만 하면 된다.
2. 약 5분 후에 다시 잡아당기는 음압을 가해서 조금 더 잡아당긴다. 통증을 억지로 참을 필요는 없다. 어떤 부위에 심한 통증이 있다면 즉시 압력을 풀어서 불편함이 없도록 해 준다.

3. 또 약 5분 후에 다시 잡아당기는 음압을 가해서 피부를 잡아당긴다.

4. 이런 방식으로 치료자가 가까이서 관찰하면서 40분 동안 흡각기가 피부에 부착되도록 하고 잘 관찰한다. 이때 중요한 것은 어떤 색깔이 나오는가는 상관없지만 물집 반응은 잘 살펴야 한다. 몸에 노폐물이나 독소가 많은 사람은 물집이나 수포가 크게 생길 수가 있다. 물집의 크기가 콩알만 하게 될 때는 곧바로 그 흡각기만 떼어 낸다. 너무 오랫동안 방치하면 수포가 알밤만 하게 커지면서 노폐물이 많은 사람은 금방 흡각기 안으로 독수, 곧 노폐물이 가득 차 버릴 수 있다. 그렇게 되면 피부가 손상되어 통증을 느끼기 때문에 즉시 떼어 내어야 하는 것이다. 수포가 생기지 않은 곳은 그대로 흡각기를 계속 부착해 놓는다.

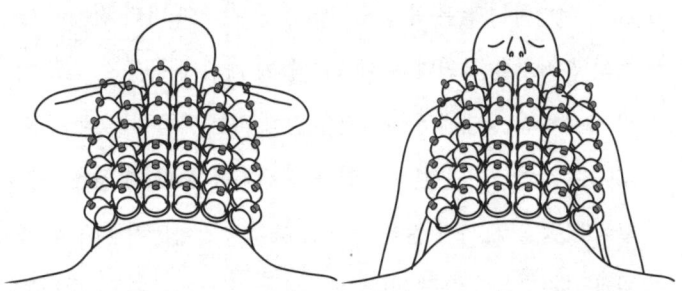

5. 40분이 되면 모든 흡각기를 제거한다. 그리고 알로에 젤 등으로 피부 표면을 가볍게 발라 잘 문질러 준다.

6. 하루는 쉬고 그 다음날 격일로 몸의 뒷부분만을 같은 방법으로

계속한다. 물집이 생길 때마다 곧바로 떼어내면서 이 흡각요법을 계속하다 보면 결국 언젠가는 40분 동안 흡각기를 붙여 놓아도 피부 반응이 전혀 나타나지 않을 때가 있다. 이때가 바로 몸 뒷면의 치료가 끝나는 시점이다.

7. 이제는 천장을 보고 바로 누워서 가슴과 배, 앞쪽 다리에 흡각기를 모두 붙이는 것이다. 실행 방법은 몸의 뒷면에 할 때와 같다.

손끝 따기

열개의 손가락 끝을 소독한 바늘이나 사혈 침처럼 뾰족한 바늘로 살짝 찔러 피를 짜내는 방법이다. 옛날부터 그 자리를 십선혈이라 해서 응급 상황 때 가정에서 했던 응급처치법이다. 열 손가락 손톱 끝 중심부의 가장 도톰한 곳, 손톱으로부터 약 2mm 아래 되는 중간 지점을 말한다.

경기 발작, 고열, 혼수상태, 숨이 가쁠 때와 같은 응급 상황에서 이 자리를 찌르면 검붉은 피가 나오는데 꼭꼭 짜 주면 된다. 손끝 따기는 아이들의 고열, 경기 완화에 즉각적인 도움을 줄 수 있다. 졸도와 같이 의식을 잃었던 사람도 곧 깨어날 수 있다. 경기나 졸도 등은 인체 내에 열이 가득 차거나 기혈 순환이 잘 안 되어 막힌 현상이기 때문에 몸의 어느 한 쪽 부위를 바늘로 찔러서 열을 빼거나 막힌 기혈을 뚫어 주면 쉽게 나을 수 있다.
 열 손가락 끝을 찔러 피를 짜다 보면 피가 계속 많이 나오는 경우도 있고, 반대로 거의 나오지 않는 경우도 있다. 피가 계속 나와서 계속 짜 주어도 별 문제가 없다. 나올 만한 피가 다 나오면 아무리 힘을 줘 짜내려 해도 더 이상 나오지 않는다. 손끝을 딸 때 배출되는 피는 몸속에 머물러 있어서 좋을 것이 없는 피라고 해석해도 된다. 사람이 졸도를 하여 시간이 오래 경과될수록 손끝을 찔러서 피를 짜내도 잘 나오지 않는 이유는 그 사람은 손끝이나 발끝의 혈관이 지나치게 수축되어 있어서 피가 돌고 있지 않기 때문이다. 사람이 죽어 갈 때 손끝과 발끝부터 싸늘하게 식어 가는 것을 보면 우리 몸은 위급한 상황이 되면 피가 손끝이나 발끝에는 돌지 않게 된다는 것을 알 수 있다. 손가락 끝을 찔러서 짜내도 피가 나오지 않을 때는 두 번 세 번 계속 찌르면서 어깨에서 팔 아래쪽으로 계속 훑어 내리면 드디어 피가 나오기 시작한다.
 중풍으로 갑자기 쓰러진 사람이나 심근경색으로 심한 흉통을 호소하는 사람을 보면 구급차가 오는 동안 어떤 바늘이라도 사용해서 열 손가락 끝과 열 개의 발가락 끝을 찔러서 계속 피를 짜내야 한다. 이런 응급조치가 위급한 상황을 벗어나게 하고, 죽을 사람도 기사회생시킬 수가 있다. 의료기관에서도 이처럼 놀라운 효과가 있는 손끝 따기, 발끝 따기를 제발 사용하기를 바란다. 심한 어지럼증이나 손발 저림 환자들에게 이 방법은 큰 효과가 있다. 생채식, 절식요법으로 피를 맑게 해 주면 효과는 더 좋아진다.

오일 요법

오일 마사지와 오일 가글링을 소개한다. 오일 마사지는 전신을 세서미 오일(볶은 참깨가 아니라 생참깨를 압착하여 짠 기름)이나 올리브 오일로 마사지하는 방법을 말한다.

오일 마사지는 근육의 이완과 근육통 완화, 신경의 진정과 이완, 피로 회복, 스트레스 완화, 림프 및 혈액 순환 증강, 피부 미용, 활력 증강, 면역력 증강, 해독 효과 등이 있다. 취침 전에 하면 숙면을 취하는 데 도움을 준다. 또한 마사지를 하면서 자신의 몸에 대해 더 관심을 갖고 돌봄으로써 몸뿐만 아니라 정신 건강까지도 증진시킬 수 있다.

먼저 따뜻한 물로 목욕을 한 후 오일 마사지를 하면 림프 순환과 긴장 이완에 더 효과가 좋다. 목욕 후 오일을 데우거나 오일을 손바닥에 덜어 양손으로 비벼 따뜻하게 한 후 마사지하여 피부에 흡수가 잘 되도록 한다. 오일 마사지를 할 때는 부드럽게 문지른다. 팔과 다리는 근육을 따라 길게 일자로 문지르고, 관절이나 복부는 원을 그리듯 마사지한다. 이완과 피로 회복의 효과를 높일 수 있도록 특히 발바닥도 충분히 마사지한다. 근육통이 있다면 그 부위를 집중적으로 마사지한다. 약 15분간 온 몸을 부드럽게 마사지한 후 따뜻한 물로 오일을 씻어 낸다.

오일 마사지를 할 때 '몸 돌보기' 기법을 함께 하면 더욱 이완되고 마사지 효과를 높일 수 있다. 몸 돌보기는 아바타 프로그램의 제1부 '다시 떠오르기'에 있는 기법으로, 몸과 마음이 편안해지고 긴장이 풀리며 건강이 향상되는 효과가 있다.

〈방법〉 홀로 안전하고 편안한 환경에서 옷을 벗고, 자기 몸에 주의를 집중한다. 그리고 가볍게 몸을 두드리고, 부드럽게 쓰다듬어 주면서 몸에게 말을 건다. 몸을 마치 아주 귀한 애완동물처럼 대한다. 이때 따뜻한 오일을 사용하여 전신을 부드럽게 쓰다듬어 주면서 할 수 있다. 이렇게 하는 이유는 성적인 것 때문이 아니라 따뜻이 돌보고 가꾸는 태도이다. 용서하고 사랑하라. 결점을 지닌 타인에게 당신이 베풀듯이 이해심과 자비심으로 받아들이도록 한다. 비난하거나 자책하지 않는다.

오일 가글링은 오일 풀링이라고도 한다. 입안에 올리브 오일이나 세서미 오일, 유채 기름, 포도씨 기름, 들기름과 같은 식물성 오일 한 숟가락을 머금고 가글링을 하는 방법이다. 아침에 일어나자마자 공복에 오일 한 숟가락을 입안에 머금는다. 오일을 입안 구석구석, 이 사이사이를 씻는 것처럼 소리가 나게 움직이다가 씹기도 하고, 혀로 오일을 입안 구석구석에 닿도록 한다. 오일을 삼키지 않도록 주의한다. 그러다 보면 오일이 걸쭉해지는데, 걸쭉해진 기름이 독소 덩어리이다. 15~20분 정도 한 후 뱉어 낸다. 따뜻한 물로 입안을 몇 차례 헹구어 준다. 이렇게 오일을 입안에서 가글링할 때 치아와 구강 내의 세균, 노폐물이 청소되어 전신의 면역 증강에 효과가 있다. 이 오일 가글링은 공복에 하는 것이 좋고, 하루에 여러 차례 실행할 수 있다

커피 관장

커피 관장은 서양에서는 오래전부터 실행되어 왔는데, 20세기에 들어와서 독일 의사 막스 거슨에 의해서 전 세계에 알려졌다. 이 요법은 체내 노폐물을 효율적으로 배설시키는 데 아주 효과가 좋다. 커피를 관장액으로 사용할 때 커피 속의 카페인이 간을 자극하여 전신의 독을 배설시키고 간 기능을 회복시켜 준다. 관장액으로 사용되는 커피는 반드시 유기농법에 의해 재배된 무

공해여야 한다.

〈방법〉 정수된 물 약 1.2 l 에 커피를 밥숟가락으로 3숟가락(36g)을 유리 또는 세라믹 용기에 넣고 끓인다. 물이 끓기 시작하면 3~5분 정도 지나 불을 약하게 줄인다. 용기의 뚜껑을 덮고 약 15분 정도 약한 불로 더 끓인다. 불을 끄고 체온 정도의 온도로 식힌 후 커피 가루가 아래로 가라앉을 때까지 기다렸다가 위의 맑은 액만 관장기에 부어서 관장액으로 사용한다. 1회 관장액은 500~800ml 정도가 적당하다.

관장 주입 용기에 관장액을 채운 후 튜브 안의 공기가 빠지도록 링거 조절 장치를 열어 관장액을 약간 흘려 보낸 후 다시 잠근다. 바닥에서 최소 80cm 높이에 주입 용기를 걸고 몸을 오른쪽 바닥에 닿도록 누운 후 윤활 젤(글리세린)을 바른 튜브를 10~15cm 정도 항문을 통해 조심스럽게 삽입한다. 조절 장치를 풀어 관장액이 천천히 주입되도록 한다. 커피 액이 최대한 많이 창자 안으로 들어가서 S자결장에 머물도록 관장액을 모두 주입한 후에는 오른쪽으로 누워 두 다리를 배 쪽으로 끌어 모으고 깊고 천천히 숨을 쉰다. 이 자세를 12~15분 정도 유지한 후에 배출한다.

커피 관장은 암 환자의 경우 4~6시간마다 한 번씩 하면 좋고, 통증이 심할 때는 더 자주 하도록 권하고 있다. 어떤 독성이나 부작용도 없는 것으로 알려져 있다.

대나무 봉 두드리기

대나무 봉으로 신체 부위를 두드리는 방법이다. ㄱ자 모양의 대나무 봉을 잡고 신체의 모든 부위를 두드린다. 발바닥부터 시작하여 다리로 올라오고, 손바닥부터 시작하여 팔로 올라오고, 엉덩이, 배, 등, 가슴, 어깨, 얼굴, 머리를 골고루 두드린다. 특히 불편한 부위를 집중적으로 두드린다. '탕, 탕' 하는 맑은 소리가 나도록 가볍게 두드린다. 처음 두드릴 때는 강도를 약하게 시작해서 익숙해지면 점점 강도를 올릴 수 있다.

대나무 봉 두드리기는 피부를 통해 체내에 산소를 직접 공급해 주는 효과가 있다. 이는 특히 대나무가 다른 나무에 비해 기(氣)가 강하고 산소 생성 능력이 뛰어나기 때문이다. 대나무 봉의 지압 접촉부는 가운데 부분이 쏙 들어가 있어 피부에 닿는 순간 그 속의 공기가 압축된다. 공기가 압축될 때 근육, 신경세포, 뼈 속에 붙어 있는 노폐물을 분리시켜 주고 체내의 활성산소는 빠져나가며 산소를 공급하는 효과가 있다. 이로 인해 혈액순환과 기의 흐름이 원활해진다. 몸을 두드릴 때 공기압에 의해 파동이 전달되어 골수의 생성을 증가시키고, 파생된 진동이 근막과 근육 내부 장기들의 독소를 분해하여 신경조직의 힘까지도 높여 준다. 발생한 파장과 파동 에너지가 골수의 혈액 생성을 촉진시켜 호르몬 증가에도 도움을 준다. 뼈와 근골격계를 강화시키고 골밀도를 높여 골다공증 예방에도 도움이 된다. 피부에 탄력이 생기고 주름도 예방할 수 있다. 또한 두드릴 때 시원한 느낌과 함께 신체적·정신적으로도 안정되고 이완되는 효과가 있다.

대나무 봉 두드리기는 힘들지 않고 누구나 쉽게 스스로 할 수 있다. 두통, 요통, 어깨 결림 등과 같은 통증을 감소시켜 주고, 피로하거나 정신이 멍할 때 머리를 두드리면 정신이 맑아진다. 속이 더부룩하거나 소화가 잘 안 될 때 복부를 백 번 정도 가볍게 두드리면 뱃속에서 꼬르륵 소리를 내며 뱃속이 편해지는 것을 느낄 수 있다. 장 기능 장애와 변비에도 도움이 되고, 심신의 이완 효과가 뛰어나 불면증과 스트레스 완화에도 좋다.

【 대나무 봉 만드는 방법 】

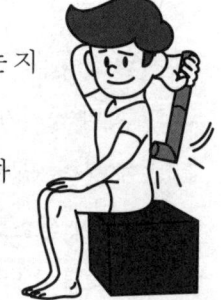

1. 끝이 갈라지지 않은 깨끗한 대나무로, 굵기는 지름 3~4cm 정도 되는 것을 준비한다.
2. 대나무를 하나는 50cm 길이로 자르고, 다른 하나는 13cm 길이로 잘라 두 도막을 준비한다.
3. 이 두 개를 ㄱ자 모양으로 접착시킨다. 손잡

이 부분(50cm)과 안마 부분(13cm) 사이의 두 절단면은 약 45도 정도로 경사지게 비스듬히 자른다.

4. 자른 것을 나무본드로 접착한 후 테이프로 붙인다. 대나무 봉 전체를 한지로 감싸면 갈라지는 것을 예방할 수 있다.

질환별 자연 치유 실천법 가이드

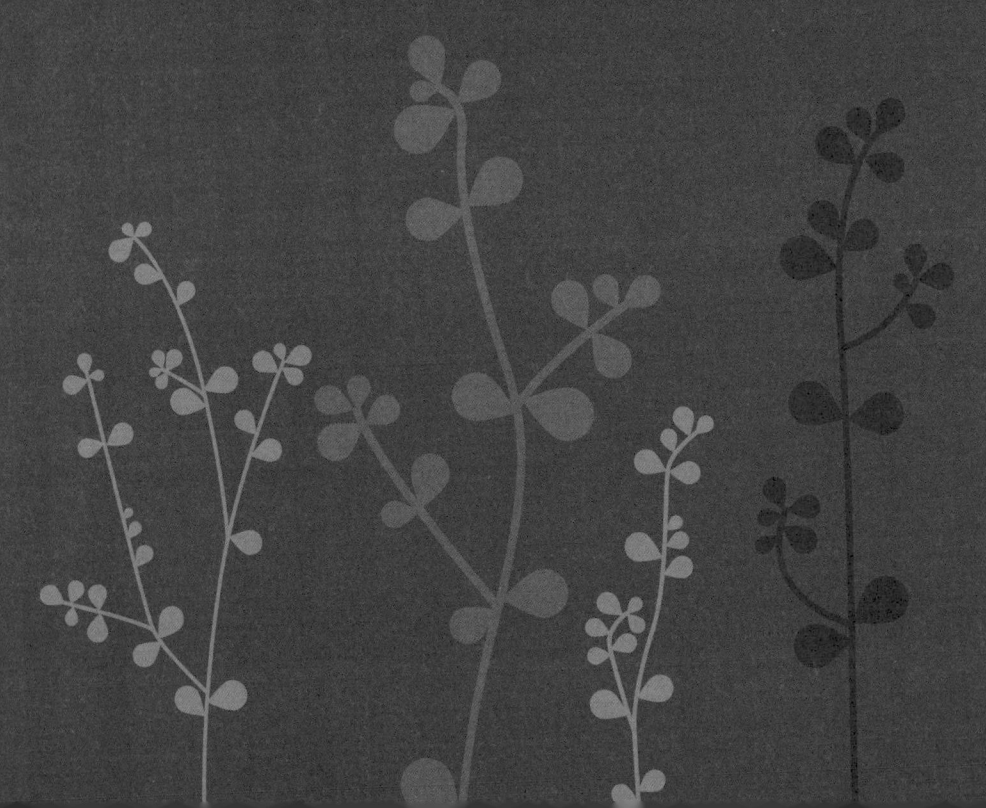

나는 지난 수십 년간 다음의 각 질환들에 대해 앞서 소개한 치유법들을 환자들에게 응용해 보았다. 그 결과 이러한 치유법들이 매우 안전하며 효과가 뛰어나다는 것을 임상 경험을 통해서 확인한 바 있다. 우리나라 사람들에게 많은 만성질환을 위주로 각각의 질환에 따른 실천법을 소개한다.

고지혈증, 동맥경화

지나친 스트레스, 과로, 과식 등 무리한 생활을 하면 교감신경이 긴장되고 스트레스 호르몬이 과다 분비되어 혈관이 수축하게 된다. 이러한 생활 습관은 핏속에 콜레스테롤, 중성지방, 적혈구, 혈소판 등을 많이 생성시켜 과잉 영양분, 중간대사 산물과 함께 피를 혼탁하게 한다. 이런 혼탁한 피가 혈관 속을 흘러가려면 콜레스테롤이나 지방 성분처럼 점액도가 높은 찌꺼기들이 혈관 벽 쪽으로 밀려나게 된다.

이런 노폐물들이 혈관 내벽에 달라붙게 되는 것이 고지혈증이고, 이것이 심해져서 혈관의 탄력성이 떨어져 딱딱해지면 동맥경화증이 된다. 오염된 혼탁한 피가 좁은 혈관을 통해서 효율적으로 흐르도록 하기 위해 노폐물을 혈관 벽 쪽으로 밀어내고 비교적 맑은 피를 혈관 중앙 통로로 흘러갈 수 있도록 생체 스스로가 자구책을 쓰고 있는 것이다.

【 고지혈증과 동맥경화에 대한 자연 치유 】

음식과 식사법

▶1단계 : 생채식(약 10일) 아침 식사는 생야채즙 또는 야채 과일 발효액이나 생강차 한두 잔 정도 마신다. 점심과 저녁 식사는 잎과 뿌리를 곁들인 생야채, 미역이나 다시마와 같은 생해조류, 현미와 잡곡으로 만든 생곡식 가루, 견과류, 과일 등을 주식으로 하는 생채식을 한다. 불로 조리하지 않는 생식을 하는 것이다. 복용 중인 약이 있다면 계속 복용해도 좋다.

▶2단계 : 절식(7~10일) 생채식을 잠시 중단하고 생야채즙, 야채 과일 발효액, 생강차나 감잎차, 죽염, 더운물만 섭취한다. 절식 기간은 7일, 10일 등으로 사정에 따라 정할 수 있다. 절식 기간 후에 회복식 기간을 거쳐 소식 식사법 실행한다. 2단계에서는 그동안 복용 중이던 약을 대개 중단해도 좋으며, 끝날 때쯤이면 병증이나 혈액검사상 소견이 대체로 정상으로 나타난다.

▶3단계 : 소식 절식을 마친 후 약 2~3일 동안은 미음을, 그 후 약 2~3일 동안은 죽을 먹는 회복식 과정을 거친 다음 곡식과 채식 위주의 소식을 한다. 아침 식사는 생야채즙 또는 야채 과일 발효액이나 생강차 한두 잔 정도 마신다. 점심과 저녁식사는 현미밥, 잎과

뿌리를 곁들인 생채소, 해조류, 과일, 견과류, 발효 음식 등을 주로 섭취한다. 이런 식사법이 건강 유지와 개선, 질병 예방에는 최선이다. 찬물, 고기, 생선, 우유와 유제품, 계란, 백설탕, 흰 밀가루, 흰 쌀밥, 정제염, 화학조미료 등은 피하거나 주의를 요한다. 물은 되도록 더운물을 마시되 식사 2시간 전부터 식후 2시간 사이에는 마시지 않는다. 그 외의 식간에 특히 저녁 식사 2시간 후에 충분히 마시는 것이 좋다. 음식은 될수록 충분히 오래 씹고, 모든 음식에 감사하는 마음으로 즐겁게 식사하는 습관을 가진다.

운동과 휴식

과로를 피하고 충분한 휴식을 취한다. 낮에는 30분 이상 햇볕을 쪼이며 가볍게 걷고, 저녁에는 반신욕이나 냉온욕 후 일찍 잠자리에 든다. 모관 운동과 같은 말초 혈액순환을 촉진하는 운동이 좋다.

마음과 스트레스 관리

스트레스 해소에 도움이 되며 자신에게 맞는 방법들을 선택해서 활용한다. 예를 들면 손톱 자극과 함께 심호흡하기, 불쾌한 생각에서 벗어나기, 긴장 이완과 상상법 등이 있다.

참고하면 좋은 실천법

오일 전신 마사지, 오일 가글링, 요료법 등이 도움이 된다.

고지혈증과 동맥경화증 임상 체험 이야기

나는 그동안 고지혈증 진단을 받고 오랫동안 약을 복용 중이던 많은 환자들을 치료한 경험이 있다. 앞에서 소개한 10일간의 생채식에 이어서 10일간의 절식요법을 실행한 후 혈액검사를 해 보면 거의 모든 환자의 콜레스테롤과 중성지방 수치가 정상으로 돌아온 것을 확인할 수 있었다. 물론 운동과 휴식, 스트레스 관리도 병행하지만 생채식과 절식요법이 결정적으로 고지혈증 치료에 도움이 된다. 이처럼 짧은 기간에 고지혈증이 좋아지는 것은 생채식과 절식 과정에서 칼로리 공급이 줄어드니까 혈액 내의 콜레스테롤과 중성지방이 연소되어 대체 에너지로 활용되므로 피가 맑아지는 것이다. 곧 쓰레기가 모두 불태워져 깨끗해지는 것과 같은 이치이다.

콜레스테롤과 중성지방 수치가 정상으로 회복되었다면 더 이상 약을 쓸 필요가 있을까? 고지혈증을 만들었던 생활 습관을 바꾸어 앞에서 안내한 식사법, 스트레스 관리와 적절한 운동, 휴식을 취하는 생활 방식을 따르면 된다. 불가피하게 동물성 음식을 과식하였다면 그 다음날 하루쯤은 생야채즙과 과일만 먹는 절식을 하면 기름기가 곧 배설될 것이다. 만일 또 무리한 생활 습관으로 고지혈증이 재발되었다면 앞에서 소개한 대로 10일간의 생채식과 10일간의 절식을 취하면 바로 좋아질 것이다. 이 과정을 통해서도 고지혈증과 동맥경화증이 개선되지 않는다면 절식 과정 후에 3~6개월가량 생채식 과정을 더하면 틀림없이 좋아질 것이다. 이것이 고지혈증과 동맥경화증에서 근본적으로 벗어날 수 있는 치료법이자 나아가서 고지혈증과 동맥경화로부터 고혈압, 심장병, 뇌졸중으로 진행되는 것을 막을 수 있는 최선의 방법이다.

고혈압

고혈압 환자의 95퍼센트는 1차성 또는 본태성 고혈압에 해당한다. 본태성이란 말은 뚜렷한 원인을 찾을 수 없다는 뜻에서 유래하고 있다. 그러나 이 말은 본태성 고혈압을 병으로 생각하고 그 원인을 찾으려고 하니까 뚜렷한 원인이 보이지 않는 것이다.

고혈압은 그것 자체가 병이 아니라 사실은 자기치료 과정이다. 혈관 내벽이 깨끗하여 탄력성이 있고, 피가 맑고 깨끗하여 혈액순환이 잘 되면 심장과 혈관은 피를 순환시키기 위해서 압력을 높일 필요가 없다. 그러나 무리한 생활 습관 때문에 혈관 내벽에 기름기가 끼고, 따라서 혈관의 탄력성이 떨어져 딱딱해지면 동맥경화증이 된다. 이처럼 딱딱하고 좁아진 동맥 혈관 속으로 점액도가 높은 혼탁한 피를 보내려면 심장과 혈관이 불가피하게 압력을 높일 수밖에 없다. 특히 산소에 민감한 뇌와 콩팥은 많은 혈류를 요구하는데, 이런 기관에 피를 보내기 위해서는 압력을 높이지 않을 수 없다. 이것이 본태성 고혈압이다.

혈압이 높은 게 잘못이 아니라 혈관이 좁아져 있고, 피가 끈적끈적해진 것이 잘못이다. 혈압이 높다는 것은 지금 혈관이 좁고 피가 뻑뻑하여 잘 흐르지 못하기 때문에 어쩔 수 없이 심장과 혈관이 안간힘을 쓰고 있음을 알려 주는 신호이다. '제발 피 좀 맑게 해주세요. 혈관 내벽을 깨끗하게 해 주세요.'라고 호소하고 있는 것이다. 그러므로 피를 맑게 하고 혈관 내벽에 있는 기름기와 플라크를 청소해 주면 그 호소는 사라지게 된다. 좁아졌던 혈관 통로가 청소되어 넓어지고 탁한 피가 맑아지면 별 저항 없이 혈액순환이 자연스럽게 이루지게 되는데, 심장과 혈관이 무엇 때문에 압력을 높일 필요가 있겠는가? 고혈압 치료는 피를 깨끗하게 하고, 혈관 내벽을 깨끗하게 하여 혈관 통로를 넓혀 주고, 혈관의 탄력성을 좋게 만드는 것이다. 그 방법은 매우 쉽고도 단순하다.

【 고혈압에 대한 자연 치유 】

음식과 식사법

▶1단계 : 생채식(10~15일) 아침 식사는 생야채즙 한두 잔 정도 마신다. 점심과 저녁 식사는 잎과 뿌리를 곁들인 생야채, 과일, 미역이나 다시마와 같은 생해조류를 주식으로 하고, 볶은 곡식이나 생

곡식 가루를 함께 먹을 수 있다. 혈압 약을 복용하고 있는 환자는 계속 약을 먹는다. 매일 정기적으로 혈압을 체크하고 혈압의 변화를 관찰한다.

▶2단계 : 절식(10일) 생야채즙, 야채 과일 발효액, 생강차, 감잎차나 더운물, 수산화마그네슘 같은 완화제만을 먹는다. 절식 기간 동안에는 대부분의 고혈압 환자는 혈압이 정상을 유지하기 때문에 혈압강하제를 복용할 필요가 없다. 혈압을 매일 체크해 보면서 혈압이 높을 경우에는 혈압 약을 일시적으로 복용할 수 있으나 혈압이 정상으로 조절된 다음에는 중단해도 좋다. 이 과정이 끝날 무렵에도 혈압이 정상으로 돌아오지 않는 경우를 나는 그동안 한 번도 본 적이 없다. 왜 혈압 약을 쓰지 않는데도 혈압이 정상으로 조절되는가 하면 생채식과 절식 과정에서 칼로리 공급이 줄어드니까 혈액과 혈관 벽에 붙어 있던 모든 노폐물, 기름기, 플라크, 혈전, 중간 대사 산물, 과잉 영양분 등이 연소되어 칼로리로 이용되기 때문에 피와 혈관 벽이 저절로 깨끗해지는 것이다. 맑은 피가 아무런 저항 없이 잘 흘러가는데 무엇 때문에 심장과 혈관이 압력을 높이려고 애쓸 필요가 있겠는가?

▶3단계 : 소식 절식을 마친 후 약 2~3일 동안은 현미 잡곡으로 만든 미음을, 그 후 약 2~3일 동안은 죽을 먹는 회복식 과정을 거친 다음 곡채식 위주의 소식 습관을 유지한다. 아침 식사는 생야채즙 한두 잔 또는 야채 과일 발효액이나 생강차 한 잔 정도 마신다. 점

심과 저녁 식사는 현미밥, 잎과 뿌리를 곁들인 생채소, 해조류, 과일, 발효 음식 등을 주로 섭취한다. 이런 식사법이 건강 유지와 개선, 질병 예방에 최선이다.

운동과 휴식

- 낮에 30분 이상 걷기와 밤에 일찍 잠자리에 들어 충분히 휴식하기. 이 두 가지가 자율신경을 조절하고 긴장된 혈관을 이완시키는 최선의 방법이다.
- 사지의 모세혈관의 혈액순환을 활발하게 해 주는 모관 운동이 고혈압에는 꼭 필요한 운동법이다. 우리 몸 모세혈관의 약 70퍼센트는 사지에 분포되어 있는데, 사지의 혈액순환을 도와주는 모관 운동을 하면 심장의 부담을 현저하게 덜어 주므로 혈압을 낮추는 데 효과가 있다.
- 발목 상하 운동도 하지의 혈액순환에 효과가 있다.
- 냉탕과 온탕을 1분씩 교대로 왕래하는 냉온욕이 고혈압 환자에게 도움이 된다. 냉탕에 들어가 있는 동안에는 혈관이 수축되고, 온탕에 들어가 있는 동안에는 혈관이 이완된다. 이와 같이 혈관의 수축과 이완을 반복할 때 혈액순환이 잘 이루어진다.

마음과 스트레스 관리

- 심호흡과 손톱 자극 요법은 고혈압에 특별히 효과가 있다. 이 방

법이 교감신경의 긴장을 이완시켜 주면서 수축된 혈관의 저항을 낮추는 데 효과가 있다. 고혈압 환자가 이 방법을 계속하는 것만으로도 혈압이 현저히 조절되는 경우를 많이 보았다.

- 긴장 이완과 상상법, 불쾌한 생각에서 벗어나기와 같이 기분을 유쾌한 쪽으로 전환시켜 스트레스에서 벗어나는 마음 관리 방법을 활용하는 것이 꼭 필요하다.
- 마음속에서 미움, 분노, 근심과 걱정, 두려움과 같은 저항이 일어날 때는 화해와 축복의 산책 기법을 활용해서 마음의 평화를 회복하는 것이 좋다. 고혈압은 마음의 저항감이 교감신경을 흥분시켜 혈액순환의 저항을 초래하는 것과도 관련이 있기 때문에 마음 가운데 저항이 일어날 때 이런 기법을 써서 마음을 평정하면 곧 혈압도 안정될 수 있다

참고하면 좋은 실천법

냉온욕이나 반신욕을 할 때 전신 오일 마사지를 하면 긴장을 이완시키고 기분을 전환하는 데 아주 좋은 효과가 있다. 오일 가글링을 매일 규칙적으로 하는 것도 좋다. 요료법이 괜찮다면 이를 규칙적으로 실천할 때 혈관을 이완시키고, 혈전을 용해하여 혈액순환을 촉진시키는 데 도움이 된다. 아주 드물기는 하지만 이상과 같은 방법으로도 혈압이 조절되지 않는 악성 고혈압의 경우에는 흡각요법을 실행하면 큰 도움이 된다.

고혈압 임상 체험 이야기

그동안 우리 클리닉에는 국내외에서 수천 명의 고혈압 환자들이 약을 끊고 싶다고 찾아왔다. 그 환자들은 위에 소개한 방법을 실천하여 모두 약을 끊을 수 있었다. 더러는 이제 막 고혈압 진단을 받고 "이제부터 평생 동안 혈압 약을 드셔야겠습니다."라는 말에 약을 먹고 싶지 않다며 찾아오는 경우도 많았다. 이런 분들도 위의 방법을 실천했더니 예외 없이 혈압이 정상으로 조절되어 약을 입에 댈 필요가 없었다. 특히 식이요법으로 약 10일 동안의 생채식, 그 후 약 10일 동안의 절식으로 혈압이 정상으로 조절되지 않는 경우는 단 한 번도 본 적이 없다. 이처럼 정상 혈압으로 회복된 뒤 식이요법의 제3단계인 곡채식 위주의 소식법, 운동과 휴식, 그리고 스트레스 관리법 등 앞서 제시한 생활 습관을 그대로 유지하면 고혈압으로 되돌아가는 경우는 거의 없었다.

식이요법의 1단계와 2단계를 거쳐서 혈압이 정상으로 회복되어 혈압 약을 끊고 일정 기간 정상 혈압을 유지하다가 또다시 옛날의 무리한 생활 습관으로 돌아간 탓에 혈압이 다시 높아지는 경우는 왕왕 있었다. 이럴 경우에는 다시 약을 먹어야 하는가? 그렇지 않다. 앞에서 가르쳐 준 방법을 그대로 다시 실천하면 혈압은 쉽게 정상으로 조절된다. 혈압이 다시 높아졌다는 것은 약을 먹으라는 신호가 아니라 '피가 끈적끈적해지고 혈관이 좁아져서 심장이 애를 쓰고 있으니 제발 피를 다시 깨끗하게 해 주세요.'라는 신호임을 알아차리고 피만 깨끗하게 하면 되는 것이다. 그러면 곧 혈압은 정상으로 회복된다.

앞에서 제시한 해독 요법을 제대로 실행했는데도 혈압이 정상으로 조절되지 않는다면 전문의의 진단을 받고 약을 쓰는 것을 고려해볼 수 있을 것이다.

당뇨병

당뇨는 혈액에 있는 포도당(혈당)의 이용을 돕는 인슐린이라는 호르몬의 분비량이 적거나 활동이 좋지 못해서 생긴다. 혈액 속의 포도당은 췌장에서 분비된 인슐린의 작용으로 세포막을 통과하게 되는데, 인슐린 분비량이 부족하거나 활동이 나빠지면 포도당은 세포 내로 흡수되지 못하고 혈액 속에 남게 되어 혈중의 포도당 농도(혈당치)가 만성적으로 높아지게 된다. 이러한 고혈당 상태를 그대로 방치하면 온몸의 혈관이 약해지고, 눈의 망막이나 콩팥의 세동맥이 손상을 입어 안저출혈로 실명하거나 신부전이 될 수도 있다. 또 손발에 신경 장애가 일어나 마비 증세나 지각장애를 초래하는 경우도 있다. 따라서 이러한 합병증이 생기지 않도록 혈당을 정상 상태로 잘 조절해야만 한다.

당뇨에는 제1형과 제2형 당뇨가 있다. 제1형은 췌장에서 인슐린을 분비하는 세포가 어떤 이유로 파괴되어 인슐린을 생산하지 못하거나 거의 나오지 않기 때문에 평생 인슐린 주사를 맞아야만 한다. 이와 같은 당뇨는 전체 환자의 10퍼센트 미만이다.

  오늘날 문제가 되는 당뇨병은 제2형 당뇨인데, 인슐린이 분비되기는 하지만 분비량이 적거나 인슐린의 활동 능력이 떨어져서 포도당을 처리하지 못하는 유형이다. 전체 당뇨의 90퍼센트 이상이 여기에 해당되며, 일반적으로 당뇨병이라고 할 때는 바로 이 제2형 당뇨를 가리킨다.

  제2형 당뇨의 근본 원인은 과로와 스트레스, 운동 부족과 휴식 부족, 그리고 과식이다. 곧 에너지를 지나치게 섭취한 결과 여분의 포도당이 혈액 속에 지나치게 많아져서 고혈당 상태가 된 것이다. 그러므로 당뇨의 근본 원인인 과식, 과로, 지나친 스트레스와 같은 무리한 생활 습관을 바꾸는 것이 제일 중요하다.

【 당뇨병에 대한 자연 치유 】

음식과 식사법

▶1단계 : 생채식(10~30일) 혈당강하제를 복용하고 있거나 인슐린을 투여하고 있는 환자는 지금 쓰고 있는 약을 중단하지 말고 계속한다. 아침 식사는 생야채즙을 몇 잔 마신다. 점심과 저녁 식사는 여러 종류의 잎과 뿌리를 곁들인 생야채를 섭취한다. 생야채를 주

식으로 하는 것이 매우 중요하다. 잎과 뿌리의 생야채를 채로 썰어서 큰 그릇에 담아 볶은 깨소금이나 식초, 겨자 소스, 기타 천연 조미료를 쳐서 많이 먹는다. 현미 잡곡으로 만든 생곡식 가루, 다시마나 미역과 같은 생해조류, 과일 종류, 약간의 견과류만으로 식사를 한다. 당뇨 환자에게 아주 중요한 것은 이 기간 동안 결코 불로 조리한 음식을 먹지 않고 말 그대로 생식을 하는 것이다. 감이나 곶감 같은 당분이 많은 과일은 먹지 않는 것이 좋다. 매일 정기적으로 혈당 수치를 체크하면서 혈당이 조절되는 수준에 따라 인슐린이나 혈당강하제의 투여량을 점점 줄여 갈 수 있다. 생채식 기간이 경과함에 따라 거의 모든 당뇨 환자들은 혈당 수준이 점진적으로 조절되는 패턴을 보인다. 인슐린이나 혈당강하제를 쓰고 있는 환자들 중에 드물게 저혈당 증세를 보이는 경우가 있는데, 이때는 설탕이나 꿀 대신에 곡식으로 만든 조청을 한두 숟가락 먹는 것이 가장 좋다. 생채식 기간은 보통 10일에서 30일 정도인데, 혈당 조절이 잘 안 되는 환자라도 30일 안에는 거의 다 혈당이 정상 수준으로 조절되는 것을 경험할 수 있다. 이때 혈당이 정상 수준으로 회복되면 혈당강하제나 인슐린 투여를 중단해도 좋을지, 그리고 2단계인 절식으로 갈 수 있는지를 결정해야 한다. 혈당강하제와 인슐린을 중단했는데 혈당이 정상이 되지 않았다면 2단계로 넘어가지 말고 생채식을 더 계속해야 한다. 생채식을 계속한다면 아마 얼마 가지 않아 틀림없이 혈당이 정상으로 떨어질 것이다. 이때 당뇨 약 투여를 중단하고, 2단계인 절식으로 갈 수 있다.

▶2단계 : 절식(약 10일간) 생야채즙, 야채 과일 발효액, 생강차, 감잎차나 더운물, 수산화마그네슘 같은 완화제만을 먹는다. 당뇨 환자가 절식을 할 때는 특히 생야채즙을 자주 마시는 것이 중요하다. 그렇게 해야 저혈당 증세를 보이지 않는다. 절식 기간 동안에는 대부분의 당뇨 환자는 혈당이 정상을 유지하기 때문에 혈당강하제나 인슐린을 투여할 필요가 없다. 혈당을 매일 체크하면서 혈당치가 지나치게 높은 경우에만 혈당강하제를 일시적으로 투여할 수 있으나 혈당이 정상으로 조절된 다음에는 더 이상 혈당강하제를 쓸 필요가 없다. 절식 과정이 끝날 무렵에 혈당이 정상으로 회복되지 않는 경우를 나는 그 동안 단 한 번도 본 적이 없다. 왜 혈당이 정상으로 떨어지는가 하면 생채식과 절식 과정에서 적은 양의 인슐린만으로도 혈당이 조절될 수 있기 때문이다. 생채식과 절식 기간 동안에 췌장이 충분히 휴식을 취함으로써 인슐린 분비량이 서서히 늘어나고, 인슐린 활동성도 강화된다. 그 후 과로, 스트레스, 과식과 같은 무리한 생활 습관에서 벗어나 충분한 휴식, 스트레스 조절, 곡채식 위주의 소식 생활 습관을 유지하면 적은 양의 인슐린만으로도 충분히 혈액 내의 혈당을 조절할 수 있기 때문에 고혈당이 될 수가 없다.

▶3단계 : 소식 절식을 마친 후 약 2~3일 동안은 현미 잡곡으로 만든 미음을, 그 후 다시 1단계에서 했던 생채식을 계속한다. 당뇨 환

자에게서 식이요법 3단계에서 3개월 내지 6개월가량 생채식을 계속하는 것이 매우 중요한 치료 포인트이다. 당뇨병에서 근본적으로 벗어날 수 있는 비결을 하나만 이야기하라고 한다면 바로 불로 익히지 않은 생채식을 계속하는 것이다. 이 생채식으로 당뇨병이 근치되지 않은 사람을 한 명도 본 일이 없다.

운동과 휴식

- 낮에 30분 이상 걷기와 밤에 일찍 잠자리에 들어 충분히 휴식하기. 이 두 가지는 당뇨 환자의 생활 습관으로 아주 중요하다. 당뇨는 과식도 큰 문제이지만 과로와 휴식 부족 또한 큰 원인 중 하나이다.
- 사지의 모세혈관의 혈액순환을 돕는 데 효과가 있는 모관 운동이 꼭 필요하다. 당뇨 환자에게서 흔히 사지의 혈액순환 장애가 문제가 되므로 사지의 혈액순환을 돕기 위한 모관 운동은 매우 중요한 운동법이다.
- 냉탕과 온탕을 왕래하는 냉온욕이 당뇨 환자에게서 문제가 되는 말초 혈액순환을 촉진시키는 데 큰 효과가 있다.

마음과 스트레스 관리

당뇨 환자들에게 스트레스 관리는 아주 중요하다. "스트레스 없이 당뇨는 없다."라는 말이 있는데, 그만큼 당뇨는 스트레스와 밀접한 관계가 있다. 심호흡과 손톱 자극 요법이 교감신경의 흥분을 억제하여 자율신경의 조화를 회복하여 당뇨의 원인을 치료하는 데 도움을 준다.

스트레스의 큰 문제인 불쾌한 생각에서 벗어나기, 손뼉 치며 웃기, 화해와 축복의 산책, 감사의 마음 회복하기처럼 기분을 전환시키는 방법들이 도움이 된다. 많은 당뇨 환자들에게는 장기적인 스트레스와 억압된 분노, 어두운 마음이 함께 있는 경우가 많은데, 아바타 프로그램과 같은 신념 요법을 함께할 때 마음의 대전환을 가져올 수 있다. 또 당뇨 환자들 가운데는 특정인이나 특정 사건을 받아들이고 용서하기에 실패한 사람들이 많은데, 응어리지고 막혀 있는 마음이 풀려야 하기 때문이다.

참고하면 좋은 실천법

당뇨 환자에게 가장 중요한 식이요법이 생채식요법이다. 생채식요법을 하는 동안에는 꼭 나체요법(풍욕)을 함께 해 주는 것이 좋다. 퇴화되어 있던 피부호흡이 촉진되어 체내의 일산화탄소가 피부를 통해서 배출되고 대기 중의 산소와 질소가 많이 유입되어 이것이 체내의 단백질을 합성시키는 데 큰 도움을 주기 때문이다. 생채식이나 절식을 하는 동안 나체요법을 많이 할수록 훨씬 활기가 생기는 것은 이 때문이다. 냉온욕을 하기 전에 전신 오일 마사지를 하면 긴장 이완과 스트레스 관리에 큰 도움이 된다.

당뇨병 임상 체험 이야기

우리 클리닉에 오랫동안 혈당강하제나 인슐린을 투여하고 있는데도 혈당 조절이 잘 되지 않는 난치성 당뇨병 환자들이 많이 찾아왔다. 이들이 앞에서 설명한 방법을 그대로 따를 때 하나같이 모두 혈당이 조절되었고, 생채식을 1~2개월 정도 한 후에는 거의 대부분 혈당강하제나 인슐린을 쓸 필요가 없게 되었다. 이런 좋은 결과는 환자들이 생채식과 같은 자연스러운 방법을 잘 받아들여 실천하고, 생활 습관을 바꾸기만 하면 누구라도 다 얻을 수 있다.

 2009년 여러 가지 합병증으로 고통받고 있던 70대 중반의 당뇨 환자가 찾아왔다. 이분은 지난 20년 동안 혈당강하제를, 그리고 지난 5년 동안은 인슐린을 투여하였으나 혈당은 정상으로 조절되지 않았다. 백내장 수술과 심근경색증으로 관상동맥 스텐트 삽입 시술을 받은 일이 있으며, 뇌경색 때문에 혈전용해제 등을 투여하고 있었다. 특히 손발에 신경 장애와 감각장애가 심해서 걸어다닐 때 발바닥이 땅에 닿는지 안 닿는지 알 수 없을 정도였다. 어지럼증이 심해 보행하는 데 어려움이 있었고, 신장 기능장애도 심각해 조만간 신부전이 올 수 있다는 경고를 받은 상태였다. 약을 한 줌씩 먹고 있었지만 이런 증세들은 전혀 개선될 기미가 보이지 않았다. '아, 내가 이제 죽어 가는구나.' 하고 죽음을 예감하고 절망 상태에 빠져 있었다. 자식들에게 유언도 하고 재산 분배도 다 마친 상태에서 나를 찾아온 것이다. 1단계로 20일 동안의 생채식 과정과 운동법, 스트레스 관리법을 실행하였더니 인슐린을 쓰지 않고도 혈당이 정상 수준으로 조절되었다. 이때 모든 약을 중단하고 2단계 절식 프로그램으로 들어갔다. 10일 동안의 절식을 마칠 즈음에는 이 환자의 신경 장애나 감각장애도 현저히 개선되어 감각이 되살아나기 시작했다. 특히 모관 운동과 냉온욕, 나체요법을 집중적으로 실천하고, 그 후 3개월 동안 완전 생식을 하였더니 모든 증세가 사라져 버렸다. 생채식 실행 6개월이 지난 후에 원래 약을 처방받았던 대학병원에서 받은 종합검진에서는 전신의 모든 상태가 정상이라는 진단을 받았다. 담당 의사가 "어떤 약도 더 이상 쓸 필요가 없다."며 어떻게 이처럼 좋아졌는지 의아해하였다. 심장과 뇌혈관 조영술 결과도 모두 정상이었다. 이분은 지금 나이가 78세인데, 농사를 100마지기 이상 지을 수 있을 정도로 건강이 개선되었다. 얼굴의 검버섯도 다 사라져서 피부가 깨끗해졌으며, 머리카락도 까맣게 새로 나기 시작하였다. 이분은 앞으로 남은 여생 동안 계속 생채식만 하겠다고 마음먹고 있다. 회식 모임에 갈 때도 생채식 도시락을 싸 가지고 가서 재미있게 어울리지만 결코 불로 익힌 음식은 먹지 않는다. 이 점이 바로 이분의 훌륭한 점이다. 결코 어떤 경우에도 불로 익힌 음식은 먹지 않고 생채식 습관을 지키고 있다. 죽음의 문턱까지 갔던 환자가 이처럼 단순한 방법으로 회생하였다. 나는 이분이 이 생채식 생활 습관을 계속한다면 100세 장수를 누릴 수 있을 것이라고 확신한다.

신부전까지 진행되지만 않았다면 어떤 당뇨 환자라도 생채식 요법을 실천할 때 약을 다 끊고도 당뇨로부터 벗어날 수 있다는 것을 나는 확실히 믿고 있다. 당뇨병을 약 없이 이겨내는 최선의 치료법은 생야채즙과 생채식의 식이요법이다. 어떤 당뇨병 환자가 이 식이요법을 온전히 실천하고 있는데도 당뇨가 낫지 않는다면 그것이 이상한 일이다.

비만

비만은 단지 미용상 또는 과체중에 의한 불편함의 문제이기보다는 건강을 치명적으로 손상시킬 수 있는 질병의 예비 상태이기 때문에 위험한 것이다. 비만은 심장병, 고혈압, 당뇨, 그리고 암과 같은 난치병을 부르는 대사장애라는 것을 정확하게 인식해야 한다. 따라서 비만은 단지 체중이 많이 나가는 것이 아니라 신진대사가 이미 고장 난 상태라는 뜻이다.

야생동물에게는 결코 비만이 없다. 이 자연계에서 비만은 사람에게만 있다. 그것은 자연의 질서에 어긋난 삶을 삶으로써 핏속에 독을 만들었기 때문이다. 모든 비만 환자는 어김없이 핏속에 독이 있다. 그래서 비만의 근본 치료를 위해서는 반드시 해독 프로그램이 선행되어야 한다. 비만 환자들이 다이어트나 운동요법을 통해서 일시적으로 체중 감량이 되는 것 같지만 결국은 다시 옛날로 돌아가는 데는 그럴 만한 이유가 있다. 그것은 비만이 단순히 과체중의 문제가 아니라 피의 독이자 냉병이며, 수독(水毒) 증세라는 것을 정확하게 모르기 때문이다. 비만으로부터 완전히 벗어나고자 한다면 피의 독을 디톡스(해독)해야 하고, 몸의 냉기를 해결해야 하며, 물 먹는 습관을 근본적으로 바꿔야 한다. 그리고 과식을 부추기는 심리적 불만족을 해결해야 한다. 스트레스, 분노, 슬픔, 절망과 같은 정서적인 문제를 해결하여 마음속의 평화와 자족감을 회복할 때 음식으로 심리적인 불만족을 해소하려는 악순환의 고리가 끊어지게 된다.

【 비만에 대한 자연 치유 】

음식과 식사법

▶1단계 : 생채식(10일) 아침부터 점심 식사 전까지는 결코 물을 마시지 않고 생야채즙만 마신다. 원하는 만큼 여러 잔 마셔도 좋다. 생야채즙은 반드시 성질이 따뜻한 뿌리 종류의 채소와 잎채소를 함께 혼합하여 만들고, 음양의 조화를 이룬 생야채즙이어야 한다. 잎채소만 먹는 경우에 냉기 문제를 원만하게 해결할 수 없기 때문이다. 점심과 저녁 식사는 잎과 뿌리를 곁들인 생야채, 과일, 미역이나 다시마와 같은 생해조류를 주식으로 하고, 볶은 곡식이나 생

곡식 가루를 함께 먹을 수 있다. 낮 시간에는 될 수 있는 대로 물을 마시지 말고, 저녁 식사 1시간이 지난 다음부터 물을 마음껏 마실 수 있는데, 이때는 더운물만 마신다. 낮 시간에 갈증이 나면 생야채즙만 먹는다. 이 점이 아주 중요한 포인트이다.

▶2단계 : 절식(10일) 생야채즙, 야채 과일 발효액, 생강차, 감잎차나 더운물, 수산화마그네슘 같은 완화제만을 먹는다. 이런 식의 절식을 하는 이유는 칼로리를 제한하고 다이어트를 하여 살을 빼기 위해서라기보다는 몸속의 독을 디톡스하기 위해서다. 비만 문제를 해결하는 데 가장 중요한 것은 핏속의 독을 해독하는 것이다.

▶3단계 : 소식 절식을 마친 후 약 2~3일 동안은 현미 잡곡으로 만든 미음을, 그 후 약 2~3일 동안은 죽을 먹는 회복식 과정을 거친 다음 곡채식 위주의 소식 습관을 유지한다. 아침부터 점심 식사 전까지는 오직 생야채즙만 먹는다. 중요한 점은 물을 마시지 않는 것이다. 점심과 저녁 식사는 현미밥, 잎과 뿌리를 곁들인 생채소, 해조류, 과일, 발효 음식 등을 주로 섭취한다. 제일 좋기로는 1단계와 똑같이 점심과 저녁을 생채식 위주의 식사법을 계속하는 것이다. 물은 저녁 식사 1시간 후부터 더운물만 마신다. 위와 같이 1단계, 2단계, 3단계 식이요법을 실천할 때 몸속의 모든 독이 자연스럽게 해독되고, 몸의 냉기가 해결되며, 특히 수독 증세가 좋아진다. 비만인 사람들에게서 자주 볼 수 있는 식습관은 찬 물을 늘 마시며, 냉한 성질의 음식을 지나치게 좋아한다는 것이다. 냉한 성질의 음식

이란 밀가루, 우유, 흰 설탕, 흰 쌀밥과 같은 하얀 색깔의 음식, 청량음료, 커피, 맥주 따위와 같은 냉한 성질의 음료를 말한다. 겨울에 내리는 하얀 눈이 차듯이, 하얀 색깔의 음식들이 냉한 성질을 가지고 있다. 실제로 온도가 낮은 아이스크림이나 찬물과 함께 하얀 색깔의 음식들을 계속 먹으면서 스트레스에 노출되어 있으면 우리 몸은 어느새 냉해진다. 그러면 냉한 몸을 방어하기 위해서 겨울에 두꺼운 옷을 껴입듯이 내 몸을 기름기로 두껍게 감싸게 된다. 그러므로 살이 찌는 게 잘못이 아니라 몸이 냉한 것이 잘못이다. 살이 찌는 것은 냉기로부터 자신의 몸을 보호하기 위해서 스스로 불가피하게 기름기로 두껍게 몸을 감싸는 자구책인 것이다. 따라서 우리 몸이 따뜻해지면 저절로 두꺼운 옷을 벗듯이, 우리 몸의 냉기를 해결하면 저절로 기름기를 벗게 되는 것이다. 이것이 바로 냉병을 해결하는 비결이다. 곧 냉한 성질의 음식을 삼가고, 특히 낮 시간에 물을 마시지 않는 것, 이것이 중요한 포인트이다. 그리고 몸을 덥게 하기 위한 여러 가지 온열요법을 병행하는 것이다.

운동과 휴식

- 낮에 30분 이상 걷고, 밤에 일찍 잠자리에 들어 충분히 휴식할 것을 권한다. 따뜻한 햇볕을 쪼이며 걷는 것이 비만 환자에게 있어서는 가장 중요한 운동법이다. 살을 빼기 위해서 격렬하게 운동하는 사람들을 볼 수 있는데, 그렇게 좋은 방법이 아니다. 이러한

운동이 오히려 스트레스를 가중시킬 수가 있다. 가벼운 마음으로 즐기면서 걷고, 저녁에 일찍 잠자리에 들어 잠을 충분하게 자는 것, 이 방법이 제일 좋다.

- 발목 상하 운동을 규칙적으로 하는 것이 비만에는 아주 효과가 있다.
- 반신욕과 수족 온욕법이 몸의 냉기를 해결하고 몸을 따뜻하게 함으로써 교감신경의 흥분을 억제하여 자율신경의 균형을 회복하는 데 특별히 효과가 있다.

마음과 스트레스 관리

- 숨을 길게 내쉬면서 손톱 자극 요법을 규칙적으로 하루에 5회 정도 실천하면 교감신경의 긴장을 해소해 주고 심신을 디톡스시켜 주는 데 특별히 효과가 있다. 단순히 이 요법만으로도 체중이 10kg 이상 빠진 사례가 있다.
- 긴장 이완과 상상법도 효과가 있다. 몇 차례 숨을 길게 내쉬는 심호흡을 할 때 긴장이 이완된다. 그렇게 한 후 내가 원하는 체형이 이미 이루어졌다고 믿고 그러한 모습을 상상하는 것이다. 특히 아침에 잠자리에서 막 일어날 때와 밤에 잠자리에 들기 전에 '나는 이제 날씬한 모습이다.' 와 같이 자기가 이루기를 원하는 몸의 모습이 이미 이루어졌다고 믿고, 그러한 모습을 상상하는 것이다. 이런 신념이 몸의 모습을 내가 원하는 쪽으로 재구성하게 될

것이다.

참고하면 좋은 실천법

비만 치료에서 온열요법도 중요하다. 우리 몸의 일곱 군데 면역 포인트에 열을 가하는 것이다. 하루에 여러 차례 규칙적으로 열을 가하면 몸의 냉기가 해결되어 우리 몸은 냉기로부터 몸을 보호하기 위해 기름기로 몸을 감싸는 일을 그만두게 된다.

반신욕을 하기 전 전신 오일 마사지와 오일 가글링을 하는 것도 좋다. 이때 아바타 프로그램 제1부에 나오는 몸 돌보기와 같은 방식으로 내 몸의 곳곳을 문질러 주고 말 걸기를 하고 내 몸을 귀여워해 주고 사랑하는 마음으로 보살피는 것이 좋다. 지금까지 내가 싫어하고 저항했던 이 뚱뚱한 육체를 잘 받아들여서 사랑해 주는 것이다. 나의 삶에서 내가 원하지 않는 일들을 계속 따라붙게 하는 것은 그것에 대한 저항 때문이다. 지금까지 내가 싫어하고 저항했던 뚱뚱한 몸을 온전히 받아들여 사랑할 때 비만 문제가 서서히 해결되기 시작할 것이다.

흡각요법도 비만에 효과가 있다. 전신에 흡각기를 붙여서 40분 동안 유지할 때 비만 환자들에게서는 정말 많은 독이 빠져나온다. 특히 비장과 간 부위에서 많은 독이 나오는데, 어떤 악성 비만이라도 흡각요법을 장기간 계속하여 몸속의 독을 모두 배출한다면 반드시 좋은 결과를 볼 것이다

비만 임상 체험 이야기

비만으로부터 벗어나기 위해서 여러 가지 약물 치료, 수많은 다이어트 프로그램을 하고도 실패하여 절망 속에 있는 사람들을 나는 많이 만나 보았다. 그들이 실패한 이유는 다이어트나 운동을 통해서 무작정 살만 빼려고 애쓴 데에 있었다. 비만의 근본 원인은 핏속의 독이며, 특히 수독 증세이자 냉병이라는 사실을 모르기 때문이다. 따라서 근본 원인만 해결하면 비만은 자연스럽게 좋아진다. 살만 빼려고 애쓰지 말고 인간 전체를 치유하면 비만의 근본 원인이 해결된다. 그 원인이 정말 잘 해결됐다면 다시는 비만으로 돌아갈 이유가 없다.

미국에 살고 있는 재미 교포 여성이 나의 TV 방송 강의를 보고 찾아온 일이 있었다. 그 부인은 체중이 85kg, 미국인 남편은 120kg 정도의 비만이었다. 이 부부는 미국에서 체중 감량을 위해 많은 다이어트 프로그램과 약물 치료 등을 시도하였지만 번번이 실패하였고, 고혈압과 두통, 알레르기, 우울증으로도 치료받고 있는 상태였다. 1단계, 2단계, 3단계 식이요법과 간단한 운동요법을 한 후에 현저한 체중 감량이 있었으며, 미국에 돌아간 후에도 이 부부는 완전 생식을 계속하고 있다. 지난 3년간 부인의 체중은 60kg, 남편은 80kg 정도를 유지하고 있다. 결코 요요 현상이나 비만이 재발되지 않은 상태여서 지금은 어떤 약물도 사용하지 않으며 건강하고 행복한 시간을 보내고 있다.

우리 클리닉에서 비만 치료를 받은 후 지난 10년 동안 생채식만을 계속하고 있는 50대 남성이 있다. 이분은 불로 익혀 조리한 음식을 먹으면 금방 체중이 100kg을 넘어 버리는 체질이라서 불가피하게 생채식을 계속할 수밖에 없다. 체중은 약 70kg을 유지하고 있는데, 이제는 "불로 익힌 화식을 하는 사람들이 불쌍하게 보인다."라고 말할 정도로 생채식 애호가가 되었다. 불로 조리한 음식보다도 생채식이 여러 가지로 훨씬 좋다는 것이다. 비만에서 벗어났을 뿐만 아니라 몸이 가볍고, 활기가 있고, 더 젊어지고, 피부도 훨씬 더 아름다워지고, 여러 가지 많은 장점이 있다는 것이다. 이분은 많은 고객을 접대하며 영업하는 일에 종사하고 있는데, 아침에 출근할 때 점심과 저녁 식사를 위해 두 개의 생식 도시락을 준비해서 집을 나선다. 고객들에게는 여러 가지 맛있는 음식을 접대하지만 본인은 결코 식당의 음식을 먹지 않고 자기가 준비한 도시락을 먹는다. 이분이 비만에서 완전히 벗어날 수 있었던 것은 바로 이와 같은 생활 습관과 태도 때문이다.

어떤 악성 비만이라도, 그동안에 다이어트 프로그램을 몇 십 번을 실패했다고 하더라도 다시는 비만으로 돌아가지 않을 확실한 비만 해소 비법이 있다. 그것은 매우 단순하다. 오전에는 생야채즙만 마신다. 점심과 저녁은 생야채, 과일, 생곡식 가루나 볶은 곡식, 그리고 차로는 생강차나 생강 홍차, 목이 마를 때는 생야채즙을 마시며, 결코 낮에 물을 마시지 않는다. 물은 저녁 식사 1~2시간 지난 다음에 더운물만 마신다. 그리고 몸이 이미 날씬해졌다고 믿고 자신의 날씬해진 몸매를 아침저녁으로 규칙적으로 상상을 한다. 아바타 프로그램의 '몸 다루기'와 같은 방법을 사용한다면 더 효과가 좋다. 어떤 비만 환자라도 이런 단순한 방법을 계속 실천해 간다면 반드시 원하는 모습을 찾을 수 있다고 나는 믿는다. 그것도 어떤 부작용이나 무리 없이 자연스럽게 될 수 있고, 누구보다도 더 아름답고 건강하게 변화될 수 있다. 완전 생식과 믿음의 기법을 계속 실천하고 있는데도 비만에서 벗어나지 못하고 있는 사람이 있다면 그것이 오히려 이상한 일이다.

심장병

심장병에는 관상동맥이 좁아지거나 막혀서 생긴 협심증과 심근경색증이 있고, 다른 하나는 판막에 장애가 있는 심장병이 있다. 오늘날 문제가 되는 심장병은 협심증과 심근경색증이다. 협심증과 심근경색증이란 걸쭉한 피 찌꺼기가 심장의 관상동맥을 막아서 심장근육에 혈류 장애를 일으키는 병이다. 운동 부족, 지나친 스트레스, 그리고 기름기가 많고 가공된 음식의 과식 등으로 핏속에 콜레스테롤과 중성지방이 많아져서 피가 끈적끈적해지고, 더 나아가서는 걸쭉한 피 찌꺼기가 관상동맥을 좁게 만들거나 아예 통째로 막아버리게 된다. 근래 대부분의 대형 병원들은 심장센터를 운영하고 있는데, 이는 그만큼 관상동맥 질환이 급증하고 있기 때문이다. 관상동맥 질환은 갑자기 죽음을 초래할 수 있을 만큼 위급 상황을 일으킬 수도 있다. 이럴 때는 응급 수술과 같은 비상조치를 취해야만 생명을 구할 수 있다. 심장질환을 예방하거나 근본적으로 치료하기 위해서는 심장병의 원인인 잘못된 음식과 스트레스, 운동 및 휴식 부족 등 잘못된 생활 습관을 바로잡아야만 한다.

【 심장병에 대한 자연 치유 】

음식과 식사법

병원에서 스텐트 삽입 시술을 한 뒤 약물 치료 중에 있거나 가벼운 협심증을 앓고 있는 환자라 하더라도 다음과 같은 식이요법이 매우 중요하다.

▶1단계 : 생채식(10~20일) 지금 먹고 있는 약이 있다면 중단하지 말고 생채식 기간 동안에는 계속 복용한다. 아침에는 생야채즙이나 야채 과일 발효액만으로 식사를 대신한다. 점심과 저녁 식사는 잎과 뿌리를 곁들인 생야채, 미역이나 다시마와 같은 생해조류, 현미와 잡곡으로 만든 생곡식 가루, 견과류, 과일 등을 주식으로 한다. 불로 조리하지 않는 생식을 하는 것이다. 이 과정에서 걸쭉하고

끈적끈적하던 전신의 피가 대체로 많이 맑아지며, 콜레스테롤이나 중성지방의 수치도 거의 정상 수준으로 조절된다.

▶2단계 : 절식(약 10일) 생야채즙, 야채 과일 발효액, 생강차나 감잎차, 더운물만 섭취하는 절식을 한다. 매일 밤 취침 전에는 수산화마그네슘과 같은 완화제를 복용하여 장 내용물을 충분히 배설한다. 심장병 환자에게서 장을 비우는 일은 매우 중요하다. 약 10일 동안의 절식 후 회복식 기간을 거쳐 소식 식사법을 실행한다. 절식 기간에는 그동안 먹고 있던 약을 계속 복용해도 좋고, 줄이거나 중단해도 무리가 없다면 그렇게 해도 좋다. 2단계를 시작할 때 약을 중단한 사람도 끝날 때쯤이면 병증이나 혈액검사상 소견이 대체로 정상으로 회복된다. 절식 과정에서 칼로리 공급이 제한되므로 혈관벽에 붙어 있던 지방 성분이나 플라크, 혈액 내의 노폐물, 중간대사산물, 콜레스테롤, 중성지방, 과잉 영양분들이 연소되어 모두 칼로리로 전용되기 때문에 혈관이나 혈액이 스스로 깨끗해진다.

▶3단계 : 소식 절식을 마친 후 약 2~3일 동안은 현미 잡곡으로 만든 미음을, 그 후 약 2~3일 동안은 현미 잡곡 죽을 먹는 회복식 과정을 거친 후 곡채식 위주로 소식하는 습관을 계속한다. 아침 식사는 생야채즙만으로 대신하고, 점심과 저녁 식사는 현미밥, 잎과 뿌리를 곁들인 생채소, 해조류, 과일, 견과류, 발효 음식 등을 주로 하는 식사법을 평생 동안 계속하는 것이 심장병을 극복하기 위한 가장 좋은 치료법이다. 이런 소식법이 건강 유지와 개선, 질병 예방을

위한 최선의 식이요법임을 많은 사람들이 공감하고 있다. 찬물, 고기, 생선, 우유와 유제품, 계란, 백설탕, 흰 밀가루, 흰 쌀밥, 정제염, 화학조미료 등은 피하거나 주의를 요한다. 물은 되도록 더운물을 마시되 식사 2시간 전부터 식후 2시간 사이에는 마시지 않고, 그 외의 식간에 특히 저녁 식사 2시간 후에 충분히 마시는 것이 좋다. 심근경색증이 심한 환자는 1단계와 2단계를 거친 후에도 생채식을 6개월 내지 1년 정도 계속하는 것이 좋다. 생채식을 장기적으로 계속한다면 피를 더 맑게 하여 심장병을 완치시킬 수 있다.

운동과 휴식

낮에는 30분 이상 햇볕을 쪼이며 가볍게 걷고, 밤에는 일찍 잠자리에 들어 충분히 휴식하는 것이 아주 중요하다. 잠자리에서는 딱딱한 평상 위에 누워서 목에 경침을 베고 잠을 자면 전신의 혈액순환을 도와주며, 자는 동안에도 심장을 치료해 주는 효과가 있다. 심장질환 환자에게는 모관 운동과 같은 말초 혈액순환을 도와주는 운동을 실행하는 것도 중요하다. 모관 운동은 가능하면 규칙적으로 여러 차례 계속하는 것이 좋다. 건강한 사람도 이 운동을 계속한다면 결코 협심증이나 심근경색증을 일으키지 않을 것이다. 냉탕과 온탕을 교대로 하는 목욕법을 매일 계속한다면 혈액순환을 정상적으로 유지하는 데 특별한 효과가 있다. 발목 상하 운동 또한 심장병에 아주 좋은 운동이다.

마음과 스트레스 관리

스트레스 해소를 위해 자신에게 맞는 방법들을 선택해서 활용한다. 예를 들면 손톱 자극과 함께하는 심호흡, 불쾌한 생각에서 벗어나기, 긴장 이완과 상상법, 화해와 축복의 산책 등이 스트레스로부터 벗어나서 마음의 평화를 회복하는 데 아주 도움이 된다. 심장병 환자들은 지나치게 교감신경이 긴장되고, 부교감신경이 억제되어 있는 경향이 있다. 이와 같은 긴장 이완과 스트레스 관리 방법은 자율신경의 균형을 회복하여 전신의 혈액순환을 정상화하는 데 도움을 준다.

참고하면 좋은 실천법

복부 마사지가 도움이 된다. 심장병 환자들의 배를 만져 보면 딱딱하게 굳어 있거나 배를 누를 때 심한 압통을 호소한다. 이는 긴장 및 스트레스와 관련이 있다. 아침저녁으로 부드럽게 복부를 마사지하면서 압통이 있는 부위를 잘 문질러서 풀어 주고, 배를 부드럽게 해 주는 것이 심장의 부담을 줄이는 데 특별한 효과가 있다.

 전신의 온열요법이 심장질환에 아주 중요하다. 온열요법은 긴장된 혈관과 심리적 긴장을 이완시키는 데도 효과가 있고, 혈액순환도 도와준다. 심장 부위에 대한 겨자팩 찜질도 아주 효과가 있다. 심장병 환자에게서 중요한 치료법 중의 하나는 앞가슴 단중 부위에 쑥뜸을 뜨는 것이다. 매일같이 쌀알 반 개 크기의 쑥뜸을 20~50

개가량 떠 주면 효과가 아주 좋다. 쑥뜸요법을 몇 개월 동안 계속할 것을 권한다.

흡각요법 또한 특별한 효과가 있다. 심장병 환자들에게 흡각요법을 실행할 때 등과 앞가슴에서 많은 독이 나오는 것을 볼 수 있다. 끈적끈적한 혈전도 많이 배출된다. 이 흡각요법을 마칠 때쯤이면 흉통과 같은 가슴 압박감이 현저히 줄어드는 것을 볼 수 있다. 심장병 환자에게 요료법도 도움이 된다. 오줌이 우리 핏속의 혈전을 녹이는 데 아주 좋은 효과가 있는 것으로 알려져 있다.

심장병 환자들이 흉통 발작이 일어나거나 어지러운 증세가 생기면 즉시 손끝과 발끝 따기를 해서 피를 짜내 주는 것이 아주 중요한 응급처치이다. 이 방법만으로 즉시 호흡곤란과 흉통이 가라앉을 수 있다. 심각한 흉통과 호흡곤란이 있어서 구급차를 기다리는 동안에 사혈 침이나 주삿바늘 또는 어떤 뾰족한 바늘이라도 찾아서 즉시 모든 손끝과 발끝을 찔러 피를 짜내는 응급처치를 꼭 해야 한다. 처음에는 피가 잘 나오지 않지만 반복해서 찌르고 피 짜기를 계속한다. 어깨로부터 손끝까지 훑어 내려서 피를 짜며, 다리도 마찬가지다. 처음에는 피가 잘 나오지 않더라도 계속 짜면 잘 나온다. 피 짜기를 하고 난 후 흉통이나 고통이 즉시 완화되는 경우가 많다. 다시 한 번 강조하지만 협심증과 심근경색증에 의한 흉통, 호흡곤란, 어지럼증 등과 같은 응급 상황일 경우는 꼭 손끝과 발끝을 따서 피 짜기를 해야 한다. 이 방법이 죽을 사람도 살릴 수 있는 기사회생의 비법임을 기억해야 한다.

심장병 임상 체험 이야기

심장 수술을 받은 후 오랫동안 혈전용해제와 같은 약물을 복용하고 있는 심근경색 환자들이 약을 계속 먹는 것이 지겨워 약을 끊고도 좋아질 수 있는 다른 방법이 없느냐고 나에게 찾아오는 경우가 많다. 나는 그들에게 식이요법 1~3단계와 운동요법, 냉온욕, 모관운동, 가슴에 쑥뜸 뜨기와 같은 방법을 가르쳐 주고 있다. 이 방법을 제대로 실천해서 더 이상 약을 쓸 필요 없이 완전히 회복되는 경우를 많이 보고 있다. 이 환자들에게 심혈관 조영술이나 심장 초음파검사를 해 보면 대부분 혈관이 깨끗해져 있다. 특히 생채식을 계속하고 모관 운동, 가슴에 쑥뜸 뜨기, 요료법 등을 꾸준히 실천한다면 약을 쓰지 않아도 재발되지 않을 것이라고 확신한다. 아직 약을 쓰지 않는 협심증 환자인 경우에도 위와 같은 자연 치유 방법을 실천한다면 결코 응급실에 실려 가거나 심근경색증으로 진행되는 경우는 없을 것이다.

나는 약 20년 전, 심부전으로 큰 병원에서도 포기하여 죽음 직전에 간 여성 환자에게 이와 같은 방법으로 치료한 일이 있다. 그 환자는 기사회생하여 지금도 건강하게 지내고 있다. 이 환자는 처음 만났을 때 숨만 쉴 뿐 일어나 앉지도, 손발을 들지도 못하는 빈사상태였다. 생야채즙과 생채식만으로 식사하기, 관장요법으로 장을 비우기, 네 팔다리를 들어 올려 모관 운동 계속하기, 앞가슴에 쑥 뜸 뜨기와 겨자팩 찜질, 발목의 냉온 교대 목욕, 그리고 긴장 이완 과 완전히 회복되어 건강해져 있는 모습을 믿고 상상하는 방법을 계속하였다. 이런 방법을 통해서 2개월 후에는 평소의 건강을 되찾아 지금은 아주 건강하게 지내고 있다. 나는 어떤 심장병 환자라도 이와 같은 방법을 적용한다면 다 회복될 수 있다고 믿고 있다. 지금 병원의 약물 치료를 받고 있다고 하더라도 그 치료와 함께 내가 소개한 자가 치료를 병행한다면 훨씬 더 뛰어난 건강 개선 효과가 있다고 본다. 이와 같은 자가 치료법은 병원 치료와 결코 모순되지 않으며, 병원의 약물 치료와 병행해도 아무런 무리가 없다. 경우에 따라서는 병원 약을 점점 줄이다가 완전히 좋아지면 주치의의 지시를 받아서 약을 끊을 수도 있다.

뇌졸중

뇌졸중이란 뇌혈관의 파열(뇌출혈)과 뇌혈관의 막힘(뇌경색)에 의해 혈액순환이 차단되어 결과적으로 두뇌의 세포와 조직이 손상을 입은 상태를 말한다. 뇌졸중 환자 열 명 중 한둘이 뇌출혈이고, 여덟아홉은 뇌경색이다. 뇌졸중은 선진국 3대 사망 원인의 하나로 고혈압이나 동맥경화와 밀접한 관련이 있으므로 이런 혈관 질환을 가진 환자들은 뇌졸중 예방을 위해 철저한 관리가 필요하다. 뇌졸중은 한번 발병하면 치명적인 후유증이 따를 수 있으므로 예방이 최선책이다. 동맥경화와 고혈압의 원인을 치료함으로써 약을 쓰지 않고도 정상적인 뇌혈류 상태를 유지하는 것이 가장 좋은 예방법이다.

고혈압 환자가 혈압을 조절하지 않고 방치하면 뇌출혈 위험이 있고, 혈압 약만으로 혈압을 강제로 누르면 뇌경색을 일으킬 수 있다. 고혈압 환자들 가운데 혈압 약을 먹는 환자들이 먹지 않은 환자들보다 뇌경색이 더 많이 발병한다는 통계가 있다. 혈압강하제를 복용하는 환자들에게서 왜 뇌경색이 더 많이 발병하는가는 조금만 생각해 봐도 쉽게 추정할 수 있다. 혈액 오염이나 교감신경의 흥분 때문에 좁아진 혈관을 통해서 혼탁한 피를 전신에 보내려고 심장과 혈관이 불가피하게 압력을 높일 수밖에 없는 상태가 고혈압인데, 혈압을 낮추는 약을 쓰면 머리끝에서 발끝까지 피가 돌지 못하도록 방해하는 꼴이 되고 만다. 뇌혈관에 피가 돌아야 되는데 피가 잘 돌지 못하면 피 찌꺼기가 쌓여 뇌혈관이 막히기 쉽다. 이것이 뇌경색으로 발전할 수 있다. 따라서 고혈압 환자에게 가장 좋은 치료법은 약을 쓰지 않고도 혈압이 정상이 되게 하는 것이다. 그 방법은 혈관 벽을 깨끗하게 하고 혈액을 맑게 하면 된다. 구체적인 방법은 앞의 '고혈압의 자연 치유'에서 자세하게 설명하였다.

【 뇌졸중에 대한 자연 치유 】

뇌졸중의 자연치료법은 뇌졸중의 발병 초기와 발병 후기로 나누어 설명한다.

뇌졸중 발병 초기

음식과 식사법

뇌경색이건 뇌출혈이건 발병 순간부터 약 2주 동안 금식 또는 절식을 하는 것이 가장 중요한 치료법이다. 물론 중환자실에 입원해 있는 의식이 없는 뇌졸중 환자에게는 위장관에 레빈 튜브를 꼽고 금식하게 되지만, 중증이 아니어서 음식이 허용된다 해도 발병 후 첫 2주 동안 절식을 하는 것이 빨리 회복되고 후유증을 줄이는 데 효과가 있다. 절식을 하면 뇌혈관 속의 혈전이나 뇌출혈 부위의 핏덩어리가 연소되어 칼로리로 이용되기 때문에 빠른 시간 내에 혈관과 혈액이 맑아지고 뇌의 부종이 완화된다. 뇌졸중 발병 초기 신체마비, 언어장애 등 심각한 증세를 보인 환자들에게도 이와 같은 2주간의 절식을 통해서 후유증 없이 깨끗하게 회복된 환자들을 많이 경험하였다. 절식 방법은 생야채즙, 야채 과일 발효액, 감잎차, 될 수 있으면 더운물만 섭취하게 해서 비타민과 미네랄, 수분은 충분하지만 칼로리는 최대한 줄인다. 2주 동안의 이 절식 방법이 뇌혈관의 혈전 용해와 혈류 개선에 결정적으로 도움을 준다. 절식 기간에 수산화마그네슘을 1일 2회 복용하면 위장관의 스트레스 궤양과 출혈 예방, 배변을 돕는다. 뇌졸중 초기에 위장관을 비우는 것이 아주 중요한 요법인데, 이렇게 할 때 두뇌 쪽으로 피를 더 잘 돌게 하는 효과가 있다. 2주간의 절식 요법 후에도 생야채즙과 야채 과일 발효액을 계속 섭취하되 증세가 호전될 때까지 점심과 저녁은 미음이나 죽과 같은 가벼운 식사를 하는 것이 좋다. 그 후에도 회복 때까지 생채식을 하는 것이 좋다.

운동과 휴식

뇌졸중 발병 직후부터 증세가 호전될 때까지 최소한 2주간은 절대 안정과 휴식을 취해야 한다. 발목 냉온 교대욕을 1일 2회, 발 마사지, 손톱과 발톱 자극, 가벼운 복부 마사지 등을 자주 하는 것이 좋다.

마음과 스트레스 관리

깊고 천천히 고요하게 숨쉬기, 가능하면 아랫배로 숨쉬기를 하는 것이 좋다. 이때 "하나~", "두~울", "세~엣" 하는 식으로 숫자를 헤아리면 생각이 줄어들고 근심과 걱정, 두려움에서 벗어나는 효과가 있다. 가능하다면 빛의 명상법 등을 자주 실행하면 뇌와 전신이 빛으로 가득 차서 뇌졸중이 다 사라져 버린 기분을 느낄 수가 있다. 어떤 절대자의 신령한 힘을 믿는 환자라면 본인이나 가족 모두가 현재의 병적인 상태를 보지 말고 절대자를 계속 바라볼 때 치유의 새 힘이 흘러 들어와 치유되고 있음을 믿을 수 있다. '아프지만 이미 다 나왔다.'고 믿고 온전히 회복되어 건강해진 모습만을 마음의 눈으로 바라보며 감사한다.

　일본의 심신의학자 도쿠히사의 임상 경험에 따르면 뇌졸중은 부모와 같은 손윗사람에 대한 저항과 관련이 있는 경우가 많았다고 한다. 그럴 경우 마음 다스리기로 부모에 대한 '감사의 마음 회복하기'가 효과가 있다고 한다. 그 방법은 앞의 '마음과 스트레스 관리'에서 자세히 소개하였다.

참고하면 좋은 실천법

어지럼증이나 의식을 잃고 쓰러지는 등 뇌경색을 의심할 만한 증세를 보이면 즉시 모든 손가락과 발가락 끝을 따고 피 짜기를 하는 등의 응급처치가 큰 도움이 될 수 있다. 구급차를 기다리는 동안에 이 조치를 취해 주는 것이 좋다. 손끝과 발끝 따기는 아무런 부작용이나 위험성이 없으므로 안심하고 사혈 침이나 바늘로 찔러서 피를 짠다. 피가 많이 나올 때까지 어깨와 팔, 다리를 훑어 내리면서 피 짜기를 해 주면 전신에 피를 고루 순환시키는 데 도움이 된다. 인체는 응급 상황이 일어나면 뇌, 심장, 콩팥과 같은 주요 기관에 피가 집중적으로 몰리는 경향이 있다. 이때 모세혈관이 많이 분포되어 있는 사지에 피가 잘 돌도록 손끝과 발끝을 따 주면 고혈압이나 저혈압 상태를 개선시키고 위급한 상황을 예방하는 효과가 있다.

　뇌졸중 발병 직후부터 매일 2회 관장을 하여 위장관을 비우는 일이 아주 중요하다. 습관적인 변비에 의한 장내 숙변이 뇌졸중의 주요 원인임을 이해하고, 장을 비워 장벽을 깨끗하게 해 줌으로써 혈관 내 내독소가 생기는 것을 예방한다.

뇌졸중 초기 임상 체험 이야기

신체 마비, 언어장애 등 뇌경색 증세가 나타나자마자 그때부터 약 2주간 절식, 관장, 발목 냉온욕 등 앞에서 소개한 처치법을 그대로 따라했던 뇌졸중 환자들이 어떤 후유증도 없이 깨끗하게 회복된 경우를 나는 그동안 많이 보아 왔다. 뇌졸중이 발병하자마자 그때부터 약 2주 동안 절식을 하는 것이 뇌졸중의 후유증을 최소화하는 핵심적인 관건이다. 이 절식 방법이 너무나 중요하기 때문에 나는 뇌졸중을 치료하는 의사들이나 환자들에게 제발 꼭 이 방법을 가볍게 여기지 말아 달라고 부탁하고 싶다.

절식은 발병하자마자 시작하는 것이 효과가 좋다. 발병한 지 1주나 2주 후부터 절식을 하면 후유증과 장애가 훨씬 많이 나타나기 때문에 발병하자마자 그때부터 2주 동안 절식하는 것이 너무 중요하다.

뇌졸중 발병 후기

뇌졸중이 초기에 회복되지 못하고 신체 마비, 언어장애, 운동 및 감각장애, 정서장애 등 후유증이나 속발증이 남게 되어 오랫동안 재활 치료를 받고 있는 환자들이 아주 많다. 이런 환자들에게도 다음과 같은 자연 치유법은 증세를 개선시키고 재활을 앞당기는 데 큰 도움이 된다. 정통 의료기관의 재활 치료를 받고 있는 환자들이 이 치유법을 병행하더라도 결코 모순되는 일은 없으며, 오히려 상승 효과가 크다는 것을 나는 그동안 확인하였다.

음식과 식사법

전신이 너무 쇠약해진 환자가 아니라면 약 10일간의 생채식, 이어서 10일 간의 절식, 그 후 장기간의 생채식을 계속하는 것이 뇌경색 환자들의 증세 회복과 재활을 위해 도움이 되는 아주 좋은 섭생법이다. 이 섭생법만으로 그동안 먹고 있던 혈압강하제나 혈전용해제가 더 이상 필요 없거나 약물 투여량을 현저하게 줄인 경우가 아주 많았다. 특히 통증, 손발 저림 등 감각장애, 정서장애들이 현저히 완화되거나 더러는 아주 사라져 버리는 것도 볼 수 있었다.

섭생법의 요지는 동물성 음식이나 화학물질로 오염된 음식을 줄이거나 금지하고, 생야채즙과 생야채, 과일, 현미 잡곡을 주식으로 하는 것이다. 뇌경색은 흔히 재발하는 경향이 있으므로 이와 같은 생채식과 절식 방법을 실행하면 재발을 막는 데 효과가 있다. 뇌졸중 가족력이 있는 사람들은 1단계 생채식(10일간), 2단계 절식(10일간) 과정을 일생에 한 번만 실천해도 뇌졸중을 예방하는 효과가 있다.

운동과 휴식

낮에 햇볕을 쪼이며 걷고, 밤에 잠자리에 일찍 들어 충분히 휴식하는 것이 제일 중요한 운동과 휴식법이다. 평상 위에 누워 경침을 목에 베고 잠을 자면 전신에 혈액순환이 가장 잘 된다. 이런 수면법은 잠자는 동안에도 스스로를 치유하게 된다. 금붕어 운동과 모관 운동, 발목 상하 운동을 규칙적으로 실행하는 것이 꼭 필요하다. 전신 좌우 회전운동도 운동장애를 줄이고 신체 좌우의 균형을 회복시키는 데 탁월한 효과가 있다. 이 운동을 할 때는 "좋아졌다!"와 같이 단정적인 말을 스스로 속삭이며 이미 다 좋아져 있는 자신의 모습을 상상한다. 일종의 자기암시를 하는 것이다. 틈나는 대로 전신을 대나무 봉으로 두드리는 것도 재활에 효과가 있다.

마음과 스트레스 관리

손톱 발톱 자극과 함께 심호흡하기, 매일 규칙적으로 천천히 배로 숨쉬기를 하면서 호흡 숫자를 헤아리는 방법은 어두운 생각을 현저하게 줄이고 마음의 평화를 회복시켜 준다. 손뼉 치며 웃기를 하루 세 차례씩 꼭 하면 좋다. '나는 이미 다 회복되었다.', '지금 온전케 되었다.'고 믿고 그렇게 되었을 때의 기쁜 마음을 느끼면서 약 5분가량 손뼉 치며 큰 소리로 웃는 연습을 한다. 이 방법은 좌절과 슬픔, 분노와 같은 어두운 마음에 사로잡히기 쉬운 뇌졸중 환자들의 기분을 극적으로 반전시켜 주는 효과가 있다. 긴장 이완과 상상법도 효과가 있다. 아침 잠자리에서 막 일어난 순간, 밤에 잠자리에 들기 직전 '나는 이미 다 좋아졌다.', '온전케 되었다.'고 믿고 완전하게 회복되어 있는 자신의 모습을 마음의 눈으로 비디오를 감상하듯이 바라본다. 몸의 상태를 보지 말고 '나는 완전히 회복되었다.'고 마음으로 믿을 수 있다면 극적인 전환이 일어날 수 있다.

　아바타 프로그램 중에 몸 다루기 기법을 날마다 자주 실천하면서 이미 완전해진 자신의 몸을 떠올려 믿은 사람 중에는 빠른 속도로 회복된 경우가 많이 있었다. 규칙적인 몸 다루기 연습의 가장 큰 소득은 내가 그동안 의심할 바 없는 진실이라고 믿어 왔던 '이 몸이 나다.'라는 생각이 다만 하나의 생각일 뿐 진실이 아니며, 진실은 바로 이 몸이 내가 아니라 나는 완전한 영적 존재라는 것을 발견하게 된다는 것이다. 이때 놀라운 치유가 일어나기도 한다. 이 몸이란 사실 내가 그 동안 귀여워하던 애완동물 같은 것이어서 몸 다루기를 한 뒤로는 내 몸을 애완동물을 바라보듯이 볼 수 있게 된다. 내가 한정된 피부로 감싸여진 몸에서 빠져나와 애완동물 바라보듯이 내 몸을 관찰할 수 있을 때 그 몸을 자유자재로 다룰 수 있게 된다. 드럼통 안에 들어가서 드럼통을 굴리기란 어렵지만, 드럼통 밖으로 빠져나와 드럼통을 살짝만 밀어도 쉽게 굴릴 수 있는 것과 같은 이치이다. 특히 이 몸이 어느 때 흙으로 돌아가더라도 내 생명은 영원히 죽지 않는다는 것을 몸 다루기 연습을 통해서 명백하게 알 수 있으므로 지금 현재의 몸 상태와는 상관없이 마음이 항상 안심이 되고 자유를 얻게 된다. 뇌졸중 환자들에게서 일어나기 쉬운 분노, 삶에 대한 두려움, 절망감 등이 생길 때는 화해와 축복의 산책, 묶인 주의에서 풀려나기 방법 등이 평화로운 기분으로 전환하는데 효과가 있다.

참고하면 좋은 실천법

날마다 규칙적으로 복부 마사지, 나체요법(풍욕), 전신 흡각요법, 대나무 봉 두드리기 등을 하면 재활에 큰 도움이 된다. 매일 반신욕이나 냉온욕을 하기 전에 전신에 오일 마사지나 요 마사지를 하면 혈액순환도 좋아지고 기분도 좋아진다. 욕실에 앉아서 오일 마사지를 할 때는 아바타 프로그램의 몸 돌보기 기법을 활용하면 심신의 치유 효과를 기대할 수 있다. 뇌졸중 환자들은 몸이 냉해지기 쉬우므로 전신에 열을 가하는 온열요법을 자주 실행하는 것이 도움이 된다. 혈전의 용해와 혈액순환을 위해서 요료법을 실행하는 것도 도움이 될 수 있다.

뇌졸중 후기 임상 체험 이야기

뇌졸중의 속발증이나 장애가 개선되지 않고 장기화하고 있는 환자들 중에서 어떤 좋은 대안적인 치료법이 없을까 하고 나를 찾아오는 경우가 많았다. 정통 의료기관에서 약물 치료, 물리치료, 재활치료, 침뜸 치료를 받고 있고 건강 기능 식품이나 민간요법들도 실행하고 있으나 심신의 상태가 크게 개선되지 않는 환자들이 많다. 나는 이들에게 앞에 소개한 음식의 섭생, 운동, 마음 관리, 그 외의 여러 방법들을 가르쳐 주고 있다. 이러한 방법들을 그대로 잘 받아들여 온전히 믿고 실천하는 사람들은 병증이 개선되고 재활이 향상되는 경우가 많았고, 정상적인 사회생활로 복귀하는 사람도 상당수 있었다.

몸의 치유에 있어서 가장 좋은 치료법은 절식과 생채식이다. 절식과 생채식을 경험한 사람들은 몸의 통증과 손발 저림 등 감각장애가 좋아지며, 몸이 경쾌해지고, 약물을 줄이거나 끊을 수 있는 사람이 많았다. 한결같이 기분이 좋아진다고 말하고 있다.

많은 뇌경색 환자들의 고통 중에서 가장 큰 것은 몸을 마음대로 조절할 수 없는 운동장애, 감각장애, 언어장애 등과 같은 장애 후유증이다. 그러나 몸의 장애보다 더 큰 어려움은 절망감, 분노, 슬픔, 억울함, 섭섭함과 같은 마음의 고통이다. 이런 어두운 마음을 사라지게 하고 용서와 사랑, 기쁨, 소망이 마음에 자리 잡게 하는 것이 얼마나 중요한지 모른다. 앞의 마음과 스트레스 관리 방법을 그대로 실천한다면 틀림없이 마음 상태가 전환되고, 그렇게 하여 마음이 바뀌면 몸 상태도 바뀌게 될 것이다. 특히 몸 다루기 기법을 늘 활용하여 그동안 몸에 심어 왔던 불쾌한 감각을 지우고 유쾌한 감각을 심게 되면 놀라운 치유가 일어날 수 있다.

암

내가 지난 30년 동안 만났던 많은 암 환자들을 다음 세 부류로 나눌 수 있다.

첫째는 암에 대한 3대 치료(수술, 항암 화학요법, 방사선치료)를 받았지만 암은 계속 진행되어 더 이상 정통 의료기관의 3대 치료에 대한 기대가 없는 환자들이다. 이들은 다른 대안적 치료법을 찾는 환자 그룹에 속한다.

둘째는 암 진단 초기부터 3대 치료를 결코 신뢰하지 않고 처음부터 오직 자연치유, 전인치유, 대체요법만을 추구하는 환자 그룹이다.

셋째는 3대 치료와 대체 자연요법을 결합하는 환자 그룹이다. 이 그룹은 먼저 3대 치료를 받은 후에 그 후 대체 자연요법을 보완적으로 실행하는 사람들과 반대로 먼저 대체 자연요법을 실행한 후 3대 치료를 결합하려는 환자들이 여기에 속한다.

암을 치료하는 의사 그룹도 세 부류로 나눌 수 있다.

첫째 그룹은 3대 치료만을 유일한 진실이라고 믿고 고집하는 그룹이다. 오늘날 지구상에는 이 그룹의 의사들이 가장 강력한 영향력을 행사하고 있다.

둘째 그룹은 반대로 암에 대한 3대 치료를 결코 받아들이지 않으며 오직 자연 치유, 보완 대체요법만을 추구하는 의사 그룹이다.

셋째 그룹은 위의 양자를 선택적으로 결합하거나 절충하는 의사 그룹이다.

위의 세 가지 의사 그룹 중에서 어느 의사들이 가장 옳고, 또 환자들에게도 가장 도움을 많이 주는 의사들이라고 단정 짓기는 어려울 것 같다. 모든 질병에서와 마찬가지로 우리 의사들은 아직까지 암에 대해서 정확하게 알지를 못한다. 따라서 암의 원인과 가장 좋은 치료법이 무엇인가를 한마디로 정의할 수가 없다. 암은 우리 시대의 역병이며, 인류의 영원한 맞수인지도 모른다.

산 정상을 오르는 데에 서로 다른 길이 있듯이 암을 치료하는 데도 서로 다른 길이 있을 수 있다는 것을 인정하는 것이 필요하다. 암에 대한 치료 방법도 이와 같아서 만일 어떤 의사나 환자가 특정한 방법 하나만을 유일한 길이라고 고집한다면 그에게는 아직 더 가야 할 길이 남아 있다고 말할 수 있을 것이다. 그렇다고 내가 지금 산 정상에 도달한 사람이라고 말하는 것은 결코 아니다. 나도 아직 암에 대해서 모르는 것이 너무 많고, 그러므로 환자와 자연을 통해서 계속 배워 가고 있는 중이다. 지난 30년 동안 내가 만난 수많은 암 환자들을 통해서 배운 바를 정리해 본다면,

첫째, 암은 치료보다는 예방이 우선이다.

둘째, 암 진단을 받았을 때는 암을 공격적으로 치료하기 전에

먼저 암을 가진 인간 전체를 우선적으로 치료해야 한다.
  셋째, 인간 전체를 치료하는 데 있어서 몸의 치료보다는 마음을 우선적으로 치료하는 것이 더 중요하다.
  암의 예방과 치료를 위한 자연 치유 방법도 음식과 식사법, 운동과 휴식, 마음과 스트레스 관리, 참고하면 좋은 실천법으로 나누어 살펴본다.

【 암에 대한 자연 치유 】

음식과 식사법

암 환자를 위한 가장 좋은 음식이 무엇인가에 대해 의학계 내에 서로 다른 주장들이 있다. 암 환자는 암 때문에 죽는 것이 아니고 영양 결핍으로 죽기 때문에 무슨 음식이든지 잘 먹어야 한다는 주장이 있는가 하면, 암 발병의 주요 원인이 동물성 음식과 화학물질로 오염된 음식의 과식이므로 자연농법으로 지은 곡채식 위주의 소식을 취해야 한다는 주장도 있다. 20세기 중후반부터 세계적으로 암 발병 수가 크게 증가하고 있는 원인 중의 하나가 동물성 음식, 화학물질로 오염된 음식, 담배나 술 같은 기호 식품의 탐닉 등이라는 것에 대해 연구자들은 거의 다 동의하고 있는 것 같다.
  나는 그동안 암 환자들을 위해 다양한 식이요법들을 적용해 보았다. 결과적으로 독일 의사 막스 거슨, 일본 의사 고오다 미츠오의 방법이 가장 도움이 된다고 믿고 있다. 이 두 의사의 방법은 공통점이 많은데, 화학비료와 농약을 쓰지 않고 자연농법으로 재배한 신선한 채소, 과일, 곡식을 주식으로 하는 것이다. 특히 여러 가지 채소의 잎과 뿌리로 만든 생야채즙을 많이 먹도록 권하고 있다. 가능하다면 매일 10컵 이상의 생야채즙을 마시는 것이 좋다. 아침과 오전에는 주로 생야채즙만으로, 점심과 저녁 식사는 잎과 뿌리의 생야채, 과일, 현미 영양밥 또는 현미 잡곡 생가루, 해조류를 주식으로 하며, 발효 음식과 약간의 견과류를 곁들일 수 있다. 이런 식단은 단백질이나 어떤 영양 결핍도 초래하지 않으며, 암에 도움 되는 미네랄과 비타민 등 좋은 영양소가 풍부하게 들어 있다. 식도·위·대장·간·췌장·담도 등 소화기관에 종양이 있을 때는 현미 잡곡밥이나 현미 죽을, 뇌·갑상선·유방·피부·자궁·전립샘 등 비소화기 계통의 종양에는 현미 잡곡 생가루가 좋다. 암 환자는 될수록 생야채즙을 많이 마시며, 점심과 저녁 식사에 생야채와 과일 등을 많이 섭취하는 것이 아주 중요하다. 꼭 유념해야 될 점은 결코 화학비료와 농약 등 화학물질로 오염된 채소나 과일, 곡식은 쓰지 말아야 한다. 전신 상태가 좋은 암 환자들에게는 해독을 위해서 약 1주일 내지 10일간 생야채즙과 야채 과일 발효액만 섭취하는 절식을 할 때 전신의 해독과 면역 증강에 도움이 된다.

    암예방을 위한 가장 좋은 섭생법은 아침은 생야채즙, 점심과 저녁은 신선한 생야채와 과일을 중심으로 한 곡채식 위주의 소식이다.

운동과 휴식

낮에 햇볕을 쪼이며 걷기, 밤에 일찍 잠자리에 들어 충분히 휴식하기, 이 두 가지가 제일 중요하다. 잠자리에 들기 전에 반신욕이나 냉온욕으로 몸을 따뜻하게 하고 기분을 전환하기, 목욕 전에 전신 오일 마사지와 오일 가글링을 하는 것도 좋다. 평상과 경침을 사용하면 자는 동안에 혈액순환을 좋게 하고 휴식 효과를 높여 준다. 금붕어 운동, 모관 운동을 규칙적으로 여러 차례 하면 전신의 혈액순환을 도와준다.

야외 활동이 어려운 환자는 좌우 회전운동이 좋다. 제자리에서 할 수 있는 회전운동법은 힘이 들지 않으면서도 효과는 아주 좋고, 기분 전환에도 도움이 된다. 걷기 어려운 환자는 천장에 밧줄을 매달고 붙잡고서라도 이 운동을 하면 체력 향상에 큰 도움이 된다. 우리 속담에 "누우면 죽고 걸으면 산다."는 말이 있는데, 환자가 낮 동안에 누워 있기보다는 가능하면 움직여야 한다. 체력이 떨어진 환자라도 좌우 회전운동은 비교적 쉽게 할 수 있고, 이 운동을 규칙적으로 하면 전신 상태 개선에 큰 도움이 된다.

마음과 스트레스 관리

모든 암 환자에게 심호흡과 손톱 자극요법이 아주 중요하다. 암세포는 산소 앞에서 무력해지므로 심호흡으로 산소를 많이 받아들이는 것이 도움이 된다. 손톱 자극요법은 교감신경의 긴장을 완화시켜 자율신경의 조화를 회복시켜 주는 효과가 있는데, 자율신경이 조화를 이루면 면역 증강에 도움을 준다. 하루에 3회 이상 심호흡과 함께 이 자극요법을 하는 것이 좋다. 여러분의 삶에서 참으로 해결되기를 원하는 어떤 문제가 지금 해결되었거나 원하는 일이 이루어졌다면 그때의 기분은 어떠하겠는가? 이럴 때의 기분을 떠올리며 기쁘다고 외치며 발을 구르고 손뼉을 치며 웃는 연습을 한다. 한 번 할 때 약 5분 동안 손뼉 치며 웃는 연습을 하면 기분의 대전환이 일어나며, 이 웃기 연습을 자주 할수록 면역 증강에 도움이 된다.

  암이 다 사라져 버린 이미지를 규칙적으로 상상하는 것만으로 암이 사라져 버린 사례가 세계적으로 많이 보고되고 있다. 아침 잠자리에서 막 깨어날 때와 저녁 취침 전에 규칙적으로 이 연습을 꼭 실천하고, 틈나는 대로 긴장 이완과 상상법을 실천한다. 빛의 명상법과 40분 합장법도 아침저녁 규칙적으로 실천하면 큰 도움이 된다. 지금까지 내가 실행해 본 많은 심신 요법 중에서 가장 효과가 좋았던 기법은 심리학자 해리 팔머의 아바타 프로그램이다. 지금 암을 가지고 있는 몸에 대한 불쾌한 인상이나 감정을 지워 버리고 유쾌한 인상과 감정을 심으면 극적인 치유 효과가 있다.

참고하면 좋은 실천법
암 예방과 치료를 위해 효과가 좋은 방법 중의 하나는 몸에 열을 가하는 온열요법이다. 암세포는 열 앞에서는 견디지 못하므로 온열요법으로 전신의 체온을 높여 주는 것은 면역 증강에 큰 효과가 있다. 70℃ 정도의 고열로 약 20~30분간 전신에 열을 가하는 온열요법을 매일 2~3회 규칙적으로 실행한다. 내장 깊숙이 원적외선이나 광선의 열을 가할 수 있는 온열 치료기를 이용하는 것도 좋다. 앞에서 소개한 면역 포인트 일곱 군데에 열을 가하는 온열요법을 틈나는 대로 여러 차례 반복할수록 좋다. 42℃ 정도의 더운 물에서 15~20분간 반신욕을 매일 실행하는 것도 좋은 온열요법이다. 암 덩어리나 전이 부위에 겨자팩 찜질을 매일 2~3회 정도 규칙적으로 실행하는 것이 방사선요법 이상으로 암을 억제하는 효과가 있다는 연구 보고도 있다.

온열요법 못지않게 산소요법이 암 치료에 결정적인 도움을 준다. 그 방법은 쉽고도 단순하다. 앞에서 소개한 나체요법(풍욕)인데, 이 방법을 1회 하는 데 걸리는 시간은 약 30분간이다. 그동안 내가 환자들에게 권한 방법은 초저녁에 일찍 잠자리에 들어 잠을 충분히 잔 다음, 이른 아침에 일어나 잠자리에서 먼저 70℃의 온열요법을 20~30분간 하고, 그 후 창문을 열어 신선한 공기가 들어오게 한 다음 30분간 풍욕을, 그리고 30분 동안 심호흡, 손톱 자극요법, 금붕어 운동이나 모관 운동을, 그 후 30분 동안 또 풍욕을 하는 식으로 하면 지루하지 않고 시간을 효율적으로 쓸 수가 있다.

독일 의사 막스 거슨이 제창하는 커피 관장도 암 환자의 해독과 통증 완화에 도움이 된다. 암성 통증이 심한 환자일수록 2~3시간 간격으로 커피 관장을 반복하면 통증도 줄어들고 실제로 암 치료에도 도움이 된다. 본인의 오줌에 야채 수프나 프로폴리스를 몇 방울 섞어서 마시기, 전신 오줌 마사지 등의 요료법으로 암이 완화된 사례들이 있다. 전신 상태가 좋은 환자에게 전신 흡각요법을 이틀에 한 번씩 계속할 때 통증 완화와 해독에 효과가 있다.

임상 체험 이야기

나는 지난 30년 동안 국내외의 많은 환자들을 위해서 그때그때 내가 알고 있는 여러 가지 자연치료, 대체요법들을 환자와 가족들에게 가르쳐 주면서 그 결과들을 관찰하였다. 그동안 내가 겪었던 수많은 실패와 절망, 그리고 극적인 치유 사례들에 대한 체험담을 여기서 다 이야기할 수는 없다. 암의 자연 치유에 도움이 되는 최선의 방법이 무엇이냐고 지금 묻는다면 나는 이렇게 대답하고 싶다. "암을 치료하는 것이 아니라 암을 가진 인간 전체를 치료하는 것, 곧 그 사람의 몸과 마음 전체를 통합적으로 치료하는 것이다."

〈몸에 대한 자연 치유 3대 요법〉
- 해독과 면역 증강
- 산소요법
- 온열요법

암세포는 무섭거나 악독하거나 나쁜 세포가 아니다. 내 몸에서 자연스럽게 생긴 다른 모습의 생명체이다. 그러므로 두려워하거나 적대시해야 할 대상이 아니다. 우리 몸의 모든 세포들은 지금 이 순간에도 새로 생성되어 성장, 노화, 사멸, 곧 끊임없는 생로병사의 과정을 겪고 있다. 모든 세포는 우리 몸의 피가 맑고 산소와 체온이 잘 유지되고 있는 환경이라면 정상적인 생로병사의 과정을 거친다. 그러나 피가 혼탁하여 독성이 많고 저체온, 저산소 환경에서는 새로 생성된 세포가 정상적인 성장을 할 수 없으므로 미숙한 채로 분열하는 선택을 할 수 밖에 없다. 악조건 속에서 살아남기 위한 불가피한 생존 전략인 것이다. 미숙한 채로 두 개, 네 개, 여덟 개…… 이처럼 무차별적으로 분열하고 있는 세포를 암이라고 한다. 그러므로 암세포가 되고 있는 것이 잘못이 아니라 미숙한 채로 분열을 선택할 수밖에 없도록 만들고 있는 인체의 환경, 곧 혼탁한 피, 저산소, 저체온이 잘못인 것이다. 따라서 암세포의 길로 가지 않고 정상적인 세포의 성장 과정으로 가도록 하기 위해서는 혈액의 해독, 온열요법, 산소요법이라는 새로운 3대 요법이 몸의 해독과 면역 증강을 위한 자연 치유의 기본적인 방법이다. 또한 피의 해독과 면역 증강을 위해서는 생야채즙 많이 마시기, 생야채, 과일, 현미 잡곡 위주의 식사법을 실행하는 것이 아주 중요하다. 온열요법과 산소요법(나체요법, 풍욕)을 위한 구체적인 방법에 대해서는 앞에서 설명한 바가 있다.

〈마음에 대한 자연 치유 3대 요법〉

일반적으로 암 환자들의 마음 상태에서 가장 부정적인 요소들은 다음 세 가지로 요약될 수 있다.

- 암에 대한 두려움, 분노, 슬픔, 절망감 등에 사로잡혀 있는 어두운 마음 상태.
- 의지를 불태워 자신의 힘으로 암과 싸워 이기겠다는 긴장과 투쟁심.
- 육체가 곧 자신의 생명이라고 굳게 믿고, 암을 가진 육체의 인상에 붙들려 있는 마음.

이 세 가지 마음의 덫에서 해방되어 자유와 안식을 얻는 것이 마음 치유의 목표이다.

두려움, 분노, 절망 등의 어두운 생각에 묶여 있을 때는 여기서 쉽게 벗어날 수 있는 방법이 있다. 앞에서 소개한 화해와 축복의 산책, 묶인 주의에서 풀려나기가 극적인 효과가 있다. 부모나 배우자 그리고 또 다른 어떤 사람에 대해서 원망하고 있거나 용서가 되지 않는다면 감사의 마음 회복하기 연습을 자주 할 필요가 있다. 암 환자의 마음이 관용과 감사함으로 바뀔 때 치유에 좋은 효과를 거둘 수 있다.

자신의 의지와 힘으로 암과 맞서 싸워 이기겠다고 투쟁하고 있는 암 환자들이 얼마나 많은지 모른다. 오늘날 우리 사회는 이처럼 자신의 의지와 노력으로 문제를 해결하려고 애쓰는 태도에 대해

미화하고 높이 평가하는 분위기가 있다. 그런데 이런 마음가짐과 태도가 정말로 효과가 있을까? 내가 그동안 관찰해 본 바로는 최소한 암에 대해서는 별로 도움이 되지 않은 것 같다. 잘 살펴보면 맞서 싸워 내 힘으로 이기겠다는 긴장과 투쟁심은 암이 발병되고 나서 처음 생긴 것이 아니라 어쩌면 본래 자신의 삶에서 늘 이런 마음과 태도를 가지고 있었던 것은 아닐까? 평소 삶에서 이런 긴장과 투쟁심을 가지고 있는 사람들 가운데 암이 많이 발병하고 있다고 주장하는 심신의학자들이 있다. 노자의 '무위자연(無爲自然)'의 핵심은 '부쟁(不爭)', 곧 싸우지 않는 것이다. 맞서 싸우지 않을 때 자연의 치유가 일어난다고 해석할 수 있다. 세계적인 방사선치료 의학자인 일본 게이오대학의 곤도 교수, 오리건대학의 칼 사이먼튼 교수, 희망의 오아시스병원의 콘트레라스 의사(암 외과 의사 출신), 세계적인 통합의학 선구자 디팍 초프라, 앤드류 와일 교수 등이 한결같이 전하는 메시지는 '암과 싸우지 말라!'는 것이다. 암을 건드리지 말고 그대로 놔두는 것이 암과 맞서 싸우는 것보다 생존율도, 삶의 질도 훨씬 좋다는 것이다. 그러나 오늘날 지구상에는 3대 치료라는 무기를 가지고 암과 맞서 싸우는 의사들의 영향력이 압도적으로 강력하므로 '싸우지 말자!'는 쪽이 열세에 있는 것 같다. 나는 외과 의사 초기에는 '암과 맞서 싸우자!'는 쪽이었으나 지금은 '싸우지 말자!'는 쪽이다. 그동안 '저 환자는 3대 치료를 하지 않고 그대로 놔두었더라면 훨씬 더 오래 살 수 있었고, 고통도 적었을 텐데…….' 하고 안타깝게 여겨지는 암 환자들을 많이 보고 있다. 나는 이 문제를 놓고 보건의료 전문가, 정부 보건당국, 의료 소비자 단체, 암 환자 시민단체, 각계 전문가 그룹, 언론기관 등이 함께하는 열린 마음의 사회적 논의가 필요하다고 늘 생각하고 있다. 암 환자들이 암과 싸워 암을 사멸시키겠다는 마음을 내려놓았으면 좋겠다. 암세포란 공격해서 정복해야 할 적이 아니고, 바로 보면 내가 보살피고 사랑해 줘야 할 똑같은 생명체가 아닐까? 내가 암과 맞서 싸워서 효과가 있다면 좋겠는데, 많은 암환자들이 성과 없는 싸움에서 패배하여 결국에는 후회와 배신감, 분노와 절망감만 키워 마침내 비극적인 삶을 마감하는 경우가 너무나 많다. 암을 공격해서 없애 버리려는 전략 대신에 암을 가지고도 오래 살 수 있는 평화 공존의 전략에 대해서도 깊이 생각해 보면 좋겠다. 왜 나에게 암이 찾아왔을까? 나에게 암이 생긴 하늘의 뜻이 있다면 무엇일까? 암이 나에게 찾아온 데는 어떤 신의 섭리가 있을까? 암에 대해서 꼭 슬퍼하고 저주해야 할까? 암은 나쁘다고 판단하는 선악 사상이 생명과 자연의 도리에 합당한가? 조물주가 우리 생명을 설계하였다면 고장 난 우리 생명에 대한 수리도 그 설계자가 가장 잘할 수 있지 않을까? 따라서 내가 맞서 싸우는 것보다는 그 설계자에게 맡기는 것이 더 현명한 방법은 아닐까? 생명의 신이 사람들이 만나는 어떤 어려움이나 문제도 마지막에는 선으로 이끌어 준다면, 오늘 우리 시대의 이 역병인 암을 생명의 신께 맡기고 그분만을 바라보면 어떨까? 암을 적대시하여 싸울 것인가, 암에 대해 감사하며 사랑할 것인가? 암과 암을 가진 자신을 있는 그대로 받아들이고 참으로 사랑하는 마음을 가지는 것이 최선의 태도라고 나는 믿고 있다.

'이 몸이 나다. 나는 암에 걸려 있고 하루 빨리 이 암으로부터 벗어나고 싶다.' 대부분의 암 환자들은 이렇게 생각하고 있는 것 같다. 그렇지만 '이 몸이 나다.'라는 생각이 사실인가에 대해서 이미 여러 번 언급했듯이 우리는 깊이 성찰해 볼 필요가 있다. 이러한 성찰이 암 환자의 생사와 운명을 좌우하는 중대한 분수령이 될 수 있기 때문이다. 모든 종교와 성인들의 일관된 가르침의 주제는 "너 자신을 알라."이다. 참으로 나는 누구인가? 이 세상 사람들이 겪고 있는 고통의 근본 원인이 '이 몸이 나다.'라는 착각 때문이라는 것이 성인들의 한결같은 가르침이다. 이 몸이 내가 아니라면, 그렇다면 나는 어떤 존재란 말인가? 이 물음에 대한 해답을 얻기 위해서 교육심리학자 해리 팔머는 자기 스스로 감각 차단 탱크 속에 들어가서 8주 동안 지내면서 자신이 어떤 존재인가를 탐구하는 작업을 하였다. 시각, 청각, 미각, 후각, 촉각 등 다섯 가지 감각기관을 모두 차단시킨, 관처럼 생긴 통 속에 들어가 오로지 자신을 관찰하였다. 생명이 위태로울 수도 있는 어려운 실험 과정을 통해서 그는 이 육체가 내가 아니며, 진정한 나는 육체 너머의 영원한 영적 존재임을 확인하였다. 그 후 많은 사람들이 자신을 탐구하기 위해 그 탱크 속에 들어가고 싶어 하였지만 해리 팔머는 이와 같은 위험한 일을 이제 더 이상 할 필요가 없다고 만류하였다. 그는 누구라도 안전한 환경에서 깊은 영적 체험을 할 수 있는 프로그램을 개발하였는데, 그것이 바로 아바타 프로그램의 몸 다루기 기법이다. 이 기법을 활용할 때, 이 몸뚱이가 내가 아니고 나는 영원히 죽지 않는 영적 존재임을 쉽게 경험할 수 있다. 이때부터 이 육체를 내가 평소 귀여워해 주는 애완동물처럼 바라볼 수 있게 된다. 내가 기르던 고양이나 강아지가 병에 걸려서 고통받고 있거나 죽어 가는 모습을 지켜보게 될 때 마음속으로는 섭섭하겠지만, 그 애완동물의 죽음이 곧 나의 죽음은 아니기 때문에 사실 나의 운명과는 아무 상관이 없는 것이다. 따라서 암 환자의 마음을 다루는 데 있어서 제일 중요하고도 효과적인 방법은 '이 몸이 내가 아니다.'라는 것을 정확하게 알고 이 몸뚱이를 애완동물 바라보듯 관찰하는 것이다. 앉으나 서나 걷거나 음식을 먹을 때나 계속 이 몸을 애완동물 바라보듯이 관찰할 수만 있다면 나의 마음은 안심이 되고 평화를 유지할 수 있을 것이다. 자신의 몸에 대한 이런 관찰을 놓치지 않고 계속 유지할 때 극적인 치유가 일어난 일들이 많이 보고되고 있다. 암 환자나 그 가족들이 환자의 몸을 애완동물 바라보듯이 오로지 관찰하는 이 방법을 계속할 것을 권한다. 그리고 자신의 몸과 마음에 어떤 일이 일어나더라도 그것을 잘 받아들여 참으로 사랑하라. 사랑할 수 없을 때는 사랑하지 못하고 있는 그 나를 사랑하라. 이 연습을 계속할 수만 있다면 놀라운 변화가 일어날 것이다.

* * *

   우리는 이제까지 인간 전체에 대한 참다운 치유가 이루어지면 그 인체가 지니고 있는 모든 병증이 함께 사라지게 된다는 것을 살펴보았다. 인간의 몸과 마음이 통합적으로 치유되었다면 어떤 병은 낫고 어떤 병은 낫지 않는 일은 생길 수가 없다. 병 하나하나를 따로따로 치료할 필요도 없고, 또한 그렇게 치료하는 것이 가능하지도 않다. 따라서 여러 가지 병증들을 스스로 치료하고 싶다면 앞에서 소개한 대로 음식과 식사법, 운동과 휴식, 마음과 스트레스 관리, 참고하면 좋은 실천법들을 그대로 실행에 옮기면 된다.

   모든 병증들은 피의 독을 해독시키는 자연 치유법을 적용할 때 그것으로 끝이지만, 병증에 따라서 치유 효과를 상승시킬 수 있는 몇 가지 특징적인 방법들을 보완해서 활용할 수도 있다. 다음은 그동안 나의 임상 체험을 통해서 그 효능이 확인되었던 다른 만성질환들의 치유 내용이다.

만성 통증(두통, 어깨 결림, 요통, 관절통, 통풍 등)

   오늘날 목이나 어깨가 아프면 목 디스크, 허리나 엉치가 아프면 허리 디스크라고 생각하고 수술, 물리치료, 약물에만 의존하고 있는 환자들이 많다. 그런데 왜 이런 요법만으로는 근본적인 효과가 없을까? 통증의 근본 원인이 해결되지 않기 때문이다.

통증의학의 세계적인 권위자인 미국 뉴욕대학의 존 사르노(John Sarno) 교수, 워싱턴대학의 닥터 군(Dr. Chan Gunn), 신경외과 전문의 전동휘 교수 등은 만성 통증 환자들에게 엑스레이나 MRI, CT와 같은 검진은 별 의미가 없으며, 수술적 치료는 대부분 도움이 안 된다고 강조하고 있다. 왜냐하면 만성 통증은 대체로 근골격계의 구조 이상이 원인이라기보다는 혈액순환 장애와 감각신경의 초과민 반응이 근본 원인이기 때문이다.

따라서 만성 통증 환자는 통증 그 자체를 없애는 치료보다는 먼저 피의 독을 제거하고 혈액순환을 좋게 하는 치료가 우선되어야 한다. 그리고 충분한 휴식과 스트레스 관리를 통해 교감신경의 흥분을 조절하고 감각신경의 초과민 반응을 완화시키는 자연 치유법을 써야 한다. 이처럼 통증만을 없애려는 치료보다는 인체 전체의 생리를 정상적으로 회복하는 치료를 하면 십중팔구 모든 통증이 깨끗이 사라지는 것을 경험할 수 있다.

자연 치유에서 제일 중요하고도 효과가 뛰어난 방법은 10일간의 생채식요법과 그 후 10일간의 절식요법이다. 디스크 진단을 받고 수술 날짜를 잡아 놓은 환자들 중에서 생채식과 절식요법을 실천한 후에 수술할 필요 없이 깨끗하게 좋아진 경우를 나는 많이 보고 있다. 따라서 어떤 치료에도 별 효과가 없었던 통증 환자, 수술을 받았는데도 여전히 통증이 계속되는 환자, 지금 수술을 권유받고 있는 환자, 통증의 원인을 진단하기 위해서 기다리고 있는 환자, 기타 만성적인 통증 환자들은 10일간의 생채식요법과 10일간의 절식요법을 먼저 실천해 보기를 권한다.

편두통 같은 심각한 두통 환자는 생채식과 절식요법을 실행하면서 동시에 앞가슴 쑥뜸요법을 병행한다면 효과가 있다. 편두통 발작이 일어나면 즉시 손끝 따기를 실행하여 피를 짜면 통증이 완화될 수 있다. 대부분의 두통은 교감신경의 긴장에 따른 혈관의 수축이 뇌혈류 장애를 가져온 데서 기인하므로 심호흡과 손톱 자극요법, 앞가슴 쑥뜸요법, 냉온 목욕요법, 모관 운동, 온열요법, 오일 요법 등이 좋은 효과가 있다.

무릎 관절통 환자 가운데 인공관절 성형술과 같은 수술을 받고도 좋아지지 않는 경우, 지금 수술을 권유받고 있는 환자들은 장기간의 생채식요법, 요료법, 봉독요법(벌침요법)을 우선적으로 실행해 보도록 권유한다.

통풍 환자들은 술, 동물성 음식, 화학물질로 오염된 음식 등의 과식, 스트레스와 밀접한 관련이 있으므로 절식요법을 실행한 후 장기간의 생채식요법을 실천하면 더 이상 약을 쓸 필요가 없을 만큼 완치될 수 있다.

많은 만성 통증 환자들의 심리적 배경에는 억압된 분노가 자리 잡고 있는 경우가 많다. 화해와 축복의 산책, 감사의 마음 회복하기와 같은 마음 조절 방법을 활용하면 효과가 있다.

자가면역질환(관절 류머티즘, 루푸스, 베체트병 등)

나는 그동안 관절 류머티즘, 루푸스, 베체트병을 비롯한 수많은 자가면역질환 환자들을 만났다. 생채식요법, 곧 불로 익히지 않은 생야채와 현미 잡곡 가루, 그리고 여러 잔의 생야채즙을 먹는 방법을 장기간 실행한 후 완전히 회복된 환자들을 많이 보았다. 나는 이 방법을 세계적인 생채식요법 연구자인 고오다 미츠오 교수에게서 배운 이래 많은 자가면역질환자들에게 활용하였는데, 이 요법을 믿고 온전히 실천한 사람은 거의 다 약을 끊고도 근본적으로 회복될 수 있었다.

생채식을 실행하고 있는 환자는 나체요법(풍욕), 냉온 목욕법을 병행하는 것이 좋다. 통증 부위에 겨자팩 찜질, 봉독요법, 요료법을 적용하면 통증 완화에 도움이 된다.

자가면역질환의 발병 배후에는 대개 긴장과 과로와 스트레스의 생활 습관이 자리 잡고 있기 때문에 이 습관을 꼭 바꿔야 한다. 낮에 햇볕을 쪼이며 걷고, 밤에 목욕 후 일찍 잠자리에 들어 충분히 휴식하는 것이 꼭 필요하다. 자가면역질환자들의 심리적 배경에는 분노, 슬픔, 피해 의식, 절망 같은 어두운 마음이 자리 잡고 있는 경우가 많다. 이것을 꼭 지우고 마음속에 기쁨과 평화가 회복되어야 한다. 이를 위해 아바타 프로그램의 화해와 축복의 산책, 묶인 주의에서 풀려나기와 같은 심리적 기법이 큰 도움이 된다.

만성 간질환(지방간, 만성간염 등)

전신 상태가 좋은 지방간, 만성간염 환자에게 약 10일간의 생채식요법, 그 후 10일간의 절식요법을 실행하면 큰 도움이 된다. 20일 동안 이 요법을 실천한 후 간 기능 검사를 해 보면 그동안 일체 약을 쓰지 않았는데도 검사 소견상 거의 다 정상으로 회복되는 것을 볼 수 있었다. 왜냐하면 이 요법으로 전신의 피가 해독되었기 때문이다. 오직 간만 치료해서는 만성적인 간질환이 해결되지 않는다. 간은 해독 기능을 주로 맡고 있는 기관이므로 전신의 피의 독이 제거되어야만 간의 부담이 줄어들고 따라서 간 기능도 회복된다는 것을 분명히 알아야 한다. 그 후 생야채즙을 많이 마시고, 점심과 저녁은 생야채와 과일, 생곡식 가루만을 먹는 생채식을 장기간 계속한다면 간 기능 회복에 크게 도움이 된다.

이미 진행된 간경화나 간암 환자들에게는 생채식요법이나 절식요법을 하지 않는다. 하더라도 의사의 도움을 받아서 하도록 한다.

모든 만성 간질환 환자에게는 전신 흡각요법이 특별히 효과가 있다. 지금 의료 기관에서 어떤 치료를 받고 있다고 하더라도 이 흡각요법을 병행한다면 도움이 된다.

만성 간질환자의 식사법 중에서 꼭 지키도록 권하고 싶은 것은 음식을 100번 이상 씹는 것이다. 그리고 식사 2시간 전부터 식후 2시간 사이에는 물을 먹지 않는다. 곧 음식과 물이 위장관 안에서 섞이지 않게 하면 소화액, 담즙, 췌장액이 희석되지 않은 채로 음식에 작용하여 소화와 흡수를 돕고 간에 부담을 줄여줄 수 있다.

만성 간질환자들은 몸을 따뜻하게 하는 것이 아주 중요하다. 더운물 반신욕, 온열요법, 간 부위에 겨자팩 찜질이 도움이 되며, 매일 규칙적으로 2회가량 커피 관장을 하면 간의 해독에도 도움이 된다.

만성 간질환은 과로, 지나친 스트레스와 밀접한 관계가 있으므로 충분한 휴식이 꼭 필요하다. 낮에 햇볕을 쪼이며 걷고, 밤에 더운물 목욕 후 일찍 잠자리에 들어 충분히 휴식할 것을 권한다.

마음이 긴장과 스트레스로부터 벗어나야 한다. "간질환 환자들은 마음이 바보가 되어야 낫는다."는 말이 있다. 이는 아무 생각 없이 먹고, 자고, 노는 바보처럼 되어야 한다는 뜻이다.

만성 신장질환(신증후군, 사구체신염, 재발성 신우신염 등)

 지금 신부전으로 투석 중에 있거나 칼륨 섭취를 제한해야 하는 환자를 제외한 나머지 모든 신증후군, 만성 사구체신염, 재발성 신우신염 같은 만성적 신장질환자들에게 있어서 제일 효과가 있는 치료법은 장기간의 생채식요법이다.

 스테로이드와 같은 약물을 계속 복용하고 있는 환자는 약을 끊지 말고 복용하면서 생채식요법을 계속하다 보면 요검사상 단백뇨나 혈뇨가 개선되고, 신장 기능 검사상 BUN, Creatinine 수치가 개선되는 것을 확인할 수 있다. 이때 점진적으로 약을 줄여 가다가 끊는 것을 목표로 한다. 검사 소견이 정상 수준에 가까워 약을 끊어도 좋다면 이때 약 10일간 절식요법을 실행한다. 절식요법 후 장기간 생채식요법을 계속하면 신장 질환이 더 악화되는 일은 없으며, 대부분은 약을 쓰지 않고도 신장 기능이 정상으로 회복되는 것을 볼 수 있다.

 만성 신장질환자에게 아주 도움이 되는 실천법은 피부호흡을 통해서 핏속의 독을 해독시키는 나체요법(풍욕), 냉온 목욕법 등이 있다. 이를 매일 규칙적으로 실행하면 좋다. 과로나 격렬한 운동을 피하고 낮에 햇볕을 쪼이며 걷고, 밤에 충분히 휴식하는 것이 필수적이다. 마음과 스트레스 관리 방법들을 참고하여 자신의 상태에 맞는 것을 선택하여 실천한다.

만성 신장질환자에게 있어서도 전신 흡각요법이 피의 독을 해독시키는 데 특별히 효과가 있다.

만성 소화기 질환(만성위염, 위식도 역류질환, 신경성 소화기 장애, 과민성 대장증후군, 습관성 변비 또는 설사 등)

대부분의 위장관 염증이나 소화·흡수 기능장애는 단순히 소화 기관만의 문제가 아니라 그 배후에는 자율신경의 부조화가 자리 잡고 있다. 특히 교감신경의 지나친 흥분에 따른 부교감신경의 약화가 주요 원인이다.

따라서 부교감신경의 기능을 항진시키기 위한 치료법이 꼭 필요하고, 그렇게 하여 자율신경의 균형이 회복되면 소화기관의 기능이 극적으로 개선될 수 있다. 그 방법으로 3~6개월 동안 앞가슴에 쑥뜸을 떠 주면 큰 도움이 되고, 심호흡과 함께 손톱 자극요법을 평생 습관으로 하면 좋다.

모든 만성적 위장관 장애 환자에게는 약 10일 동안의 절식요법이 극적인 전환점이 될 수 있다. 절식요법 후 아침 식사는 생야채즙과 야채 과일 발효액, 생강차 한 잔 정도로 가볍게 한다. 점심과 저녁 두 끼의 식사는 곡채식 위주의 소식을 권한다. 오전 중에는 배가 고파서 점심이 기다려지는 공복 상태를 만드는 것이 좋다.

물 마시는 시간이 아주 중요하다. 오전에는 야채 과일 발효액과 생야채즙만 먹고 물을 마시지 않으며, 점심이나 저녁 식사 2시간 전부터 식후 2시간 사이, 그리고 식사 도중에는 될수록 물을 마시지 않도록 권한다. 물과 음식이 위장관 안에서 섞이지 않고 오로지 소화액과 음식만이 어우러지게 해야 소화·흡수에 도움이 된다. 따라서 물은 오후 3~5시, 그리고 저녁 식후 8시 이후에 집중적으로 마시며, 그것도 더운물만 마신다. 물이 먹히지 않으면 일부러 많은 양의 물을 마시려고 애쓸 필요는 없다.

소화기관의 만성적 기능장애를 가진 사람들은 근심 걱정이나 긴장, 불쾌한 생각에 사로잡혀 있는 경우가 많다. 화해와 축복의 산책이나 감사의 마음 회복하기와 같은 마음 관리법을 늘 응용하여 내면의 평화를 유지하면 도움이 된다.

요즘 위식도 역류 질환이나 만성 소화 장애로 장기간 약물을 투여하는데도 전혀 낫지 않는 환자들이 많다. 앞에서 이야기한 대로 약 10일간의 절식과 그 후 점심과 저녁 두 끼 식사 방법, 물 마시는 시간 지키기, 특히 앞가슴 쑥뜸 뜨기를 제대로 실행했을 때 더 이상 약을 쓸 필요 없이 증세가 완전히 호전된 사람들이 아주 많았다.

만성 피부질환(아토피, 알레르기 피부 반응, 습진, 건선, 무좀 등)

이런 질환은 단순한 피부병이 아니다. 그 근본 원인은 피의 오염과 관련이 있다. 이런 병증들은 병이라기보다는 사실은 인체가 핏속의 독을 피부를 통해 밖으로 쓸어내고 있는 자기 정화 과정이라고 볼 수 있다. 따라서 피부만 치료해서는 낫지 않는 것이다. 이런 만성적 피부질환자들에게는 먼저 10~30일 동안의 생채식을 실행한다. 만일 스테로이드와 같은 약을 장기간 사용하고 있는 환자라면 이 기간 동안 약을 점진적으로 줄이도록 노력하고, 나아가서 약을 끊고도 증세가 좋아진다면 약을 중단할 수 있다.

만성 피부질환을 고치기 위해서 효과가 좋은 치료법 하나만 들라고 한다면 생야채즙과 생채식이다. 생야채즙과 생채식이 창자의 독과 피의 독을 가장 빠른 시간 내에 해독시켜 주기 때문이다. 생야채즙과 생채식을 계속하게 되면 틀림없이 증세가 호전되는데, 증세가 호전된 정도에 따라서 약을 점진적으로 줄일 수 있고 마지막에는 약을 끊는 것을 목표로 한다. 만성적 피부질환의 원인 치료에 약이 도움이 되지 않는다는 것은 잘 알려져 있는 사실이다.

약을 끊었을 때 약 10일 동안 절식요법을 실행한다. 이 절식 기간에 일시적으로 증세가 악화되는 것처럼 여러 가지 피부 트러블이 나타날 수 있다. 이것은 병이 치유되고 있는 호전 반응이므로 걱정할 필요가 없다. 얼마 안 가서 반드시 좋아지므로 절식을 계획대로 진행한다.

절식 후 피부질환이 완치될 때까지 다시 생야채즙과 생채식을 계속한다. 대체로 3~6개월 정도 생채식을 진행하면 웬만한 만성 피부질환은 거의 다 좋아진다. 특히 요즘 문제가 되고 있는 아토피나 건선 등과 같은 난치성 피부질환도 이와 같은 생채식을 계속한다면 틀림없이 완치될 수 있다. 포기하지 말고 끝까지 실천해 나가면 반드시 좋아진다.

가려움증이 있는 경우에는 소금물 마사지가 도움이 된다. 약 20일 동안 소금물 마사지를 매일같이 계속한다. 그 자세한 방법은 앞에서 소개하였다. 오일 요법, 곧 전신 오일 마사지와 오일 가글링도 도움이 된다. 이런 방법으로도 가려움증이 개선되지 않을 때는 가려운 부위에 대해 집중적인 흡각요법을 실행하면 틀림없이 가려움증이 좋아진다.

피부호흡을 촉진시켜 체내의 독을 해독하고, 체내에 산소와 질소를 많이 유입시키는 나체요법(풍욕)을 여러 차례 할수록 좋다. 목욕 방법으로는 냉온 교대 목욕이 아주 좋은 방법이다.

만성 피부질환자들은 흔히 누적된 긴장 및 스트레스와 관련되어 있으므로 화해와 축복의 산책이나 묶인 주의에서 풀려나기와 같은 마음 조절법을 사용하면 도움이 되고, 긴장 이완과 상상법을 매일 아침저녁으로 활용하면 좋다. 곧 '나의 피부는 이미 완전히 깨끗해졌다.'고 믿고 이미 깨끗하게 다 나은 자신의 모습을 마음의 눈으로 보면서 상상하는 것이다.

아토피 등 만성 피부질환자는 될 수 있는 대로 햇볕을 많이 쪼이고, 흙을 가까이하며, 야외에서 땀을 많이 흘리면서 즐겁게 활동하는 것이 아주 좋은 약이다.

알레르기 비염, 축농증, 중이염

비염, 축농증, 중이염은 단순히 코나 귀에 국한된 병이 아니라 피의 오염이 근본적인 원인이다. 그러므로 창자와 피의 독을 깨끗하게 정화하지 않은 채 코와 귀의 염증만을 치료해서는 잘 낫지 않는다. 콧물이나 귓물이 끊임없이 흐르고 있는 것은 그 증세 자체가 병이 아니라 핏속의 독이 코와 귀를 통해 배설되고 있는 자기치료 과정이라고 볼 수 있다. 따라서 약 10일간의 생채식과 그 후 약 10일간의 절식을 실행하면 이런 증세는 거의 다 좋아진다. 이런 결과는 생채식과 절식을 통해서 피가 깨끗해져 더 이상 코나 귀를 통해 독을 배설할 필요가 없기 때문이다.

비염과 축농증 환자에게는 아침저녁으로 소금물 코 세척과

코 마사지가 도움이 된다. 코 마사지란 좌우 손가락을 코에 맞대고 상하로 비벼 주는 방법이다. 하루에 몇 차례씩 코 마사지를 습관적으로 하면 좋다.

이상과 같은 방법을 실천했는데도 비염과 축농증 증세가 남아 있다면 봉독(벌침)요법이 도움이 된다. 그리고 오일 가글링도 하루 3회씩 규칙적으로 하면 좋다.

수술을 예약해 놓은 축농증이나 중이염 환자가 약 10일간의 생채식과 10일간의 절식요법을 한 후에 수술받을 필요 없이 깨끗하게 좋아진 사례들이 있다. 따라서 비염이나 축농증, 중이염 환자의 증세가 어떤 경우라도 생채식과 절식요법을 먼저 실행해 볼 것을 권한다.

코나 귀에 병이 있는 환자들에게는 평상 위에서 목에 경침을 베고 자는 습관이 도움이 된다. 경침을 쓰면 경추의 구조가 가지런하게 회복되어 코와 귀를 지배하는 경추신경의 기능이 활성화되기 때문이다.

아토피, 알레르기 비염, 천식 같은 알레르기 질환은 장내 유익균의 약화에 따른 장누수 증후군과 관련이 있다. 따라서 평소에 찬물, 우유, 밀가루, 흰 설탕, 돼지고기, 청량음료, 커피와 같은 냉한 성질의 음식을 삼가고, 항상 더운물이나 생강차와 같은 따뜻한 성질의 음식을 먹는 습관을 가지는 것이 중요하다. 젖소의 유기농 초유와 프로폴리스가 도움이 되는 것으로 알려져 있다.

어지럼증, 이명, 만성피로

어지럼증의 주요 원인은 교감신경의 흥분에 의한 혈관의 수축, 피의 오염에 따른 두뇌의 산소 부족과 밀접한 관련이 있다. 무슨 근거로 이렇게 말할 수 있는가 하면, 어지럼증 환자들에게 10일 간의 생채식 후 10일간 생야채즙과 더운물만 마시게 하는 절식요법을 실천하면 거의 다 극적으로 좋아지는 것을 볼 수 있기 때문이다. 피가 맑아져서 두뇌의 혈액순환이 개선되고, 산소 공급이 잘 되는 것이 그 이유다.

이명의 원인은 여러 가지가 있겠지만 좀처럼 낫지 않는 이명은 주로 교감신경의 흥분 때문에 혈관이 좁아진 결과, 좁아진 혈관을 통해 점액도가 높은 혈액이 어렵사리 통과할 때 청신경이 감지하는 마찰음으로 추정되고 있다. 따라서 이런 이명 환자들에게도 생채식과 절식요법을 쓰면 현저하게 개선되는 것을 볼 수 있다. 맑은 피가 별 저항 없이 잘 흘러가기 때문이다.

만성피로를 고치려고 흔히 보약이나 칼로리가 많은 음식을 섭취하는데도 좋아지지 않는 이유는 만성피로의 원인이 영양 부족이 아니라 오히려 영양 과잉에 의한 혈액의 오염과 관련이 있기 때문이다. 따라서 생채식요법과 절식요법을 실행한 만성피로 환자들은 한결같이 심신이 가벼워지고 활기를 되찾았다고 한다. 이는 피의 독이 정화되어 신진대사가 잘 되고 있기 때문이다.

어지럼증, 이명, 만성피로의 경우는 거의 대부분 긴장과 과로, 스트레스에 따른 교감신경의 항진과 상관이 있으므로 이들 환자에게 심호흡과 손톱 자극요법, 앞가슴 쑥뜸 뜨기, 발목 상하운동, 모관 운동, 냉온 교대 목욕, 오일 가글링을 활용하면 도움이 된다. 화해와 축복의 산책, 긴장 이완과 상상법 같은 마음 다스리기 방법을 활용하는 것도 좋다.

심각한 어지럼증 증세가 나타날 때는 즉시 손끝과 발끝 따기와 피 짜기를 해 주면 증세가 바로 완화될 수 있다.

수족 냉증, 손발 저림

수족 냉증과 손발 저림은 대부분 신경 손상이 원인이라기보다는 혈액순환 장애가 원인이다. 우리 몸의 어느 부분이라도 냉증이 있는 곳은 거의 틀림없이 혈액순환이 잘 안 되고 있기 때문이다. 손발 저림이란 좁아진 혈관을 통해서 혼탁한 피를 통과시키려고 안간힘을 쓸 때 느껴지는 증세이다. 그러므로 이런 증세들도 생채식과 절식 프로그램을 활용하면 거의 다 극적으로 개선된다. 왜냐하면 피가 맑아지고 혈관이 깨끗해져 피가 잘 순환되기 때문이다.

반신욕과 수족 온욕, 일곱 군데 면역 포인트 온열요법, 모관 운동, 발목 상하운동, 대나무 봉 두드리기, 손뼉 치며 웃기 등이 도움이 된다. 낮에 햇볕을 쪼이며 땀이 날 정도로 걷고, 밤에 잠자리에 들기 전에 반신욕을 한 후 충분히 휴식하는 것이 아주 중요하다.

평소에 찬물, 우유, 밀가루, 흰 설탕, 커피, 청량음료와 같은 냉한 성질의 음식을 피하고 항상 더운물, 생강차와 같은 따뜻한 성질의 음식을 취하는 것이 좋다.

전립샘염, 전립샘비대증

전립샘염이나 전립샘비대증과 같은 전립샘 기능장애는 단순히 전립샘에 국한된 질병이 아니라 전신의 혈액순환 장애의 결과이다. 대사장애—고지혈증, 고혈압, 당뇨, 비만—환자들에게 전립샘 기능장애가 흔히 있는데, 이것을 보더라도 전립샘 기능장애는 대사장애가 배후 원인이라는 것을 쉽게 추정할 수 있다. 따라서 배뇨 장애를 완화시키는 약물을 장기간 투여해도 근본적인 치료가 안 되는 환자들에게도 약 10일간의 생채식과 약 10일간의 절식요법을 실천하면 그 증세가 극적으로 개선되는 것을 볼 수 있다. 그 후에는 대개 더 이상 약을 쓸 필요가 없게 된다. 전립샘 쪽의 혈류가 개선되어 맑은 피가 잘 흐르니까 전립샘의 대사 기능이 좋아지고 따라서 전립샘의 부종과 만성 염증이 자연 치유되기 때문이다.

　전립샘염이나 전립샘비대증을 근본적으로 치료하고 싶다면 절식요법 후에 장기간 생채식요법을 실행하면 거의 틀림없이 완치될 수 있다.

　낮에 햇볕을 쪼이며 많이 걷기, 밤에 따뜻한 물에 반신욕을 한 후 충분히 휴식하기, 모관 운동, 발목 상하운동, 대나무 봉 두드리기, 복부 마사지가 혈액순환을 더욱 개선시키는 데 도움을 준다. 이와 같은 방법을 해 봤는데도 근본적인 개선이 되지 않는다면 전신 흡각요법을 활용하면 큰 도움이 된다.

갑상선 기능장애, 갑상선 결절

갑상선 기능 항진 또는 저하증으로 장기간 갑상선 호르몬 약을 투여하고 있는 사람들이 아주 많다. 이런 환자들에게 약 10일간의 생채식과 그 후 10일간의 절식요법을 실행한 후 갑상선 기능 검사를 해 보면 거의 대부분 정상적인 소견을 보인다. 이것은 갑상선 기능장애의 배경이 혈액 오염과 관련 있다는 것을 말해 준다. 그 후 생야채즙을 많이 마시고, 현미 채식을 주로 하는 소식을 계속하면 갑상선 기능이 거의 다 정상을 유지하게 된다.

갑상선 결절이 암으로 바뀔지도 모른다는 불안감을 가지고 있는 사람들이 많다. 이들은 꼭 생채식과 절식요법을 통해서 결절의 배후 원인인 혈액 오염을 해결하고, 그 후에도 생야채즙을 많이 마시고 현미 채식을 중심으로 하는 소식을 계속한다면 결코 걱정할 일은 생기지 않을 것이다. 갑상선암을 수술받은 후에 갑상선 호르몬 약을 복용하고 있는 환자들은 그 약을 계속 복용하면서 절식과 생채식 방법을 실천하면 갑상선암이 재발하는 것을 막는 데 도움을 줄 수 있다. 암 수술을 받은 환자들은 나체요법(풍욕), 온열요법을 계속 실천하면 좋다.

갑상선 질환의 배후에는 흔히 긴장과 과로, 스트레스에 따른 교감신경의 흥분 상태가 자리 잡고 있기 때문에 심호흡과 손톱 자극요법, 앞가슴 쑥뜸 뜨기, 온열요법, 특히 갑상선 부위에 대한 겨자팩 찜질을 규칙적으로 실행하면 큰 도움이 된다.

평상에서 뒷목에 경침을 베고 자는 습관을 들이면 경추의 구조를 가지런하게 함으로써 갑상선을 지배하는 신경의 기능이 정상으로 회복되는 데 도움을 준다. 긴장 이완과 상상법, 화해와 축복의 산책 같은 마음 다스리기도 도움이 된다.

갑상선암 재발에 대한 근심 걱정이 있다면 묶인 주의에서 풀려나기나 긴장 이완과 상상법 등의 마음 조절 방법을 활용하면 도움이 된다.

하지정맥류, 치핵

하지정맥류나 치핵은 겉보기에는 다리나 항문 주변의 정맥 혈관이 확장된 것이기 때문에 그 부위에 국한된 질병으로 오해하기가 쉽다. 그러나 이러한 질환은 단순히 다리나 항문 주변의 정맥 순환장애만 있는 것이 아니고, 그 부위의 정맥을 확장시키는 원인이 될 만한 전신의 혈액순환 장애가 틀림없이 공존하고 있다. 그래서 그 부위의 국소적인 수술만으로는 근본적인 치유가 잘 안 되고 자주 재발하는 까닭은 정맥의 혈액이 정체될 만한 혈액의 오염과 순환장애가 여전히 남아 있기 때문이다. 따라서 하지정맥류나 치핵 환자들은 수술을 서두르지 말고, 먼저 약 10일간의 생채식과 10일간의 절식요법을 실행하여 전신의 피를 맑게 하고 혈액순환을 개선시키면 대부분 그 증세가 현저하게 완화될 수 있다. 치핵의 경우에는 이 생채식과 절식요법만으로도 거의 대부분 좋아지는데, 하지정맥류의 경우에는 그 후에도 조금 더 생채식 요법을 길게 할 때 점진적으로 좋아질 수 있다.

치핵이나 하지정맥류 환자는 사지를 들어 올리는 모관 운동을 많이 하면 큰 도움이 된다. 발목 상하운동, 대나무 봉 두드리기, 냉온 교대 목욕이 정맥의 순환장애를 완화시키는 데 도움이 된다. 냉온 교대 목욕을 하기 전에 전신 오일 마사지를 하면 더 효과가 좋다. 이와 같은 방법을 실행했는데도 증세가 호전되지 않는다면 해당 부위에 흡각요법을 매일 일정한 시간씩 계속한다면 크게 호전될 수 있다.

파킨슨병

파킨슨병이란 단순히 두뇌 흑질 부위의 도파민 분비가 부족해서 생기는 국소적인 질병이 아니다. 이러한 병증의 배후에는 뇌와 전신의 혈류 장애가 자리 잡고 있다. 따라서 장기간 약물을 투여하고 있는 환자라 해도 그 약물을 복용하면서 우선 생야채즙 많이 마시기와 생채식요법을 권한다. 전신의 피의 독이 정화되고 뇌의 혈류가 개선됨에 따라서 약물 투여를 점진적으로 줄일 수 있는지 살펴보고 약을 줄이고도 증세가 악화되지 않는다면 약을 끊는 것을 목표로 한다. 물론 약을 줄여서 증세가 악화된다면 약을 끊어서는 안 된다. 그러나 약물 투여가 파킨슨병을 근본적으로 낫게 할 수 없다는 것은 자명한 사실이다.

전신 상태가 좋은 환자의 경우 7~10일간 절식요법을 실행한다면 치유의 전환점을 맞을 수 있다. 그 후 생야채즙 많이 마시기와 현미 채식의 섭생을 계속하는 것이 좋다. 더 좋기로는 생채식을 장기간 실행할 수 있다면 큰 도움이 된다.

파킨슨병 환자는 가능한 대로 몸을 많이 움직이고, 걷고, 운동을 하는 것이 아주 중요하다. 햇볕을 쪼이며 걷기, 금붕어 운동, 모관 운동, 발목 상하운동, 대나무 봉 두드리기, 특히 틈나는 대로 좌우 회전운동을 하면 큰 도움이 된다. 균형이 잡히지 않아 좌우 회전운동이 어렵다면 천장에 줄을 매달아 붙들고서라도 이 운동을 많이 한다면 아주 좋은 결과를 기대할 수 있다.

파킨슨병은 과거에 지나치게 성실하거나 완벽주의적인 성격을 가진 사람들에게 많이 나타날 수 있다. 마음과 스트레스 관리 방법을 활용하여 평생 쌓아 온 스트레스로부터 벗어나도록 도와주는 것이 아주 중요하다. 산책을 할 때 화해와 축복의 산책, 묶인 주의에서 풀려나기와 같은 방법을 활용하는 것도 좋다. 파킨슨병 환자들이 아바타 프로그램의 기법들을 활용하여 마음에 대전환을 가져옴으로써 극적으로 개선된 경우들이 있다. 따라서 파킨슨병 환자들이 마음속의 불쾌한 생각과 감성을 다 지워 버리고 유쾌한 인상으로 바꾸는 기법을 활용하는 것이 꼭 필요하다.

탈모

대부분의 탈모는 두피에만 국한된 병증이 아니라 전신의 혈액 순환 장애를 알려주는 하나의 신호이다. 누적된 스트레스와 잘못된 식습관에 의해서 두피의 말초 혈관들이 막히면 머리털의 모근이 두피에 뿌리를 박고 살 수가 없게 된다. 두피에 산소와 영양 공급이 안 되니까 머리털이 돋아날 수도 또한 자랄 수도 없는 것이다. 따라서 어떤 종류의 탈모라도 우선적으로 약 10일간의 생채식과 10일간의 절식요법을 한 후 장기간 생채식을 실행하면 틀림없이 극적인 효과가 있다. 생채식을 오래 한 사람들에게는 한결같이 까만 머리털이 자라나는 것을 볼 수 있다. 이는 두피의 혈류가 개선되어 머리털의 모근이 뿌리를 내려 되살아나기 때문이다.

두피의 혈류를 개선시키기 위해 목에 경침을 베고 잠을 자는 습관을 가지면 아주 좋다. 잠을 자는 동안에도 치유가 일어난다.

모관 운동, 대나무 봉 두드리기, 탈모 부위에 대한 쑥뜸, 오일 마사지나 요 마사지 등을 실행하면 좋다.

탈모는 대부분 누적된 긴장, 스트레스와 상관이 있으므로 긴장을 이완하고 마음이 편안하도록 관리하는 것이 꼭 필요하다. 낮에 햇볕을 쪼이며 걷고, 밤에 더운물 목욕 후 충분히 휴식하는 것이 습관이 되도록 한다. 햇볕을 쪼이며 걸을 때 화해와 축복의 산책, 심호흡과 손톱 자극요법을 함께 실행한다면 더욱 좋다.

긴장 이완과 상상법을 아침저녁으로 규칙적으로 실행한다면 틀림없이 좋은 효과가 있을 것이다. 곧 탈모가 완전히 치유되어 머리털이 원하는 대로 까맣게 자라 있는 자신의 모습을 마음의 눈으로 보면서 그것이 이루어졌다고 상상하는 것이다.

신경증적 장애(우울증, 조울증, 불면증, 공황장애, 불안신경증, 건강염려증 등)

여러 가지 모습의 신경증이나 정신 신체장애의 병증은 단순히 신경정신과적인 질병이 아니라 그 배후에는 전신의 혈액순환 장애, 곧 피의 독이 자리 잡고 있다. 혈액순환 장애가 장기화된 경우에 신경세포 간의 정보를 전달하는 신경전달물질이 현저하게 결핍되는데, 이런 생리 활성화 물질이나 효소 등의 결핍이 여러 가지 신경증이나 정신 신체장애의 모습으로 나타난다. 따라서 지금까지 장기간 약물을 투여 중인 환자라 해도 약을 그대로 복용하면서 우선 생야채즙 많이 마시기와 생채식을 권한다. 점진적으로 약물 투여를 줄일 수 있는지 살펴보면서 약을 줄여도 증세가 악화되지 않는다면 줄여 가면서 약을 중단할 수 있는지 관찰한다. 생야채즙 많이 마시기와 생채식을 주식으로 하는 식사법을 계속하여 피가 맑아지고 혈액순환이 좋아지면 약물 투여량을 줄여도 증세는 점진적으로 좋아지는 것을 볼 수 있다. 이것은 피가 맑아져 혈액순환이 좋아지고 신경전달물질이 활성화되기 때문이다.

생채식 과정을 거쳐서 약물을 줄이거나 중단할 수 있을 때 약 10일간 생야채즙, 야채 과일 발효액, 감잎차나 더운물, 죽염만을 섭취하는 절식요법을 성공적으로 실행한다면 개선의 전환점을 맞이할 수 있다. 이때 요료법을 병행해도 좋다. 그 후 생야채즙을 많이 마시고, 곡채식 위주의 현미 채식을 주식으로 하며, 될 수 있는 한 동물성 음식은 섭취하지 않는다. 생채식요법을 장기적으로 실천할 수 있다면 더욱 좋다.

낮에 햇볕을 쪼이면서 걷기, 밤에 더운물 목욕 후에 일찍 잠자리에 들기, 금붕어 운동, 모관 운동, 발목 상하운동, 대나무 봉 두드리기, 좌우 회전운동을 잘 활용하여 끊임없이 몸을 움직이는 것이 좋다. 앞가슴에 쑥뜸 뜨기, 심호흡과 손톱 자극요법을 매일 규칙적으로 장기적으로 실행하면 큰 도움이 된다. 불면증이나 불안신경증의 경우에는 천천히 숨을 쉬면서 호흡의 숫자를 헤아리면 생각이 줄어들면서 마음이 편안해진다.

신경증과 정신 신체장애 환자들의 가장 큰 문제는 삶에서 뚜렷한 목표가 없다는 것이다. 아바타 프로그램 같은 의식 계발 프로그램을 활용하여 자신이 참으로 원하는 목표가 무엇인지 발견하게 하고, 그 목표나 꿈을 실현하도록 의지를 깨우는 것이 이러한 병증에서 벗어나는 데 가장 중요한 치유법이다. 자기 자신의 생각 속에 갇혀 있는 데서 벗어나도록 하기 위해서 다른 사람들을 돕는 봉사 활동을 하면 더욱 좋다. 기쁨과 만족감을 줄 수 있는 봉사 활동에 날마다 참가한다면 삶의 보람이 생기고 활기를 되찾을 수 있게 될 것이다.

생리통, 자궁근종

생리통과 자궁근종은 자궁에만 한정된 국소적인 병증이 아니라 전신의 혈액순환 장애가 근본적인 원인이다. 생리 때 자궁은 집중적으로 피가 소모되므로 혈액이 잘 공급되어야 하는데, 자궁으로 가는 혈액순환이 나쁠 경우 혈관을 확장시켜서 피를 보내려고 안간힘을 쓰게 된다. 이러한 자구책이 생리통으로 느껴진다. 자궁근종은 만성적으로 자궁의 혈류가 나빠서 자궁 조직에 산소가 부족하고 노폐물이 적체되면서 생기는 대사장애이다. 따라서 아무리 극심한 생리통 환자라 해도 약 10일 동안의 생채식과 10일간의 절식 프로그램을 통해 피의 오염을 해결하면 거의 틀림없이 통증이 개선될 수 있다. 자궁근종 환자들에게도 장기간의 생채식요법을 실행하면 점진적으로 근종의 크기가 줄어들고, 생채식을 계속하면 틀림없이 완치될 수 있다.

생리통과 자궁근종 환자들에게는 필수적으로 온열요법을 실행하여야 한다. 이들은 대개 아랫배가 매우 냉하므로 일곱 군데 면역 포인트에 열을 가하는 것과 함께 밤에 잠자리에 들 때 아랫배에 따뜻한 열을 가하는 것이 좋다.

　모관 운동, 발목 상하운동을 규칙적으로 실천하면 좋다. 특별히 효과가 있는 운동은 합장 합척 운동이다. 이 운동의 효능을 극찬하는 애호가들은 이 운동만으로도 생리통과 자궁근종이 100퍼센트 낫는다고 주장한다. 합장 합척 운동은 산모가 어린 애를 순산하는 데는 물론, 자궁암을 예방하는 데도 도움이 된다.

　나체요법(풍욕), 복부 마사지, 심호흡과 손톱 자극요법을 함께 실천하면 좋다. 낮에 햇볕을 쪼이며 걷고, 밤에 더운물 목욕 후 충분히 휴식하는 습관이 중요하다.

녹내장, 백내장

녹내장과 백내장은 단순히 눈에만 국한된 국소적인 질병이 아니다. 이는 전신의 혈액순환 장애와 관련된 전신 병의 한 단면이라고 말할 수 있다. 그러므로 지금 어떤 약물을 쓰고 있다 해도 그 약을 그대로 쓰면서 우선적으로 생야채즙 많이 마시기와 생채식요법을 실행해 보도록 권한다. 생채식요법을 잘 실천하면 거의 대부분 안압이 조절되고 시력도 개선되는 것을 경험하게 될 것이다. 생채식요법을 실행하면서 약물을 점진적으로 줄일 수 있는지, 줄이고도 증세가 악화되지 않는지를 살펴보면서 약을 중단할 수 있다면 그 후 약 10일간의 절식요법을 취할 때 병증 개선의 전환점을 맞이할 수 있다.

녹내장과 백내장의 근본적인 개선에 도움이 되는 가장 좋은 치료법은 장기적으로 생채식을 하는 것이다. 6개월 내지 몇 년 동안 생채식을 계속함으로써 크게 호전된 경우가 많이 있다.

평상에서 경침을 목에 베고 잠을 잘 때 자는 동안에도 눈 부위의 혈액순환이 좋아져 치유가 일어난다. 금붕어 운동, 모관 운동, 나체요법(풍욕), 냉온 교대 목욕을 함께 하면 좋다.

녹내장 환자들은 삶에서 긴장과 스트레스, 특히 누적된 저항 심리와 밀접한 관계가 있으므로 이것으로부터 벗어나서 마음속에 평화를 회복하는 것이 중요하다. 햇볕을 쪼이며 걸을 때 화해와 축복의 산책이나 감사의 마음 회복하기 방법을 쓰는 것이 좋다. 특히 긴장이완과 상상법을 활용하여 자신의 눈이 완벽하게 치유되어 시력이 회복되고 눈이 밝아졌다고 믿으며, 그렇게 회복된 이미지를 아침저녁으로 상상하는 방법을 계속한다.

기타 만성질환

지금까지 거론되지 않은 어떤 질병이라도 네 가지 주요 실천법, 곧 음식과 식사법, 운동과 휴식, 마음과 스트레스 관리, 참고하면 좋은 실천법들을 활용하면 모두 개선될 수 있다고 나는 확신한다. 곧 겉으로 드러난 병증이 무엇이든지 그 병증을 가진 인간 전체가 치유되면 그 사람이 가진 모든 병증이 다 사라진다는 뜻이다. 그 사람의 몸과 마음이 통합적으로 치유될 때, 곧 인체 전체에 대한 참다운 치유가 이루어진다면 이 병은 낫는데 저 병은 낫지 않는 그런 일은 결코 생기지 않는다. 부디 이를 믿고 실천해 보기 바란다.

누구나 실천할 수 있는 쉽고 단순한 만성질환 자연치료법
비우고 낮추면 반드시 낫는다

초판 1쇄 발행 | 2013년 11월 11일
초판 20쇄 발행 | 2025년 11월 20일

지은이 | 전홍준

발행인 | 김태진, 승영란
마케팅 | 함송이
경영지원 | 이보혜
디자인 | Design co•KKIRI
인쇄 | 다라니인쇄
펴낸 곳 | 에디터
　　　　서울특별시 마포구 만리재로 80 예담빌딩 6층
　　　　전화) 02-753-2700, 2778
　　　　팩스) 02-753-2779
출판등록 | 1991년 6월 18일 제313-1991-74호
값 15,000원

ⓒ2013, 전홍준
ISBN 978-89-6744-019-0　13510

본사의 서면 허락 없이는 어떠한 형태나 수단으로도 이 책의 내용을 이용하지 못합니다.

•잘못된 책은 구입하신 곳에서 바꾸어 드립니다.